儿童复杂心理创伤的治疗：三轨道精神动力治疗模型

Therapeutic work for children with complex trauma A three-track psychodynamic approach

（比）妮可·弗列根（Nicole Vliegen）
（比）艾琳·唐（Eileen Tang）
（英）尼克·米奇利（Nick Midgley） 著
（比）帕特里克·卢伊藤（Patrick Luyten）
（英）彼得·福纳吉（Peter Fonagy）
高侠丽 主译

化学工业出版社
·北京·

Therapeutic Work for Children with Complex Trauma: A Three-Track Psychodynamic Approach by Nicole Vliegen, Eileen Tang, Nick Midgley, Patrick Luyten, and Peter Fonagy

ISBN 978-0-367-49175-8

图书在版编目（CIP）数据

儿童复杂心理创伤的治疗 ： 三轨道精神动力治疗模型 /（比）妮可·弗列根（Nicole Vliegen）等著 ； 高侠丽主译. -- 北京 ： 化学工业出版社， 2025. 10.
ISBN 978-7-122-48972-2

Ⅰ. R749.940.5

中国国家版本馆 CIP 数据核字第 2025N4Z648 号

责任编辑：赵玉欣　姚璇琛　　　装帧设计：尹琳琳
责任校对：李雨函

出版发行：化学工业出版社（北京市东城区青年湖南街 13 号　邮政编码 100011）
印　　装：河北鑫兆源印刷有限公司
787mm×1092mm　1/16　印张 18¼　字数 293 千字　2026 年 1 月北京第 1 版第 1 次印刷

购书咨询：010-64518888　　　售后服务：010-64518899
网　　址：http://www.cip.com.cn
凡购买本书，如有缺损质量问题，本社销售中心负责调换。

定　　价：88.00 元　　　

内容简介

本书为与受创伤儿童及其照料者工作的心理健康专业人士提供了一种当代的三轨精神动力治疗模型。

本书通过整合传统精神动力学儿童心理治疗和更现代的创伤知情及心智化框架的知识和技能，提供了一种治疗遭受创伤的儿童的全面且当代的方法。它提倡三轨道工作模型，包括直接与儿童工作、与儿童的主要照料者工作以及与其支持网络开展工作。本书分为两部分：第一部分涵盖了理论背景；第二部分讨论了创伤知情和心智化治疗方法的核心组成部分和阶段。作者通过贯穿全书的四个综合案例，展示了心理治疗工作中的具体动力。

这本治疗手册以通俗易懂的语言编写，主要面向接受过精神动力学培训的心理治疗师、心理健康专业人员以及与受创伤儿童一起工作的专业照护者。

作者简介

Nicole Vliegen博士，比利时鲁汶大学临床心理学教授，精神动力学儿童心理治疗师，精神动力学儿童心理治疗和婴儿心理健康的研究生培训项目负责人。鲁汶大学临床中心PraxisP精神动力学儿童心理治疗师团队负责人。

Eileen Tang博士，精神动力学儿童心理治疗师，比利时鲁汶大学临床心理学博士后研究员，布鲁塞尔自由大学心理学教授，PraxisP团队成员。

Nick Midgley博士，儿童和青少年心理治疗师，英国伦敦大学学院/安娜·弗洛伊德中心儿童和青少年心理治疗教授。他编辑并合著了多本书籍，包括《基于心智化的儿童治疗：一种限时疗法》(2017)。

Patrick Luyten博士，比利时鲁汶大学心理学和教育科学学院教授，英国伦敦大学学院精神分析博士项目主任。 他还在PraxisP负责一项针对抑郁症和功能性躯体障碍患者的治疗服务。

Peter Fonagy，英国伦敦大学学院心理学和语言科学系主任，安娜·弗洛伊德中心首席执行官，贝勒医学院儿童和家庭项目顾问，耶鲁和哈佛医学院客座教授。他曾获得多个国家和国际专业协会颁发的终身成就奖。

译者名单

主　译　高侠丽

译　者

舒　珊（前言、第一章、第二章）

董　隽（第三章、第七章）

丁月清（第四章、第五章）

胡　彬（第六章）

李泽华（第八章、第九章）

推荐序

“复杂心理创伤”这个概念在如今的社交媒体网络上格外流行，经常看见一些网友发帖提问：大家有没有从复杂心理创伤中康复的经验？有没有哪位心理治疗师特别擅长治疗复杂心理创伤？

有需求就会有供给，应运而生的是把复杂心理创伤单独提炼出来的各种心理治疗流派与技术。在我看来，这种在技术层面上对复杂心理创伤工作前所未有的聚焦部分源于一项集体认知：越来越多的专业人士及来访者意识到，复杂心理创伤很难依托相对“短平快”的认知行为治疗模式取得良好进展，无论立足于何种流派，大家都会殊途同归地更希望从“人性”而非症状出发去寻找治愈之道。

《儿童复杂心理创伤的治疗》一书填补了相关内容领域的两大空白。

首先，本书收集了大量与收养寄养儿童（Looked After Child，简称LAC）相关的复杂心理创伤案例，这在中文出版市场上是少见的。读者的第一反应也许是：LAC群体在我国的社会并不算普遍，引入这方面的专业资料到底有何意义？

在欧美的儿童心理治疗室里，LAC群体并不少见。三年前，我刚开始在英国接受儿童精神分析心理治疗的受训时，阅读了不少与LAC群体开展工作的文献。可能是因为我的成长过程中几乎没怎么接触过LAC群体，我对相关的专业讨论总有种雾里看花的感觉，仿佛那些东西离我很遥远。

但我又觉得LAC群体的来访者身上总有股气息让我觉得很熟悉，似乎过去在和国内的成年群体工作时也经常会“闻到”这股味道，尽管和我工作过的大部分成年来访者并不是LAC群体。

后来有一天我突然想明白了，其实留守儿童也是某种程度上的LAC，而早年在不同养育者之间长期反复切换搬迁的孩子也和LAC有高度相似之处，甚至父母双全并居住同一屋檐下但经历了种种依恋创伤的孩子也是某种程度上的“寄人篱下”。

顺着这个思路去想，我发现关于LAC心理治疗的大部分文献离自己更熟悉的社会文化现实也并不那么遥远，甚至还帮助我打开了思路去重新理解和思考儿童与成年人的复杂心理创伤表现。如果你在工作中会接触到复杂心理创伤来访者，无论他们是成年人还是儿童，相信本书的理论与技术探讨会让你有开阔视野的心智体验。

本书也系统阐述了在和儿童个体开展复杂心理创伤治疗之外，如何在家庭/养育者，以及学校/社会层面三轨并行，在有限的时间里开展有效的工作。儿童精神分析心理治疗领域因理论技术的不同而分化出更加细致的流派，其中以安娜·弗洛伊德及温尼科特为代表的独立学派相比以克莱因为代表的客体学派更加注重对外部环境开展工作。

我曾有幸在独立学派的大本营安娜·弗洛伊德中心工作近三年时间，近距离感受和实践了如何“举全村之力”去支持有复杂心理创伤的儿童。除却在治疗室的“一亩三分地”里不断观察与思考眼前的孩子，在治疗室之外，我也和同事们对孩子所在的家庭、学校、社工等外部资源开展各种层面的工作。这样的工作如何开展？如何把精神分析式的思考带入三重工作轨道？这三重轨道是如何相互交织发挥作用的？如何评估在三重轨道上的工作有效性？以上问题对于在中国社会文化下开展更加行之有效的儿童心理治疗工作是有重要意义的。本书的经验未必适合照搬，但可以开启一个新的思考维度，“能做一点是一点”，我相信适合中国社会文化的儿童治疗之道最终是可以被我们自己书写出来的。

本书的作者团队阵容强大，集结了精神分析行业里罕有的既能搞临床实务又能搞实证研究的一群宝藏学者。除了中国读者较为熟悉的心智化理论创始人Peter Fonagy之外，本书作者团队里的Nick Midgley也是我个人非常喜爱的一位精神分析实证研究者。字里行间的智慧闪烁，会让人看见精神分析理论技术不仅对复杂心理创伤治疗有不可替代的价值，更是构建有效治疗技术的基石。始于个体而不囿于个体，当外部环境与个体可以作为一个整体去思考与工作，那些受伤的灵魂才真的有机会拥有安全的港湾。

和许多心理治疗类专业书籍一样，阅读本书的读者也许并不只是心理专业人士，我们每个人被书中文字所触动的部分，从来都不局限于专业领域，更多的是我们身而为“人”的一些体验。又或许你是一位经历过儿童复杂心理创伤的成年读者，希望通过阅读本书记录的工作过程寻找到一些共鸣与支持。无论你抱着怎样的心情翻开本书，相信里面的文字都会以某种形式打动与影响到你。

严艺家

伦敦大学学院（UCL）儿童青少年精神分析心理治疗博士候选人

（伦敦大学学院UCL）精神分析发展心理学硕士

常年奋斗在儿童复杂心理创伤治疗一线

常年在复杂心理创伤治疗中见天地、见众生、见自己

2025年暑假于上海

目录

致谢

编写这样一本书始终是交流、合作、共同思考和写作的结果。许多儿童、父母、支持网络合作伙伴和同事都以各自的方式为本书做出了贡献。我们首先要感谢那些儿童、养父母和寄养照料者，我们有幸与他们一起工作，并从他们那里学到了很多。正是因为他们允许我们成为他们生活的一部分，分享他们的悲伤与渴望、困惑与成长，我们才能够发展出针对经历过复杂创伤的儿童及其照料者的心理治疗方法。在本书中，我们称他们为“Jemal”“Lisa”“Mei-Lan”和“Youri”，每个名字都代表了在比利时鲁汶大学心理学和教育科学学院临床中心（PraxisP）接受治疗的众多孩子。此外，我们还要感谢众多教师、寄养工作者、住宿护理工作者和精神科医生，我们与他们合作，并在共同努力支持和促进经常遭受严重创伤的儿童的心理成长的过程中学到了很多。

与本书核心的心智化方法一致，我们与儿童、他们的父母和其他成年照料者所做的临床工作本质上是一种“共同冒险”。因此，我们非常感谢PraxisP的精神动力学团队多年来的合作和思考，这使我们能够改善为这些脆弱儿童及其照料者提供的心理健康照护。Eva Bervoets，Annabel Bogaerts，Orfee Callebert，Ilse De Clippeleer，Simon Fiore，Stefanie Hesemans，Karolien Hobin，Astrid Lauwereins，Saskia Malcorps，Patrick Meurs，Let Moustic，Lise Robeyns，Hilde Seys，Lisa Vanbeckbergen，Ann Van de Vel，Camille Van Havere，Lieve Van Lier，Yannic Verhaest，Sus Weytens——感谢你们的心智化存在和贡献！

我们也非常感谢英国伦敦大学学院和安娜·弗洛伊德国家儿童和家庭中心的众多合作者和同事，他们对我们这项工作的思考贡献良多。同样，我们非常感谢能够参与一个由全球志同道合同事组成的网络，他们对与儿童和家庭工作的精神动力学和心智化方法的思考令人深受启发。

最后，我们要感谢Dr. Pierre Vereecken基金，它为我们提供了思考创伤及其对儿童发展的影响的机会。

妮可 · 弗列根，艾琳 · 唐，尼可 · 米奇利，
帕特里克 · 卢伊藤和彼得 · 福纳吉
2022年9月

Therapeutic Work for Children with Complex Trauma

儿 童 复 杂 心 理 创 伤 的 治 疗

引言

与孩子们见面

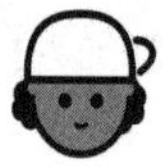

十岁的Jemal有一个艰难的人生开端，尽管他现在与两位非常关心他的养父母生活在一起，但他表现出严重的行为和教育问题，影响了他在学校的功能和表现。他的养父母还报告说，Jemal在家中有进食和睡眠困难。在初次咨询（intake session）中，他们告诉治疗师，有一天Jemal决定不要房间墙上的画了，并把床上所有的毛绒玩具都拿走了，声称自己“太大了，不需要这些幼稚的东西了”。母亲绝望地说道：“他还讨厌我做的食物，几乎不吃。”父亲补充道：“而且上床睡觉时，他坚持自己去，不要拥抱或亲吻，但之后他又睡不着，变得非常烦躁，整晚都让我们无法入睡。”当治疗师请养父母描述Jemal时，他们脑海中浮现的第一个词是“难以接近”。

Lisa的寄养照料者在她九岁时寻求帮助。他们要求对她进行精神病学评估，坚信她符合“依恋障碍”的诊断标准。他们开始上网查阅关于这种障碍的所有内容，试图获取更多资料，尤其是关于他们可以如何帮助Lisa的建议。当他们看到一位家长发帖说她的儿子是“一个需求无止境的孩子”时，他们立刻觉得这完美地描述了他们对寄养女儿的感受，即无论他们为这个“依恋障碍”的孩子做什么，似乎永远都不够。

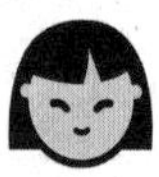

七岁的Mei-Lan经常莫名其妙地行为不端，这让她的养父母筋疲力尽。在这些时刻，她似乎处于一种盲目的狂怒中，又踢又咬，仿佛爆发得毫无缘由。在其他时候，她又表现得像一个需要照顾的婴儿，要养母给她穿衣服，或者当养母不在时哭个不停。尽管养父母认为Mei-Lan是一个相当聪明的孩子，但她在学校表现不佳，无法与其他孩子建立和维持友谊。她的养父母对她的未来极为担忧，并越来越认为Mei-Lan患有某种形式的自闭症。

Youri的养母在他刚满八岁时寻求帮助，因为即使他从生命的第一年就生活在这个家庭中，他似乎仍然无法“安顿下来”。他的生母在他出生不久后就因长期吸毒而去世；他的父亲患有精神疾病，无法照顾他。Youri的养母最初希望她和丈夫提供的充满爱的家庭环境是足够的，但现在她担心这还不够。

Jemal、Lisa、Mei-Lan和Youri都是典型的会转介给精神动力学儿童治疗师的具有复杂创伤历史的儿童。我们将在这本治疗指南中讲述他们的故事，帮助理解这些儿童面临的问题，展示我们尝试帮助他们的方式，并探讨他们的寄养照料者或养父母如何应对他们的家庭正苦苦挣扎其中的发展问题。他们的故事是对真实儿童和家庭故事进行编纂和改编而成的复合案例，以此来保护儿童和家庭的隐私。

上述简短的案例片段阐述了遭受过创伤的儿童在接受治疗时表现出的典型问题。Jemal和Mei-Lan是国际领养儿童；Lisa和Youri是被安置在（长期）寄养家庭中的儿童。正如案例所示，这些儿童在转介原因上形成了一个相对异质的群体。他们的症状与可观察到的行为同其他更常见的各类障碍相似，这往往使临床医生的评估和诊断更加复杂。然而，这些儿童的一个共同点是，他们都表现出了极端的行为问题，以及他们总会在周围人身上引发剧烈的扰动。他们激烈、多变且难以管理的行为对所有试图支持他们的人来说都是一种能量消耗——无论是家人、朋友、教师还是其他专业人士。因此，他们的照料者常常感到疲惫不堪，并且难以持续思考孩子“不可理解”的行为背后隐藏的原因（例如，强烈的焦虑），从而削弱了他们为孩子提供促进成长的回应的能力，这些回应对恢复儿童的发展必不可少。父母和其他照料者对塑造我们行为的想法和感受感到好奇，并对儿童的那些挑战性行为背后的复杂心理状态进行反思的能力被称为“心智化”；在压力或高唤起水平下暂时丧失这种能力的现象被称为“心智化崩溃”（mentalizing breakdowns）（Bateman & Fonagy，2019）。这种心智化的崩溃，在这些问题儿童的看护者中，很大程度上是不可避免的。它在从事这些儿童工作的专业人员中也经常发生。本治疗手册的主要目标之一是为专业人员和照料者提供工具，以防止这种心智化崩溃，并恢复他们为这些儿童提供真正理解、关怀和心智化环境的能力。

这本治疗手册（不）适用于哪些儿童?

需要指出的是，我们并不认为所有寄养或领养儿童都有出现严重或轻度发展问题的风险。研究表明，大约三分之一的寄养和领养儿童遵循正常的发展轨迹；另外三分之一的儿童在其发展的某个阶段出现轻度心理健康问题，相对短暂的治疗可能足以让这些儿童重回正轨；然而，另外三分之一的寄养和领养儿童被证实出现多种复杂且广泛发育障碍的风险更高（Barroso et al.，2017；Juffer et al.，2011；Palacios & Brodzinsky，2010；Palacios et al.，2014；Vasileva & Petermann，2018）。

在这方面，研究还一致表明，寄养或领养可能会使得大多数有早期逆境经历的儿童在发展上实现实质性的追赶（catch-up）（Fisher，2015；Palacios & Brodzinsky，2010；Welsh et al.，2007）。在这方面，寄养和领养本身就是深刻的治疗干预措施。然而，这种追赶并不一定体现在所有发展领域，而且并非所有儿童都表现出相同程度的追赶（Fisher，2015；Palacios & Brodzinsky，2010；Welsh et al.，2007）。相当一部分被照顾和领养的儿童存在发展上的脆弱性，这可能会对他们的健康和福祉产生长期影响。对这些儿童来说，新的寄养或领养家庭稳定且充满爱的环境似乎不足以缓冲他们生命早期逆境经历带来的不利影响。

显然，不幸的是，复杂创伤并不是寄养或领养儿童独有的；但临床医生在临床实践中经常遇到的正是这类儿童。在佛兰德斯（比利时的荷兰语区），领养主要是国际领养，遵循1993年《儿童保护与国际领养合作公约》。在佛兰德斯，国内领养的儿童群体非常有限（约占所有收养儿童的5%），因为国内领养很少作为儿童保护措施的一部分。相反，当生物学父母被认为（暂时）无法照顾孩子时，寄养通常被视为适当的选择。然而，与英国等其他国家的做法不同，在佛兰德斯，从长期寄养中收养儿童并不常见。佛兰德斯的寄养仅在极少数情况下会转为领养，例如，孤儿。寄养可能包括不同的措施，从危机情境中的短期寄养到长期寄养。本治疗方法是为以下儿童开发的：（国际）领养儿童以及长期寄养儿童，他们早年经历了严重的关系困难（relational difficulties），但目前生活在稳定的家庭环境中。

被领养儿童和长期寄养儿童有一个共同点，因为无法在原生家庭中成长，他们经历过至少一次重大丧失。更常见的是，这些儿童不得不面临多次失去照料者以及熟悉环境的经历——以及与之相关的“文化”方面的种种丧失。此外，由于需要被领养或寄养，这说明他们经历了或多或少的其他早期不良经历。例如，Jemal和Mei-Lan是在出生后大约一岁被遗弃的婴儿，他们被收养之前都在孤儿院待过一段时间。Mei-lan八个月时从一家中国孤儿院被领养。Jemal三岁时从埃塞俄比亚被领养，此前在两家不同的孤儿院生活。Lisa和Youri是由儿童保护服务机构安置到寄养家庭的。Lisa遭受了亲生父母的严重虐待和忽视。Youri则在母亲吸毒过量死亡而患有精神疾病的父亲无法照顾他的情况下被带走。正如Steele和Steele（2015，p.429）所述，生命最初几年缺乏典型的父母关爱，会对个体性格产生特殊的损害。因此，从最早开始，Jemal、Lisa、Mei-lan和Youri这样的孩子就不得不面对“生存中最大的威胁，即被遗弃和孤独”（Bettelheim，1976，p.145）。

不幸的是，依恋失败和其他早年不良经历已成为这些儿童生命历程的常态（Ensink et al.，2019）。在被安置到寄养或领养家庭之前，一些儿童曾与存在严重社会或精神问题的照料者共同生活，并经历了忽视、拒绝、角色反转以及身体或心理的虐待。大多数儿童随后在寄宿机构或寄养家庭中度过了一段时间，其中部分环境质量堪忧。无论是和亲生父母或其他家庭成员，还是在低质量的机构或寄养环境，许多儿童都经历过“同时或连续发生的儿童虐待——包括情感虐待和忽视、性虐待、身体虐待以及目睹家庭暴力——这些虐待是长期的，且始于童年早期”（Cook et al.，2003，p.5）。所有这些构成了“复杂创伤”。在这种情况下，本应成为幼儿安全和稳定感主要来源的早期照顾系统，反而成为压力、危险和创伤性事件的来源。“安全基地的丧失，是最早的且最具破坏性的心理创伤。”（van der Kolk，1987，p.32）因此，部分领养和寄养儿童表现出可概括为复杂创伤的困难。毫无疑问，国际领养儿童与长期寄养儿童之间也存在差异——对治疗工作产生相关影响时，我们也会在本书中讨论这些差异。

这本治疗手册聚焦于以下儿童群体：那些在主要依恋关系中，不幸地累积了超出其应对能力的不良经历的儿童。他们的后续发展（通常同时在多个领域）正在为此付出代价。换言之，这本书是关于那些经历过复杂创伤并正在努力恢复的儿童。他们的问题往往具有持久性，并且不太可能迅速对治疗产生反应。因此，这些儿童及其家庭可能需要针对其特殊困难的专门心理社会干预。短期治疗虽然可能在短期内带来帮助，或者减少寻求更深入治疗的障碍，但通常是不够的，甚至可能是有害的（例如，可能导致父母对心理健康专业人员感到失望，因为父母感觉他们无法帮助自己的孩子，或者孩子在短期治疗后迅速复发）。

为便于阅读，我们有时会将经历复杂创伤的儿童称为“遭受复杂创伤的儿童”或“创伤儿童”。同样，当明确指代儿童的主要照料者（在佛兰德斯语境中为养父母或寄养照料者）时，我们将交替使用“父母”和“照料者”。当需要区分生物学父母与养父母或寄养照料者，或养父母与寄养照料者时，我们会尽量做到这一点。

这本治疗手册适用于哪些读者?

本治疗手册主要面向具有精神动力学培训背景的儿童心理治疗师，他们在临床实践中接触到经历过复杂创伤的儿童及其家庭。这本手册整合了“传统”精神动力学、更现代的基于心智化理论的疗法以及发展精神病理学方法（包括创伤神经科学的前沿研究），以理解创伤对儿童发展的影响。因此，这本手册也可能对其他精神卫生专业人员具有参考价值，他们不一定有（精神动力学）心理治疗背景，但因工作需求（如临床心理学家、儿童精神科医生、家庭治疗师、特殊教育教师、社会工作者或寄养工作者）而对这种治疗方法产生兴趣。为此，我们尝试以简洁易懂的语言解释和阐释相关精神动力学概念。

这本治疗手册基于原则而非基于协议，旨在提供一种当代精神动力学方法，以理解和治疗有复杂创伤历史的寄养和领养儿童，以及与这些儿童生活和工作的父母和其他成年照料者。精神动力学方法可能与其他心理治疗方法不同，它不局限于单纯的行为层面（即治疗师做什么），而更是一种思考过程——一种与儿童或照料者共同在场并积极思考的方式，进而转化为具体的干预措施（即治疗师如何思考，以及这种思考如何指导治疗行为）。基于此，这本手册旨在通过提供结构、阐明指导原则、概述干预措施以及治疗师根据临床判断灵活应用的具体技术，来帮助读者理解精神动力学心理治疗师在与受创伤儿童及其照料者工作中所运用的思维过程。为此，全书贯穿整合了临床案例及相应的评论，以阐明理论概念及具体的治疗干预和技术。根据Lemma等人（2011）的恰当表述——“对治疗策略和技术的了解并不能保证治疗师具备胜任力”（p. 23），我们认为治疗师在选择干预时机、灵活应用干预措施方面的能力是良好实践的先决条件（Fonagy & Luyten，2019）。灵活运用理论理解和治疗干预被认为是有效实施精神动力学心理治疗的关键元能力（Lemma et al.，2011），对于这一特殊儿童群体及其照料者的工作而言，更是如此。因此，个体和团体督导是治疗方法训练过程的重要组成部分。

然而需注意的是，这一治疗方法的成功实施和传递不仅涉及培训及个体/团体督导，还需要团队和组织层面上的支持。研究充分表明，在常规临床关怀中实施的心理社会治疗不应仅关注治疗师个体层面，还应关注团队和组织层面。在实施更复杂、更长期的治疗（如这本书提供的治疗方法）时尤其如此。例如，组织层面缺乏支持和实施规划，可能导致团队层面缺乏合理的督导结构、问题缺乏沟通以及心理健康从业者对变革的抗拒，继而导致治疗师层面缺乏足够的能力以及对治疗模型的依从性不足，同时也与病人在治疗期间更高的脱落率和危机事件相关，最终使得治疗效果减半（Bales et al.，2017；Hutsebaut et al.，2012）。因此，只有在治疗师、团队及组织或服务机构层面满足必要条件的情况下，这一治疗方法的实施才可能达成。这也意味着对于那些不具备这些条件或至少五年内无法保证具备这些条件的临床环境，我们不支持对当前的治疗方案进行培训和实施。我们目前正在进行一项初步可行性研究以进一步验证这些假设，并计划开展更大规模的实用性临床试验。

最后需要指出的是，这种治疗方法最初是为生活在佛兰德斯、因早期不良经历而表现出复杂创伤症状的学龄儿童开发的。这些理念随后在与伦敦大学学院和伦敦安娜·弗洛伊德中心同事的讨论中得到了分享和扩展。尽管如此，本手册中概述的原则同样适用于从事婴幼儿及学龄前儿童复杂创伤工作的专业人员，并可在其他文化背景中调整应用。同样，从事青少年工作的心理健康从业者也会对本书讨论的许多问题感到共鸣。在与更年幼或年长的儿童及青少年工作，或在其他情境中应用时，本治疗方法需进行相应调整。

治疗手册大纲

本书由两大部分组成。第一部分阐述了所述治疗方法的理论基础，该方法在第二部分中进行了描述。第一章，我们描述了当前治疗方法的理论背景。第二章旨在通过概述受创伤儿童发展障碍的具体表现，提供一个当代的综合框架来理解受创伤儿童的内心世界。第三章讨论了这些儿童的发展障碍如何持续且广泛地挑战父母及其他与其共同生活和工作的成年照料者的心智化能力。

第二部分探讨了针对经历复杂创伤的领养及寄养儿童的当代精神动力学的治疗原则。第四章概述了当前三轨道治疗模型的概念化框架及基本原则，包括治疗立场的核心原则。在接下来的章节中，我们描述了治疗方法的基本原则和态度如何形成并应用于评估阶段，我们认为这是治疗不可或缺的核心部分（第五章）、与儿童的直接工作（第六章）、与父母/照料者的工作（第七章）以及与支持网络的工作（第八章）。最后，第九章讨论了治疗的结束阶段。

参考文献

Bales, D. L., Timman, R., Luyten, P., Busschbach, J., Verheul, R., & Hutsebaut, J.(2017). Implementation of evidence-based treatments for borderline personality disorder: The impact of organizational changes on treatment outcome of mentalization-based treatment. *Personality and Mental Health*, 11, 266-277. https: //doi.org/10.1002/pmh.1381

Barroso, R., Barbosa-Ducharne, M., Coelho, V., Costa, I.-S., & Silva, A.(2017). Psychological adjustment in intercountry and domestic adopted adolescents: A systematic review. *Child and Adolescent Social Work Journal*, 34(5), 399-418. https: //doi.org/10.1007/ s10560-016-0485-x

Bateman, A., & Fonagy, P.(Eds.).(2019). *Handbook of mentalizing in mental health practice*. American Psychiatric Publishing.

Bettelheim, B.(1976). *The uses of enchantment. The meaning and importance of fairy tales.* Vintage Books.

Cook, A., Blaustein, M. E., Spinazzola, J., & van der Kolk, B. A.(2003). *Complex trauma in children and adolescents: White paper from the National Child Traumatic Stress Network Complex Trauma Task Force.* National Center for Child Traumatic Stress

Ensink, K., Borelli, J. L., Roy, J., Normandin, L., Slade, A., & Fonagy, P.(2019). Costs of not getting to know you: Lower levels of parentel refective functioning confer risk for maternal insensitivity and insecure infant attachment. Infancy, 24(2), 210-227. https: // doi.org/10.1111/infa.12263

Fisher, P. A.(2015). Review: Adoption, fostering, and the needs of looked-after and adopted children. *Child and Adolescent Mental Health*, 20(1), 5-12. https: //doi.org/10.1111/ camh.12084

Fonagy, P., & Luyten, P.(2019). Fidelity vs. fexibility in the implementation of psychotherapies: Time to move on. *World Psychiatry*, *18*, 270-271. https: //doi.org/10.1002/ wps.20657

Hutsebaut, J., Bales, D. L., Busschbach, J., & Verheul, R.(2012). The implementation of mentalization-based treatment for adolescents: A case study from an organizational, team and therapist perspective. *International Journal of Mental Health Systems*, *6*, 10.

Jufer, F., Palacios, J., Le Mare, L., Sonuga-Barke, E. J. S., Tieman, W., Bakermans-Kranenburg, M. J., Vorria, P., van IJzendoorn, M. H., & Verhulst, F. C.(2011). Ⅱ. Development of adopted children with histories of early adversity. *Monographs of the Society for Research in Child Development*, 76(4), 31-61. https: //doi.org/10.1111/j.1540-5834.2011.00627.x

Lemma, A., Target, M., & Fonagy, P.(2011). *Brief dynamic interpersonal therapy. A clinician's guide.* Oxford University Press.

Palacios, J., & Brodzinsky, D. M.(2010). Review: Adoption research: Trends, topics, outcomes. *International Journal of Behavioral Development*, *34*(3), 270-284. https: //doi. org/10.1177/0165025410362837

Palacios, J., Román, M., Moreno, C., León, E., & Peñarrubia, M.-G.(2014). Diferential plasticity in the recovery of adopted children after early adversity. *Child Development Perspectives*, *8*(3), 169-174. https: // doi.org/10.1111/cdep.12083

Steele, M., & Steele, H.(2015). Attachment disorders. In P. Luyten, L. C. Mayes, P. Fonagy, M. Target, & S. J. Blatt(Eds.), *Handbook of psychodynamic approaches to psychopathology*(pp. 426-444). The Guilford Press.

van der Kolk, B. A.(1987). The separation cry and the trauma response: Developmental issues in the psychobiology of attachment and separation. In *Psychological trauma*(pp. 31-62). American Psychiatric Publishing.

Vasileva, M., & Petermann, F.(2018). Attachment, development, and mental health in abused and neglected preschool children in foster care: A meta-analysis. *Trauma, Violence, & Abuse*, *19*(4), 443-458. https: //doi. org/10.1177/1524838016669503

Welsh, J. A., Viana, A. G., Petrill, S. A., & Mathias, M. D.(2007). Interventions for internationally adopted children and families: A review of the literature. *Child and Adolescent Social Work Journal*, *24*(3), 285-311. https: //doi.org/10.1007/s10560-007-0085-x

Therapeutic Work for Children with Complex Trauma

儿童复杂心理创伤的治疗

第一部分
理论背景

对遭遇复杂创伤的儿童开展心理治疗工作需要一种灵活的理论框架，使治疗师能根据每个儿童及其环境的具体需求与脆弱性调整治疗方案。在本书第一部分，我们将概述支撑本书第二部分所述当代精神动力学治疗方法的理论基础。具体而言，在第一章，我们首先提出了一种针对复杂创伤的当代精神动力学治疗方法，旨在提供一种动力性和整合性的理解，来探讨复杂创伤经历给儿童带来的发展障碍，以及对日常照料这些儿童的成年人所造成的广泛而深远的影响。在后续章节中，我们将详细阐述这两个层面——因为对这部分的深刻理解对于制定有效的治疗方案至关重要。第二章将重点讨论儿童发展中的四个领域，这些领域对于理解复杂创伤经历通常会导致的社会情感与行为发展的严重中断至关重要。第三章将阐述养育创伤儿童对父母及其他照料者在普遍资源——特别是心智化能力方面所构成的特殊挑战。

1

当代精神动力学视角下的复杂创伤及其治疗方法

本章将概述针对复杂创伤儿童实施精神动力学治疗的理论基础。我们将简要定义复杂创伤，并讨论这类儿童及其家庭在心理健康方面的需求。随后，我们阐释了针对复杂创伤儿童的精神动力学治疗的四个基本假设。

复杂创伤及其相关心理健康需求

复杂创伤（complex trauma），也称为依恋创伤（attachment trauma）（Allen，2013；Schore，2009）或发展性创伤障碍（van der Kolk et al.，2009），指儿童早期在不安全、不可靠的原初依恋关系中的消极经历。因此，复杂创伤经历往往在多个领域对儿童的后续发展产生巨大的不利影响。在引言部分，我们首先将复杂创伤与其他创伤类型进行区分界定，继而探讨复杂创伤对儿童发展的影响，以及对相关人员（生活/工作中接触遭受过创伤儿童的人）的冲击，最后我们阐述了对这些家庭而言，这些心理健康需求（通常非常复杂）究竟意味着什么。

复杂创伤的定义

创伤通常被定义为超出个体应对能力及技能范畴的一个或一系列事件，并往往伴随着身体或情感影响。总体而言，创伤经历可以位于一个连续谱上，从非人际创伤（如车祸致重伤、失去兄弟姐妹/祖父母）到由非主要依恋人物施加的人际创伤（例如，同伴霸凌或被运动教练虐待），再到发生于儿童早期依恋关系中的复杂创伤（Luyten & Bateman，出版中；见表 1.1）。

对儿童来说，创伤经历的影响是极为剧烈的（至少在最初阶段），不仅因为它对儿童自身的发展造成影响，还因为在一些情况下，父母自己也会经历创伤性事件，这可能导致他们（暂时）无法为孩子提供帮助。另一方面，在Ⅰ型或Ⅱ创伤的情况下，父母可以通过得到支持而重新获得他们的资源或技能，或者其他重要照料者可以介入，帮助孩子应对创伤及其后果。而这与复杂创伤的情况完全不同。复杂创伤源自生命早期就缺乏积极促进发展的养育环境，从而从神经生物学水平开始对儿童发展最早和最深的层面产生影响。

表 1.1　创伤类型及其对儿童发展的影响

	Ⅰ型创伤 非人际间	Ⅱ型创伤 人际间	Ⅲ型创伤 依恋对象
原因	由非个人因素引发的单次事件	由人为因素导致的反复出现的事件	养育环境中发生的多重事件
示例	海啸、车祸、重大丧失（亲近的兄弟姐妹/祖父母）	虐待、剥削、性侵（发生在托育机构/学校/休闲场所）	忽视、不恰当的对待、虐待、因为（心理）疾病导致的不稳定的父母照顾、失去主要养育者
可能后果	压倒性的思绪和情感，过度焦虑，噩梦，创伤触发	压倒性的思绪和情感，过度焦虑，噩梦，创伤触发	多个发展领域的根本性破坏
对养育环境的影响	卷入创伤、可得性丧失 现有的照料是复原力的来源	卷入创伤、可得性丧失 现有的照料是复原力的来源	是（或曾经是）恐惧/威胁/危险/压力的来源 缺乏“安全港湾”

神经科学不断积累的知识表明，特定的问题行为模式源自创伤所导致的神经生物系统和回路的广泛改变，这些改变涉及诸如唤醒和压力调节（例如下丘脑-垂体-肾上腺轴，即人类主要压力反应系统）、情绪调节以及心智化等社会认知能力（近期综述参见Koss & Gunnar，2018；McCrory et al.，2017）。这些改变是为了适应儿童所遭受的不利环境而产生的。在这方面，Blaustein和Kinniburgh（2010）恰当地描述了两个显著因素如何塑造受复杂创伤影响儿童的行为反应：首先，危险长期存在的威胁导致了寻求安全或回避危险的行为；其次，身体、情感、关系和环境需求未得到充分满足，导致这些儿童频繁退回至需求满足策略。并且，这些行为策略被置于优先地位，从而干扰了其他发展任务，如调节能力、神经认知能力、人际能力和内在能力的发展（Blaustein & Kinniburgh，2010）。这意味着“即使看似最病态的儿童行为，当理解其服务于儿童的目的时，都可能具有意义”（Blaustein & Kinniburgh，2010，p.25）。例如，当老师因表现好而表扬儿童时，该儿童开始发脾气，可能是以“战斗”反应回应这种明显的善意行为，因为任何善意举动都被体验为危险即将发生的潜在暗示。这种“战斗”反应在危险且不可预测的环境中可能具有高度适应性，但现在却阻碍儿童充分利用他人所提供的善意关怀。 因此，从发展心理病理学角度（Cicchetti & Toth，2009）得出的见解，包括神经生物学的发现，对理解复杂创伤经历如何塑造——并持续塑造——创伤儿童带入日常生活和治疗情境中的内容与过程，具有重要启示。这些神经生物学变化及与其相伴随的发展脆弱性已被证明会持续至成年期（Leve et al.，2012；Palacios & Brodzinsky，2010；Welsh et al.，2007）。当然，这对个体儿童、他们的家庭以及整个社会来说都带来了高昂的代价（Caspi et al.，2016）。

复杂创伤经历对儿童发展的影响

儿童早期关系的质量与稳定性为一系列重要的后续发展结果奠定了基础——这些结果包括自信心与良好的心理健康、学习动机、学业成就与人生成就、控制攻击性冲动和以非暴力方式化解冲突的能力、辨别是非的能力、建立并维系友谊与亲密关系的能力，最终成为称职父母的能力（National Scientific Council on the Developing Child，2004）。毫无疑问，复杂创伤会增加一系列负性发展结果的风险，这些结果包括生长发育迟缓、认知和行为问题以及社会情感领域的脆弱性，通常会同时出现多个发展领域的障碍（Anda et al.，2006；Cicchetti & Banny，2014；Esposito & Gunnar，2014；Jufer et al.，2011）。这些负性结果与风险大多源于四大核心发展缺陷：内在能力（即自我意识与自我发展）、人际能力（即建立和维系人际关系的能力）、调节能力（即识别并调控情绪与生理体验的能力）以及神经认知能力（即运用执行功能及其他认知能力对世界采取有意义行动的能力；Blaustein & Kinniburgh，2010）。

目前的治疗方法所依据的模型描述了复杂创伤所涉及的四个发展领域（见表 1.2）。由于复杂创伤经历在压力和情绪调节系统以及安全依恋表征系统仍在充分发展之时对其造成干扰，因此对情绪和关系功能的影响是巨大的。当调节能力和人际能力的早期发展受到严重阻碍，儿童又持续甚至长期生活在失调状态与不安全依恋的状态中时，与之相关的心智化能力、表征与交流内在体验的能力、适应性自我、认同发展均会受到损害。第二章将详细阐述复杂创伤对这四个发展领域的影响的理论基础。

表1.2　复杂创伤对儿童发展的影响

发展领域	可能出现的临床症状
压力与情感调节的发展	在动荡与慢性失调的状态下运转； 陷入战斗/逃跑/冻结反应； 容易受到创伤触发因素的影响，出现闪回和噩梦； 注意力与学习困难； 睡眠问题； 进食问题； 易激惹与攻击性行为（通常为了获得凝聚感或保护自己免受焦虑与痛苦）
依恋发展	不安全或混乱型依恋模式，导致强烈破坏性关系模板（增加二次受创伤的风险）； 采用过度激活或去激活（deactivating）的依恋策略，或陷入接近-回避冲突； 极度不信任他人，使得建立和维持健康关系极其困难
表征与心智化技能发展	难以通过谈话、绘画或游戏等方式表达自己的内在想法； 难以思考和感受自己和他人行为背后的心理世界； 缺乏内省与自我意识； 缺乏同理心
认同发展（Identity development）	缺乏活力与自体感； 与自身渴望、兴趣及才能脱节； 负面的自我意象； 膨胀的积极自我意象掩盖了更根本的不安全感和负面的自体表征

复杂创伤对主要照料者及其支持网络的影响

复杂创伤不仅是儿童个体的困境，还深刻影响着父母和其他照顾儿童的成年人。由于复杂创伤对多个发展和功能领域有着巨大影响，受创伤儿童往往将照料者卷入非理性的反应方式，从而导致负性互动。他们不可预测的行为波动和关系模式可能会考验父母和其他照料者的直觉照顾能力，打断自发的举动，挑战“心智化能力”（见后文），从而使得与儿童的关系变得紧张。即使是善意的新照料者（如养父母或领养父母），也可能面临比照顾没有经历过复杂创伤的儿童大得多的挑战。这种长期压力往往会对照料者的问题解决能力、养育技能以及对儿童的接纳与爱意产生负面影响。 这可能导致与儿童之间负性互动的恶性循环，进而造成二次创伤，其特征表现为互信缺失与敌对的氛围（见图1.1）。这使得负性互动增加，共享的积极快乐的时刻减少。照料者的心智化技能可能会受到严重挑战，使他们陷入一种行动-反应模式（例如“我们必须制止这种行为”“我们不能容忍他如此粗鲁”），从而失去思考、沟通或反思性互动的空间。如此带来了问题：受创伤的儿童因此无法获得他们迫切需要的东西（即那些愿意并且能够在复杂的被激发情绪的状态下仍保持深思熟虑的父母和其他照顾者），从而回到/走向更具有适应性的发展轨道。

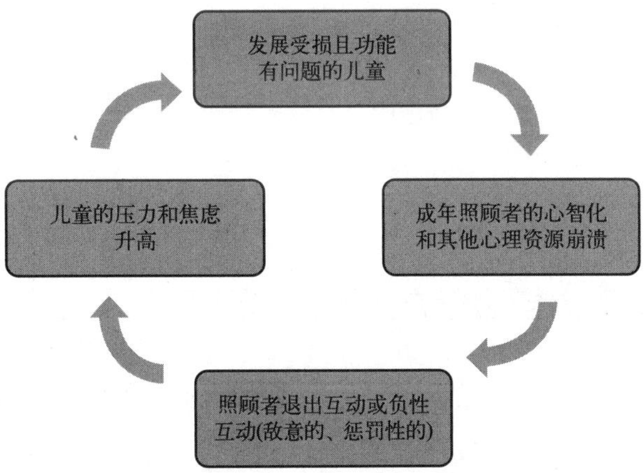

图1.1 创伤儿童“棘手”的功能运作与其成年照料者的心智化能力和福祉之间的恶性循环

此类困境可能出现在任何复杂创伤儿童的养育过程中，即使照料者具备熟练的技能与反思能力。对于因自身未解决的负面或创伤经历而存在个人心理脆弱性的父母，他们陷入负性循环互动的风险更高。我们将在第三章详细阐述复杂创伤对儿童所处环境影响的理论基础。

受创伤儿童及其家庭的多元复杂心理健康需求

如前所述，经历过复杂创伤的儿童的发展，围绕这些儿童的重要成人照料者的福祉，以及儿童与这些照料者的关系，都会受到重大影响。此外，这些儿童的临床表现通常具有多样性和复杂性，并因伴随各类情感、社交和/或行为症状被转介，从而面临被诊断为一种或多种“症状性障碍”的风险，例如品行障碍、依恋障碍、注意力缺陷多动障碍、孤独症谱系障碍，甚至（初显的）反社会或边缘型人格障碍。尽管诊断意图良好，这些标签却鲜能完整捕捉儿童发展性受损的全貌——我们已经了解到这是一种对复杂创伤经历的反应。虽然各类“症状性障碍”标签或许有助于理解儿童的某些方面，但基于我们及同行的临床经验，这些标签往往不足以提供足够的信息来指导适当的治疗方案（DeJong，2010；Tarren-Sweeney，2013）。对这些儿童进行评估所面临的挑战在于：其外显行为问题常常掩盖了发展性受损的核心症结。这些孩子的许多外显行为问题的核心是无法调节唤起与情感，以及无法与成年人和/或同龄人建立起互惠的和令人满意的关系，这使得他们的日常生活变成了一场情感过山车。同样，他们情感和关系功能的难以预测的波动使得他们在治疗中常常被视为“难以接触”。在治疗中他们通常属于那些容易脱落或无法有效利用治疗的儿童群体（Fonagy et al.，2015）。

复杂创伤精神动力学治疗方法的基本假设

自 Boston 与 Szur（1983）发表了关于严重剥夺儿童心理治疗的著作以来，大量精神动力学著作涌现，探讨与这类儿童开展治疗工作的诸多方面（Alvarez，1992；Alvarez，2012；Briggs，2012，2015；Emanuel，2002；Hindle & Shulman，2008；Kenrick et al.，2006；Lanyado，2004，2018；Lieberman & Van Horn，2005；

Music，2019；Nathanson et al.，2022）。因此，这本治疗手册不仅根植于精神动力学儿童心理治疗文献的悠久传统，更将当代心智化原则、创伤相关的神经科学视角以及其他发展性知识融入其中。在下一节中，我们将讨论针对复杂创伤儿童实施精神动力学治疗的四项基本假设（见表1.3）。

表1.3　复杂创伤儿童精神动力学工作的基本假设

基本假设	内涵
发展视角	以复杂创伤对儿童影响的发展性理解为核心，并在此基础上构建恢复与成长模型
通过心智化关系营造促进性环境	一个由积极且体贴的成年人所营造的环境，将受创伤的儿童视为拥有内在世界的主体——其行为根植于内在的情感、思想、和体验，这是儿童恢复和成长的核心
在过程与内容层面实施干预	有效治疗要求灵活且恰当地平衡侧重过程与内容的干预措施
将游戏与游戏性置于恢复的核心	游戏性（playful）的互动与游戏本身被视为实现治疗进展与改变的主要载体

发展视角

精神动力学方法本质上是发展性的，因其承认并重视早期生活经验对后期心理结构与行为的塑造作用（Luyten et al.，2015；Luyten et al.，2008）。因此，精神动力学方法旨在理解与解释正常及异常发展过程，重点聚焦于解释发展受到干扰的因素（Luyten et al.，2015）。如本章所述并将在第二章详述的，这种发展的精神病理学视角（Fonagy et al.，2006；Freud，1973；Lyons-Ruth & Jacobvitz，2008；Mahler et al.，1975；Midgley，2011）在治疗经历复杂创伤的儿童方面具有特别意义。充分理解早年不良经历对儿童发展的多维度/多层次复杂影响，以及这种影响如何与当前环境因素相互作用——应被视为制定有效治疗方案的关键。

构建心智化关系作为促进发展恢复的有利环境

关于心理韧性和创伤应对的一个重要见解是：健康关系具有保护个体免受压力与创伤影响，并在创伤后促进愈合的力量（Perry，2009）。将无法在原生家庭中成长的孩子安置到新的寄养或领养家庭的决定绝非轻率之举。从定义上看，这一决定是社会性考量与决策、家庭讨论与准备的结果。尽管各国流程存在差异，但针对潜在寄养者和领养父母的评估与准备通常涉及一段认真的审查期。这一理念根植于以下认识：那些早年经历逆境的儿童亟需通过积极的家庭体验以最佳方式实现恢复与发展，因此社会往往对寄养者和收养父母设定高标准。例如，研究强调，父母若想应对这些孩子带入新家庭的矛盾且脆弱的心理表征，那么父母自身具备安全依恋的心智状态是至关重要的（Levy & Orlans，2003；Schofeld & Beek，2005）。此外，由于心智化能力发展不足和/或创伤导致的心智化崩溃（Midgley et al.，2017c），经历过复杂创伤的儿童常常对自己的情感和意图感到不确定，并且会误解他人的意图。因此，在照顾这些儿童的家庭中，"困惑、误解、人际交往困难、导致冲突升级或压抑愤怒与恐惧"（Midgley et al.，2017a，p.18）的情况屡见不鲜。因此，领养或寄养家庭所需的"高质量养育"（Pace et al.，2012，p.47）可理解为：父母能够运用反思自身与孩子内在现实的能力，即便面对引发焦虑的情境，仍能保持其心智化能力处于"在线"状态（Pace et al.，2014；Sharp et al.，2006；Steele et al.，2009）。

正如之前提到的，养育经历过复杂创伤的儿童是对寄养者和养父母心智化能力的严峻挑战。除了所有父母在普通家庭生活中都会经历的正常心智化波动以外（Midgley et al.，2017c），这些父母还会面对行为问题，需要寻找促进成长的应对策略以处理难以理解的行为，并且常常陷入高唤起和高压力的情境。因此，他们经常遭遇心智化崩溃（Midgley et al.，2017c），但对那些深谙对自身及孩子的行为与体验保持好奇之重要性的父母而言，这可能反过来加剧他们的焦虑。另外，寄养父母和养父母在领养孩子之前通常经历了大量准备过程，且往往因为具备良好的育儿技能而被选中，这使得情况更加复杂。当发现自己幻想"干脆"摆脱领养或寄养孩子以一次性从所有问题中"解脱"时，他们可能感到焦虑、羞耻或内疚。另一些父母则认为应对所有问题是自己的责任，因而对寻求专业帮助犹豫不决。这类父母来咨询前几乎尝试了一切手段，往往已精疲力竭或陷入绝望，而且/或者还要面临漫长的等待名单。因此，围绕复杂创伤儿童父母及家庭构建一个心智化及创伤知情的支持网络，是维持积极养育关系以促进儿童发展恢复、避免陷入破坏性体验的关键

(Schechter & Willheim，2009)。这种环境将成为对儿童及其家庭进行心理治疗的重要背景（见图1.2)。因此，本书提出的治疗模式包含三轨道并行的方法，第四章将对此进行介绍，并在第二部分的其余章节中深入探讨。

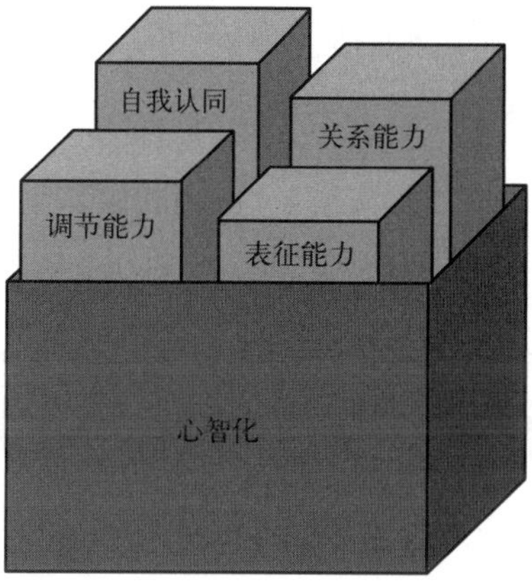

图1.2　心智化环境作为儿童发展恢复的重要背景

在与跨国领养儿童和寄养儿童工作时，需要用特别细致的方式处理关系。当来自不同（子）文化背景的人和系统试图共同生活和工作时，对文化差异和多样性的特殊敏感性与感受力尤为重要（Davis et al.，2018)。对跨国领养和寄养儿童而言，替代家庭的安置不仅意味着主要养育关系的连续性丧失，也伴随着与原籍文化的断裂。跨国领养儿童置身于陌生的国度，面对气味、色彩、味觉构成的感官世界的差异，以及渗透在日常生活方方面面的未知文化习惯，因此，他们常被迫直面“与众不同”的问题——例如与养父母、学校同伴甚至心理健康专业人员在肤色上的差异；作为家庭中唯一的领养孩子；不得不学习新语言并适应新的文化习惯。类似地，寄养儿童从一个家庭（其生活方式、互动模式和处事方式）被转移到另一个家庭（后者往往拥有自身独特的价值观与规范亚文化)。此外，早期不良经历的后果（如学习困难、情绪与行为控制缺失）常使这些儿童更加“显眼”，加剧其“怪异、疯狂或糟糕”的自我感受。这对儿童自我认同和同一性(identity）的发展影响深远，因此治疗师在与这类儿童及其周围养育者工作时，必须明确地处理多样性议题。

在过程与内容层面实施干预

> 在治疗的早期阶段，Lisa穿着外套进入治疗室，声称自己“并不觉得冷”，随即走向装有装扮材料的箱子开始翻找。气氛显得焦躁，甚至有些激动。Lisa提到了“保护”；治疗师回应道：“今天你似乎需要一些保护，我在想你需要从谁或什么那里得到保护。”约十分钟后，Lisa将所有材料扔回箱内。治疗师大声说道：“你知道吗，关于保护这件事，当你藏起来时，别人就无法看清里面的你了，但是同时，可能你也看不到外面的世界。”随后，Lisa决定脱掉外套，穿上斗篷装扮成蝙蝠。她走来走去，语速极快。Lisa的游戏叙事随着她在蝙蝠、女巫与公主角色间的突然切换而急剧转折，促使治疗师跟随她的引导。
>
> Bervotes et al.（2021）

儿童治疗师可能会很好奇Lisa在试图表达什么，以及该将干预的重点放在何处。Lisa是否在表达与安全和受保护的需要相关的想法和感受，而这与她的生活经历有关？她是否在展示她的自我意象如何在（坏的）蝙蝠或女巫和（好的）公主之间迅速转换？ Lisa是否需要帮助来探索她的想法和感受，并理解它们的来源？抑或是她仍深陷于思考与表达那些难以承受的不安全感/无保护的体验，以及作为坏蝙蝠女孩或好公主的感受？又或者，她是否正陷入一些碎片化的体验，她需要“摆脱”这些碎片，却并不真正知道自己身上发生了什么？那么，她是否主要需要帮助来承受混乱，以及抵御构成其内心世界的未分化的暴风雨般的躁动，而此时尚未产生“发生了什么及为何会发生”的困惑？从本书所述的精神动力学治疗视角来看，毫无疑问，答案包含上述所有选项，即以一种动态的方式，尽可能地与孩子在任何时刻“所处的位置”保持一致。

自Mary Boston与Rolene Szur（1983）发表了他们对严重剥夺儿童的精神动力学工作的见解以来，众多学者对精神动力学心理治疗中与创伤儿童工作的复杂性进行了详细阐述（Alvarez，1992，2012；Briggs，2012，2015；Emanuel，2002；Hindle

& Shulman，2008；Kenrick et al.，2006；Lanyado，2004，2018；Lieberman & Van Horn，2005；Music，2019；Nathanson et al.，2022）。这种复杂性很大程度上源于复杂创伤经历对占据儿童心智的主题（内容）以及他们体验/处理主题、事件和关系的方式（过程）所产生的巨大影响。在精神动力学框架中，理解儿童情感与思维的内在动力机制（无论意识或前意识层面），及其与行为和症状的关系，被视为找到新的、更具适应性的情感、思维、行为与关系模式的关键。因此，传统精神动力学治疗聚焦于理解与“揭示”儿童内心世界的核心冲突。创伤儿童的想法和情感内容可能与不安全感和受保护的需求有关，或者就像Lisa的案例那样，与成为一个坏人或好人有关。更当代的受精神动力学启发的观点，如基于心智化的工作框架，既建立在这一知识体系之上，又通过明确增加更多以过程为导向的焦点来补充它。对创伤儿童的过程性聚焦涉及（无法）保持思考、感受和处理通常难以承受的内容（如始终穿着外套、在室内躁动地徘徊、体验转瞬即逝的思绪和情感）。平衡过程与内容层面的干预是与受创伤儿童进行精神动力学工作的一个主要原则（见图1.3）。

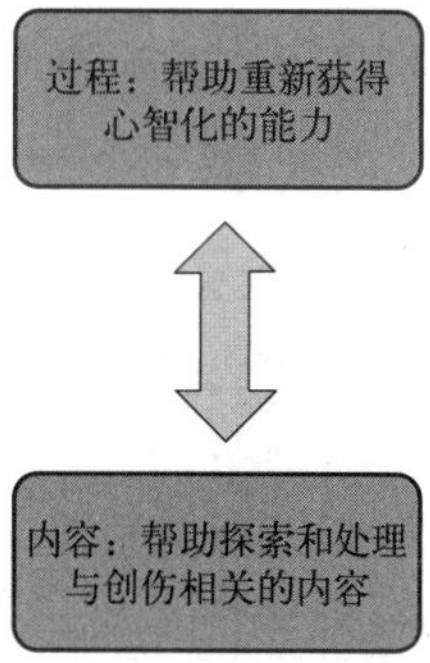

图1.3　在与创伤儿童的精神动力学工作中平衡过程和内容

基于心智化理论的工作框架将心智化定义为能够根据心理状态（如思想、欲望、信念和焦虑）来理解自己和他人的行为，并能够相应地指导自己的行为和预测他人的行为的能力（Fonagy et al.，2002）。他们认为，心智化的缺陷或崩溃是多种严重发展障碍的核心，这些障碍涉及情感调节、注意力控制和自我控制，可能在创伤相关的发展性精神病理学中表现得最为明显（Allen et al.，2008）。如前文所述，并将在第二章中更深入地讨论，复杂创伤儿童的心智化能力在两个方面受到挑战。首先，心智化能力的发展往往遭到损伤，因为它受早期养育环境质量的影响（Camoirano，2017；Kim，2015；Luyten et al.，2017；Midgley et al.，2017a；Slade，2005）。主要养育者能够根据婴儿的身体和行为信号准确读取其心理状态，并以及时且涵容的态度将这种理解传递给婴儿，一直被证明是健康心理发展的关键（Kim，2015；Midgley et al.，2017a；Slade，2005）。通过养育者心中的解读以及随后与婴儿涵容性沟通的过程，幼儿的自我意识得以萌芽，这为之后心智化能力的发展奠定了基础。能够与自己是谁、自己有何感受或需求建立联系始于这种早期的养育者与婴儿的互动。根据定义，复杂创伤经历是指养育环境对幼儿长期或慢性心智化调谐失败的情境(Midgley et al.，2017c)。其次，由于心智化能力发展不足，创伤儿童经常面临强烈的、引发焦虑的和淹没性的与创伤相关的想法和感受，这些想法和感受对脆弱的心智化能力的挑战远远超过大多数正常发展儿童所经历的。最脆弱的心灵往往栖居于最具挑战的内在动力中。

心智化是一种富有想象力的心理活动，对于人类成功驾驭我们固有的社会世界至关重要（Fonagy et al.，2002），因此它是心理治疗的核心。只有在一颗对自己内在发生什么以及其他人（例如治疗师）带来什么保持开放的心灵中，成长和变化的过程才能发生。因此，基于精神动力学与心智化的治疗方法的前提是：促进心智化能力的（再）出现——一个明显以过程为导向的焦点构成了心理治疗的基本机制（Allen et al.，2008），原因有二。首先，具备心智化能力的心灵使孩子能够专注于生活，从促进成长的关系中受益，从而过上更具建设性的生活。其次，心智化的心灵是体验和处理创伤经历（内容）而不至再次受创的先决条件。

由于创伤儿童功能“可预测的不可预测性”，表现为行为的快速波动，因此有效的治疗要求治疗师在治疗过程中的任何既定时刻都能灵活且恰当地调整干预措施，以满足儿童当时最紧迫的需求，无论是过程问题还是内容问题（Bervoets et al.，2021)。

游戏与游戏性是复杂创伤恢复的核心

此外，同儿童进行精神动力学工作的独特之处在于：游戏与游戏性不仅提供了理解儿童内心世界的路径，更是治疗性改变的核心媒介（如Alvarez & Phillips，1998；Slade，1994)。Winnicott（1971）的研究具有开创性意义，他提出游戏本身就是发展的重要催化剂。在游戏中，儿童表达他们内心世界的各个方面，对自身经历进行加工处理，试图获得掌控感和主导权；在游戏中，儿童演练各种与他人以及规则和价值观相关的角色（Alvarez & Phillips，1998；Gaskill & Perry，2014；

Tessier et al.，2016）。在这种背景下，若儿童无法进行游戏性的互动或以富有想象力的方式玩耍，则被视为发展中断的信号（Winnicott，1971）。

在儿童精神动力学治疗（Alvarez & Phillips，1998）及更前沿的基于心智化的儿童治疗（MBT-C；Midgley et al.，2017b）中，治疗师充分利用游戏过程提供的心理成长与转化的多重契机。在以游戏为基础的治疗中，儿童可以在成人的陪伴下进行练习与探索，体验安全与威胁、积极有趣与严苛控制的互动之间的差异。在游戏里，儿童可以在一次次的重复行动中体验焦虑、痛苦或愤怒等感受，同时在治疗师提供的安全可控的关系与环境中体验到掌控感。此外，在玩耍时，孩子可以想象在一个“更好”的世界中处理这些经历的其他方式，从而形成对自己和外部世界更为积极的看法。通过观察儿童的游戏，治疗师可以更好地理解儿童如何用他们的心智来表征生活事件，并将它们转化为情感事件，形成个人版本的真相（Rustin，1999）。

在这方面，传统的精神动力学方法认为“假扮游戏”是发现内心体验的表征和象征方面的绝佳场所。那些通过游戏表达或经由视觉/言语符号表征的内容，能够被思考，从而得以调节。例如，原本会被孩子吐出的多余一勺食物，当照料者假装它是飞机或“给爸爸的一口”时，孩子可能会突然以截然不同的方式感知它，并把它吞下。或者在假装烤蛋糕的过程中，一个两岁孩子发现了想象力以及虚构（make-believe）的力量。同样，基于心智化的当代视角赋予“假扮游戏”在儿童发展中一个特别重要的“地位”，为儿童提供了发现/学习/理解心理和内在现实与外部现实不同但又相互关联的机会。这是一项对成熟、全面的心智化能力至关重要的发展成就（Fonagy & Target，1996a，2000；另见第2章），体现为“与现实玩耍”或“将想法视为想法”的能力。（Fonagy & Target，1996a，1996b）。

对于经历复杂创伤的儿童而言，早期创伤性环境往往干扰了游戏能力的健康发展，更广泛地说，会妨碍其表征与象征化能力（如游戏、绘画、通过讲故事来言语化经历）（参见第2章）。这些儿童里，受损最严重的完全无法玩耍：他们无法参与到任何游戏性的互动中去。在其他受创伤的儿童中，游戏受到抑制或表现出“创伤游戏”的淹没性特征（Chazan et al.，2016）。这类儿童的游戏往往空洞重复，或局限于准备性游戏活动：整理清洁娃娃屋、布置场景，但真正的游戏从未开启。通过关闭内在世界的表达和象征过程，这些儿童保护自己免受精神上的痛苦和焦虑。

近年来，神经科学创伤研究为“游戏促进改变与疗愈”提供了实证支持（Gaskill & Perry，2014）。它指出了游戏的三个关键要素，为创伤儿童的有效治疗干预铺平了道路：游戏近似于一种有目的的行为，有助于增强儿童的控制感；游戏是自愿的、愉悦的，没有迫切或明显的“意图”，因此儿童可以从中获得满足感；游戏是在无威胁、低压力的环境中进行的，为儿童构成了可控的压力水平。因此，当游戏为儿童提供了一种适合发展的调节、交流、练习和掌握的方式时，它便成为强有力的治疗手段。游戏对成长和发展至关重要，游戏的能力是心理弹性的核心。此外，由于创伤损害了建构和重构经验的能力（Luyten & Bateman，待发表），帮助孩子进入游戏状态并参与游戏互动对于使经验能够被建构和重构至关重要。因此，促进想象性（假扮）游戏能力的（重新）出现——通常最先显现于治疗过程中，但理想状态下终将迁移至现实生活里——是当代精神动力学治疗复杂创伤儿童的核心（参见图1.4）。

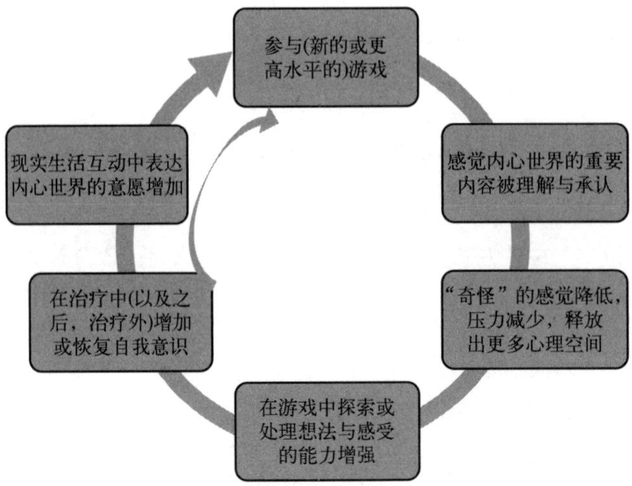

图1.4　拓宽和构建孩子不断增长的游戏能力和现实能力的模型

这四个基本假设，即发展性视角的重要性、心智化关系的重要性、平衡过程与内容的重要性以及游戏和游戏性的重要性，是本书第二部分提出的治疗方法。第4章将讨论如何将这些假设转化为这种三轨道模型的核心特征和基本原则。

参考文献

Allen, J. G. (2013). *Mentalizing in the development and treatment of attachment trauma.* Karnac.

Allen, J. G., Fonagy, P., & Bateman, A. W. (2008). *Mentalizing in mental health practice.* American Psychiatric Publishing.

Alvarez, A. (1992). *Live company. Psychoanalytic psychotherapy with autistic, borderline, deprived and abused children.* Routledge.

Alvarez, A. (2012). *The thinking heart: Three levels of psychoanalytic therapy with disturbed children.* Routledge.

Alvarez, A., & Phillips, A. (1998). The importance of play: A child psychotherapist's view. *Child Psychology and Psychiatry Review, 3*(3), 99-103. https: //doi.org/10.1017/ s1360641798001579

Anda, R. F., Felitti, V. J., Bremner, J. D., Walker, J. D., Whitfeld, C., Perry, B. D., Dube, S. R., & Giles, W. H. (2006). The enduring efects of abuse and related adverse experiences in childhood. *European Archives of Psychiatry and Clinical Neuroscience, 256*(3), 174-186. https: //doi.org/10.1007/s00406-005-0624-4

Bervoets, E., Meurs, P., Luyten, P., Tang, E., & Vliegen, N. (2021). Walking the tightrope: Ego support and exploration with a child with complex trauma. *Journal of Child Psychotherapy, 47*(3), 415-432. https: //doi.org/10.1080/0075417X.2021.2014935

Blaustein, M. E., & Kinniburgh, K. M. (2010). *Treating traumatic stress in children and adolescents: How to foster resilience through attachment, self-regulation, and competency.* The Guilford Press.

Boston, M., & Szur, R. (Eds.). (1983). *Psychotherapy with severely deprived children.* Routledge & Kegan Paul.

Briggs, A. (2012). *Waiting to be found: Papers on children in care.* Karnac.

Briggs, A. (Ed.). (2015). *Towards belonging: Negotiating new relationships for adopted children and those in care.* Karnac.

Camoirano, A. (2017). Mentalizing makes parenting work: A review about parental refective functioning and clinical interventions to improve it. *Frontiers in Psychology, 8,* 14. https: //doi.org/10.3389/ fpsyg.2017.00014

Caspi, A., Houts, R. M., Belsky, D. W., Harrington, H., Hogan, S., Ramrakha, S., Poulton, R., & Moftt, T. E. (2016). Childhood forecasting of a small segment of the population with large economic burden. *Nature Human Behaviour, 1*(1), Article 0005. https: //doi.org/10.1038/s41562-016-0005

Chazan, S., Kuchirko, Y., Beebe, B., & Sossin, K. M. (2016). A longitudinal study of traumatic play activity using the Children's Developmental Play Instrument(CDPI). *Journal of Infant, Child, and Adolescent Psychotherapy, 15*(1), 1-25.

Cicchetti, D., & Banny, A. (2014). A developmental psychopathology perspective on child maltreatment. In M. Lewis & K. D. Rudolph(Eds.), *Handbook of developmental psychopathology*(pp. 723-741). Springer. https: //doi.org/10.1007/978-1-4614-9608-3_37

Cicchetti, D., & Toth, S. L. (2009). The past achievements and future promises of developmental psychopathology: The coming of age of a discipline. *Journal of Child Psychology and Psychiatry, 50*(1-2), 16-25. https: //doi.org/10.1111/j.1469-7610.2008.01979.x

Davis, D. E., DeBlaere, C., Owen, J., Hook, J. N., Rivera, D. P., Choe, E., Van Tongeren, D. R., Worthington, E. L., & Placeres, V. (2018). The multicultural orientation framework: A narrative review. *Psychotherapy, 55*(1), 89-100. https: //doi.org/10.1037/pst0000160

DeJong, M. (2010). Some refections on the use of psychiatric diagnosis in the looked after or "in care" child population. *Clinical Child Psychology and Psychiatry, 15*(4), 589-599. https: //doi.org/10.1177/1359104510377705

Emanuel, L. (2002). Deprivation x 3. *Journal of Child Psychotherapy, 28*(2), 163-179. https: //doi.org/10.1080/00754170210143771

Esposito, E. A., & Gunnar, M. R. (2014). Early deprivation and developmental psychopathology. In M. Lewis & K. D. Rudolph(Eds.), *Handbook of developmental psychopathology*(pp. 371-388). Springer. https: //doi.org/10.1007/978-1-4614-9608-3_19

Fonagy, P., Gergely, G., Jurist, E., & Target, M. (2002). *Afect regulation, mentalization, and the development of the self.* Other Press.

Fonagy, P., Luyten, P., & Allison, E. (2015). Epistemic petrifcation and the restoration of epistemic trust: A new conceptualization of borderline personality disorder and its psychosocial treatment. *Journal of Personality Disorders, 29*(5), 575-609. https: //doi.org/10.1521/pedi.2015.29.5.575

Fonagy, P., & Target, M. (1996a). Playing with reality: Ⅰ. Theory of mind and the normal development of psychic reality. *International Journal of Psycho-Analysis, 77,* 217-233.

Fonagy, P., & Target, M. (1996b). Playing with reality: Ⅱ. The development of psychic reality from a theoretical perspective. *International Journal of Psycho-Analysis, 77,* 459-479.

Fonagy, P., & Target, M. (2000). Playing with reality: Ⅲ. The persistence of dual psychic reality in borderline patients. *International Journal of Psycho-Analysis, 81*(5), 853-873.

Fonagy, P., Target, M., & Gergely, G. (2006). Psychoanalytic perspectives on developmental psychopathology. In D. Cicchetti & D. J. Cohen(Eds.), *Developmental psychopathology: Vol. 1. Theory and method*(2nd ed., pp. 701-749). John Wiley & Sons, Inc.

Freud, A. (1973). *The writings of Anna Freud, Vol. III: Infants without families. Reports on the Hampstead Nurseries(1939-1945).* International Universities Press.

Gaskill, R., & Perry, B. (2014). The neurobiological power of play. Using the neurosequential model of therapeutics to guide play in the healing process. In C. A. Malchiodi & D. A. Crenshaw(Eds.), *Creative arts and play therapy for attachment problems*(pp. 178-194). The Guilford Press.

Hindle, D., & Shulman, G. (Eds.). (2008). *The emotional experience of adoption: A psychoanalytic perspective*. Routledge.

Jufer, F., Palacios, J., Le Mare, L., Sonuga-Barke, E. J. S., Tieman, W., Bakermans-Kranenburg, M. J., Vorria, P., van IJzendoorn, M. H., & Verhulst, F. C. (2011). II. Development of adopted children with histories of early adversity. *Monographs of the Society for Research in Child Development, 76*(4), 31-61. https: //doi.org/10.1111/j.1540-5834.2011.00627.x

Kenrick, J., Lindsey, C., & Tollemache, L. (Eds.). (2006). *Creating new families: Therapeutic approaches to fostering, adoption, and kinship care*. Karnac.

Kim, S. (2015). The mind in the making: Developmental and neurobiological origins of mentalizing. *Personality Disorders: Theory, Research, and Treatment, 6*(4), 356-365. https: //doi.org/10.1037/per0000102

Koss, K. J., & Gunnar, M. R. (2018). Annual research review: Early adversity, the hypothalamic-pituitary-adrenocortical axis, and child psychopathology. *Journal of Child Psychology and Psychiatry, 59*(4), 327-346. https: //doi.org/10.1111/jcpp.12784

Lanyado, M. (2004). *The presence of the therapist: Treating childhood trauma*. Brunner-Routledge.

Lanyado, M. (2018). *Transforming despair to hope: Refections on the psychotherapeutic process with severely neglected and traumatised children*. Routledge.

Leve, L. D., Harold, G. T., Chamberlain, P., Landsverk, J. A., Fisher, P. A., & Vostanis, P. (2012). Practitioner review: Children in foster care - vulnerabilities and evidence-based interventions that promote resilience processes. *Journal of Child Psychology and Psychiatry, 53*(12), 1197-1211. https: //doi.org/10.1111/j.1469-7610.2012.02594.x

Levy, T. M., & Orlans, M. (2003). Creating and repairing attachments in biological, adoptive, and foster families. In S. M. Johnson & V. E. Whifen(Eds.), *Attachment processes in couple and family therapy*(pp. 165-190). The Guilford Press.

Lieberman, A. F., & Van Horn, P. (2005). *Don't hit my mommy!: A manual for child-parent psychotherapy with young witnesses of family violence*. Zero To Three.

Luyten, P., & Bateman, A. (in press). In A. Bateman, P. Fonagy, C. Campbell, M. Debbané, & P. Luyten(Eds.), *The Cambridge guide to mentalization-based treatment*. Cambridge University Press.

Luyten, P., Mayes, L. C., Blatt, S. J., Target, M., & Fonagy, P. (2015). Theoretical and empirical foundations of contemporary psychodynamic approaches. In P. Luyten, L. C. Mayes, P. Fonagy, M. Target, & S. J. Blatt(Eds.), *Handbook of psychodynamic approaches to psychopathology*(pp. 3-26). The Guilford Press.

Luyten, P., Nijssens, L., Fonagy, P., & Mayes, L. C. (2017). Parental refective functioning: Theory, research, and clinical applications. *The Psychoanalytic Study of the Child, 70*(1), 174-199. https: //doi.org/10.1080/

00797308.2016.1277901

Luyten, P., Vliegen, N., Van Houdenhove, B., & Blatt, S. J. (2008). Equifnality, multifnality, and the rediscovery of the importance of early experiences. *The Psychoanalytic Study of the Child*, *63*(1), 27-60. https: //doi.org/10.1080/00797308.2008.11800798

Lyons-Ruth, K., & Jacobvitz, D. (2008). Attachment disorganization: Genetic factors, parenting contexts, and developmental transformation from infancy to adulthood. In J. Cassidy & P. R. Shaver(Eds.), *Handbook of attachment*: *Theory*, *research*, *and clinical applications*(2nd ed., pp. 666-697). The Guilford Press.

Mahler, M. S., Pine, F., & Bergman, A. (1975). *The psychological birth of the human infant*: *symbiosis and individuation.* Basic Books.

McCrory, E. J., Gerin, M. I., & Viding, E. (2017). Annual research review: Childhood maltreatment, latent vulnerability and the shift to preventative psychiatry - The contribution of functional brain imaging. *Journal of Child Psychology and Psychiatry*, *58*(4), 338-357. https: //doi.org/10.1111/jcpp.12713

Midgley, N. (2011). Test of time: Anna Freud's normality and pathology in childhood(1965). *Clinical Child Psychology and Psychiatry*, *16*(3), 475-482.

Midgley, N., Ensink, K., Lindqvist, K., Malberg, N., & Muller, N. (2017a). The development of mentalizing. In *Mentalization-based treatment for children. A time-limited approach*(pp. 15-37). American Psychological Association.

Midgley, N., Ensink, K., Lindqvist, K., Malberg, N., & Muller, N. (2017b). *Mentalization-based treatment for children. A time-limited approach.* American Psychological Association.

Midgley, N., Ensink, K., Lindqvist, K., Malberg, N., & Muller, N. (2017c). When the capacity for mentalizing is underdeveloped or breaks down. In *Mentalization-based treatment for children. A time-limited approach*(pp. 39-60). American Psychological Association.

Music, G. (2019). *Nurturing children. From trauma to growth using attachment theory*, *psychoanalysis and neurobiology.* Routledge.

Nathanson, A., Music, G., & Sternberg, J. (Eds.). (2022). *From trauma to harming others. Therapeutic work with delinquent*, *violent and sexually harmful children and young people.* Routledge.

National Scientifc Council on the Developing Child. (2004). *Young children develop in an environment of relationships*: *Working Paper No. 1.* Retrieved from https: //developing-child.harvard.edu/wp-content/uploads/2004/04/Young-Children-Develop-in-an-Environment-of-Relationships.pdf

Pace, C. S., Cavanna, D., Velotti, P., & Cesare Zavattini, G. (2014). Attachment representations in late-adopted children: The use of narrative in the assessment of disorganisation, mentalising and coherence of mind. *Adoption & Fostering*, *38*(3), 255-270. https: //doi. org/10.1177/0308575914543235

Pace, C. S., Zavattini, G. C., & D' Alessio, M. (2012). Continuity and discontinuity of attachment patterns: A short-term longitudinal pilot study using a sample of late-adopted children and their adoptive mothers.

Attachment & Human Development, 14(1), 45-61. https: //doi.org/10.1080/14616734.2012.636658

Palacios, J., & Brodzinsky, D. M. (2010). Review: Adoption research: Trends, topics, outcomes. *International Journal of Behavioral Development, 34*(3), 270-284. https: //doi. org/10.1177/0165025410362837

Perry, B. D. (2009). Examining child maltreatment through a neurodevelopmental lens: Clinical applications of the neurosequential model of therapeutics. *Journal of Loss and Trauma, 14*(4), 240-255. https: //doi. org/10.1080/15325020903004350

Rustin, M. (1999). Multiple families in mind. *Clinical Child Psychology and Psychiatry, 4*(1), 51-62. https: // doi.org/10.1177/1359104599004001005

Schechter, D. S., & Willheim, E. (2009). When parenting becomes unthinkable: Intervening with traumatized parents and their toddlers. *Journal of the American Academy of Child and Adolescent Psychiatry, 48*(3), 249-253. https: //doi.org/10.1097/CHI.0b013e3181948f1

Schofeld, G., & Beek, M. (2005). Providing a secure base: Parenting children in longterm foster family care. *Attachment & Human Development, 7*(1), 3-26. https: //doi.org/10.1080/14616730500049019

Schore, A. (2009). Attachment trauma and the developing right brain: Origins of pathological dissociation. In P. Dell & J. O' Neil(Eds.), *Dissociation and the dissociative disorders. DSM-V and beyond*(pp. 107-141). Routledge.

Sharp, C., Fonagy, P., & Goodyer, I. M. (2006). Imagining your child's mind: Psychosocial adjustment and mothers' ability to predict their children's attributional response styles. *British Journal of Developmental Psychology, 24*(1), 197-214. https: //doi.org/10.1348/026151005x82569

Slade, A. (1994). Making meaning and making believe: Their role in the clinical process. In A. Slade & D. P. Wolf(Eds.), *Children at play: Clinical and developmental approaches to meaning and representation*(pp. 81-107). Oxford University Press.

Slade, A. (2005). Parental refective functioning: An introduction. *Attachment & Human Development, 7*(3), 269-281. https: //doi.org/10.1080/14616730500245906

Steele, M., Hodges, J., Kaniuk, J., & Steele, H. (2009). Mental representation and change: Developing attachment relationships in an adoption context. *Psychoanalytic Inquiry, 30*(1), 25-40. https: //doi. org/10.1080/07351690903200135

Tarren-Sweeney, M. (2013). The Brief Assessment Checklists(BAC-C, BAC-A): Mental health screening measures for school-aged children and adolescents in foster, kinship, residential and adoptive care. *Children and Youth Services Review, 35*(5), 771-779. https: // doi.org/10.1016/j.childyouth.2013.01.025

Tessier, V. P., Normandin, L., Ensink, K., & Fonagy, P. (2016). Fact or fction? A longitudinal study of play and the development of refective functioning. *Bulletin of the Menninger Clinic, 80*(1), 60-79. https: //doi. org/10.1521/bumc.2016.80.1.60

van der Kolk, B. A., Pynoos, R. S., Cicchetti, D., Cloitre, M., D' Andrea, W., Ford, J. D., Lieberman, A.

F., Putnam, F. W., Saxe, G., Spinazzola, J., Stolbach, B. C., & Teicher, M. (2009). *Proposal to include a developmental trauma disorder diagnosis for children and adolescents in DSM-V.* Retrieved from https: //complextrauma.org/wp-content/uploads/2019/03/Complex-Trauma-Resource-3-Joseph-Spinazzola.pdf

Vliegen, N., Tang, E., & Meurs, P. (2023). *Children recovering from complex trauma: From wound to scar.* Routledge.

Welsh, J. A., Viana, A. G., Petrill, S. A., & Mathias, M. D. (2007). Interventions for internationally adopted children and families: A review of the literature. *Child and Adolescent Social Work Journal, 24*(3), 285-311. https: //doi.org/10.1007/s10560-007-0085-x

Winnicott, D. W. (1971). *Playing and reality.* Tavistock Publications.

2

复杂创伤及其对儿童四个发展领域的深度破坏

在正常发展过程中，情感和关系能力是在早期照料关系背景下开始出现的。婴儿从出生起就具备进行社会互动的本能。在足够好的环境中，发展内在心理和人际（interpersonal）能力的过程是亲子互动本身的一部分。因此，与主要养育者之间的日常良好互动体验不仅会在孩子心中形成对自我和他人的安全的心理表征，还为孩子提供了充足的机会去学习心理状态与行为之间的联系，从而促进心智化能力的发展（Allen et al.，2008；Fonagy & Allison，2012；Midgley et al.，2017a）。然而，在复杂创伤的背景下，早期的不良经历会干扰心理和人际能力的发展，而这些能力对于日后的适应性发展至关重要。在这一方面，当代神经科学研究发现告诉我们，创伤导致的神经生物学回路中的脆弱性（这些回路与压力和情绪调节有关）可能会引发严重的调节问题，这些问题反过来又可能引发一连串社会情感和行为上的困难（最新综述可参见Koss & Gunnar，2018；McCrory et al.，2017）。具体而言，研究证实早期不良经历会从四个关键领域破坏正常的发展模式与进程：表征能力、情感发展与调节策略、依恋发展与关系能力，以及自我意识与身份认同的形成。

在本章中，我们将详细阐述这些领域各自的理论基础。为了方便呈现，我们将分别讨论每个领域以及复杂创伤经历对它们的影响，但显而易见的是，这些发展领域实际上是相互交织的。在这本治疗手册的第二部分，我们将概述关于复杂创伤对这四个发展领域影响的知识如何贯穿整个治疗模型。此外，我们还将概述治疗师如何通过与儿童的直接工作、与父母/照料者的工作以及与更广泛的照顾儿童的支持网络的工作来解决这四个领域中的问题。

游戏以及叙事中的表征能力

正如第一章所讨论的，通过玩耍（playing）、绘画和谈论内心世界，儿童们能够处理他们的经历、感受和想法。游戏是孩子通过创造模拟情境来处理经验的主要方式，也是通过试验和计划来掌握现实的主要方式（Erikson，1940）。因此，游戏被认为是增强儿童心智化过程的主要工具（Midgley et al.，2017b；Tessier et al.，2016）。在想象中以某种形式的游戏或叙事来表征内在体验的能力，是在照料关系的背景下发展起来的（见表2.1）。在生命早期，婴儿并没有意识到心理状态是目标导向行为的基础。在这种所谓的“目的论模式”中，只有行为导致直接结果。例如，婴儿体验到问题会即刻得到解决：“我一哭，妈妈就会抱起我。”稍后，心理状态的意识开始显露，但这些状态“不被认为是表征，而是现实的直接复制品，因此总是真实的”（Fonagy et al.，2002，p.259）；幼儿被认为是在“心理等同模式”下运作。例如，婴儿可能会想：“当妈妈把我放在床上让我独自一人时，她简直是糟糕透顶。”

在生命的第二年和第三年，随着认知与情感在支持性和游戏性环境中的发展，一种新的、更具表征性的体验心理现实的方式，即“假扮模式”出现了。儿童意识到内心体验和心理状态，并在虚构的游戏和故事中完全参与其中，即“假扮游戏”。然而，在这种功能模式下，幼儿还不能将他们假扮的游戏世界与外部现实的特征联系起来。例如，扮演医生，并希望爸爸假装在焦虑地等待打疫苗时哭泣，并不能帮助幼儿反思自己的焦虑，也无法减轻他们对下次接种疫苗的焦虑。当成人从外部现实的角度观察儿童的游戏并对其进行评论时，假扮模式中的“假扮”与“真实”之间缺乏灵活联系这一点就会变得十分明显（例如，“哦，这是我们在医生那里时你的感受吗？”）。通常，孩子的游戏会因此中断，因为“悬置的怀疑”被打破了。

表2.1 前/非心智化模式的定义与表现

前心智化模式	定义	正常发展中的表现	病理性发展的表现
目的论模式	心理状态通过目标导向的行动表达	婴儿在经历负性事件时（如饥饿、寒冷、无聊）期望立即得到解决	儿童期望照料者/治疗师立即解决问题或负面情绪，表现出要求和控制，并在对方没有立即解决时变得愤怒和沮丧
心理等同模式	现实与心理状态等同	婴儿或幼儿因为经历负性事件而确信自己拥有坏父母（例如，在等待时大喊“坏妈妈”，感到疼痛时，被告知“不”时）	儿童确信照料者/治疗师是一个坏人，当对方做出引发负性情绪的行为时（如设定边界、结束治疗），儿童会认为对方只有恶意；游戏内容充满了消极和破坏性
假扮模式	心理状态与现实脱节	幼儿或学龄前儿童参与游戏，但没有意识到游戏内容与外部现实之间的灵活联系	儿童迷失在游戏中，僵化地停留在“游戏”中，无法利用游戏处理现实问题（游戏作为逃避现实的手段）

在四岁左右，随着语言和叙事能力的发展，“整合模式”开始发展。在这种心理功能水平上，儿童能够意识到心理状态是心理状态：他们理解内心世界的元素与外部现实的特征相对应，但并不完全一致，反之亦然。这使得儿童能够在假扮游戏和现实生活之间灵活切换。因此，假扮游戏可以用来满足愿望（“我正在建造一个圆形的房子，这样妈妈就不能让我站在一个角落里惩罚我了”），表达想法与感受（“我现在是个大女孩了，但我可以假装自己还是个需要照顾的婴儿”），练习性别与其他生活角色（“今天，我是个男孩、医生、老师”），并学会将想法视为想法（“我想打我那个烦人的小妹妹，但我不会，否则我会惹上麻烦”）。因此，假扮游戏不仅提供了进入孩子心灵的一扇窗口，还构成了心智加工的先决条件。在假扮游戏中，玩具或

人物可以被当作其他事物或其他人，并成为想象故事的一部分，这有助于孩子处理经历并获得掌控感。此外，在整合模式下，孩子能够用语言描述经历：他们可以谈论外部现实发生的事情，也可以谈论这些事情如何影响他们的内心（例如，“我们去了Maggie阿姨家，我害怕那只狗，但奶奶牵着我的手说那只狗真的很喜欢孩子，所以我摸了摸它。它真的是一只可爱的狗，你一定要看看！”）。因此，在足够好的环境中，这些早年生活为孩子发展表征能力提供了充足的机会，这些能力是后期心智化能力至关重要的先决条件。

经历过复杂创伤的儿童通常在使用游戏、视觉符号和语言来理解他们的情感体验的功能方面存在困难。正如Slade（1994，p.89）所说：“生活在一个混乱的情感宇宙中，由于其无序性，伪装是不可能的，因为无法进行象征化。”对于严重受损的儿童来说，玩耍、绘画和谈论内心体验、情感和状态，“可能会让它们显得比实际更加真实”（Slade，1994，p.89），这与婴儿以心理等同模式体验世界的方式相似。在复杂创伤的情况下，语言并不能帮助涵容和处理困难的情感，“反而会放大由于未能将语言与行动和现实区分开而导致的失控感”（Slade，1994，p.89）。因此，无法游戏被视为一种心智加工障碍，需要通过干预来激活未被利用和受到抑制的心智过程（Fonagy et al.，1993）。

如第一章所述，创伤儿童的游戏障碍可以表现为多种形式。有些儿童完全无法进行游戏，无法以游戏性（playful）的方式与他人相处。这些儿童没有发展出参与游戏互动所需的心智上的开放、平和或对他人的信任。另一些孩子的游戏被认为是“创伤性游戏”（Chazan et al.，2016），其特征是单调重复的情感和/或叙事。创伤儿童的游戏活动是受限的、机械化和极度抑制的，或是带来混乱（Chazan et al.，2016）。在这种创伤性游戏中，攻击性甚至施虐性的主题与拯救或修复的主题并存。这种游戏在处理困难经历时往往是无效的，因为它阻碍了真正建设性的解决方案。

复杂创伤中的几个过程导致了孩子无法自由、连贯或有意义地进行游戏：（a）极度缺乏被当作心理主体的体验；（b）被负性经历所淹没，这些经历对儿童来说可能是无法思考和无法游戏的；（c）创伤触发因素进入游戏活动，使游戏变得不安全并引发焦虑。

极度缺乏被当作心理主体（mental agent）的体验

Lisa在婴儿时期险些因父母的疏忽而丧命，经过几次亲属寄养安置失败后，她被安置在目前的（非亲属）寄养家庭中。在一次法庭下令，并由儿童心理治疗师监督的探视中，她的生母带来了她的弟弟。当治疗师向她的弟弟打招呼并询问他的情况时，Lisa露出了困惑的表情，不安地咯咯笑着，她用尖细的声音说："你在做什么？他听不懂你在说什么，他太小了，对吧？"

表征能力发展的前提在于，早期主要养育者将婴儿视为拥有自己内在世界和心理生活的个体。在本质上积极和心智化的关系背景下成长，婴儿通过参与大量的日常家庭对话（例如，"你一定感到非常生气"）和游戏互动（例如，"你这么难过是因为必须去睡觉吗？我们一起骑着小马去你的卧室好吗？"）来支持早期表征能力的发展。早在孩子能够谈论或玩耍外部的经历和事件是如何影响他们的内心世界之前，他们已经被视为一个有感受、有想法和有认知的个体。在这样的心智化环境中，早期身体感觉（如温暖、寒冷或饥饿）的意义开始形成，同时也会出现表达需求或渴望的最初手势（例如，想要饼干或拥抱）以及表达意图的最初语言（例如，"去散步""不"）。然而，对于九岁的Lisa来说，看到有人将她的弟弟作为拥有值得尝试去理解的内心世界的个体来对待，是一种新奇且令人惊讶的体验。这让Lisa感到困惑，既好奇又有些不适，因为在她与亲生父母一起成长的过程中，很少体验到被当作心理主体来对待。

在早期不良（如虐待或忽视）的社会环境中，照料者很少与儿童进行情感交流；他们理解儿童情感表达的能力受损，因而难以准确反映儿童的心理状态（Edwards et al.，2005；Ensink et al.，2015；Shipman & Zeman，2001）。因此，儿童在成长过程中没有体验到成人准确而深思熟虑地对其内心世界进行思考的益处，这阻碍了他们对思想与情感进行表征、表达以及心智化的能力的发展。可以说早期逆境和早期创伤与儿童经验的心智化是不相容的，并且会损害心智化的发展（Allen，

2013；Ensink et al.，2015）。因此，在面对未分化或不可预测的父母时，孩子无法识别和表征他们自己世界中的利害关系，也无法在游戏、绘画或叙事中以真实和恰当的方式表达自己。由于早期养育关系的不连续性，经历过复杂创伤的孩子通常在表征能力方面缺乏持续的支撑，而这些能力是后期心智化发展的基础（Fonagy，2000；Fonagy & Luyten，2009；Midgley et al.，2017c）。

被遗留在无法思考和无法游戏的境地中

> 在评估过程中，治疗师了解到每当Mei-lan感到焦虑时就会表现出极端的破坏性行为，并且她每晚都被噩梦困扰。当治疗师邀请Mei-lan画画时，她强硬地回答："你不明白，我不会画画！我只能临摹，因为我没有想象力。你能给我一些东西让我临摹吗？"

从生命早期开始，日常生活中不断涌现的内部和外部刺激使婴儿面临他们尚无法理解的唤起和情感状态。为了形成心理表征和构建意义，婴儿需要主要养育者具备Bion（2002）所称的"涵容"的能力。涵容指的是养育者愿意并有能力接纳、承受并赋予那些难以忍受的心理内容以意义，然后以更易管理的形式将这些内容返还给孩子（Bott Spillius et al.，2011）。

遭受基本需求被忽视和/或虐待会以多种方式干扰表征技能的获得。首先，未被承认或命名的早期不良经历会被储存在前语言、程序性记忆中。这使得儿童实际上没有语言来处理这些经历。因此，儿童成为未经处理的经历所带来的内在恐惧的受害者。为了将那些难以承受的经历、感受和想法拒之门外，儿童的心理能力——如思考、想象、做梦和幻想——会被关闭。因此，儿童无法进行心智化可能实际上包含一种主动（尽管通常是无意识的）避免心智化的行为："一种对心智化的解耦、抑制，甚至是恐惧的反应。"（Fonagy & Allison，2012，p.17）这通常表现为僵化的心智功能，正如Fish-Murray等人（1987）的研究发现，"在所有领域中，组织图式和结构的僵化"（p.101）是虐待对儿童思维的最大影响。在前面的案例片段中，Mei-lan对治疗师"想到什么就画什么"的邀请感到焦虑，可以理解为她既缺乏能力，也主动试图避免因童年时屡遭父母忽视而沉淀在脑海中的难以承受的内容所带来的淹没感。第三，经历过复杂创伤的儿童常常面临一种与他们感受不一致的“反思性话语”，例如，父母称他们“淘气”，而实际上他们可能感到害怕或困惑。那些与主要照料者有过暴力或性欲化互动的儿童，在过早的年龄就经历了复杂的攻击性或性唤起感受的加剧，而这些感受同时又被不适当地镜映，甚至被故意错误地命名。有虐待倾向的照料者甚至可能使用语言来积极否认正在发生的事情，或者“攻击和扰乱，而不是促进情感交流，语言于是在此刻起到增加冲突和进一步破坏关系的作用”（Slade，1994，p.90）。

因此，与儿童情感状态的持续不同调或是对其错误的解读和镜映，会降低儿童对自身及他人行为的言语解释进行理解与心智化的能力。这样的儿童可能会难以准确识别行为背后的心理状态。留在儿童内心世界的是被淹没和被独自丢下的体验，这些被唤起的体验超越了可承受的极限和阈值，威胁到儿童正在形成的自我意识和基本的人际信任。这种未消化的创伤性体验作为记忆痕迹储存起来，随后可能成为创伤的触发因素，并以儿童或儿童周围善意的新照料者几乎无法理解的行为表现出来（见后文）。

从这个角度来看，像Mei-lan这样的孩子抵制脑海中的图像并转而临摹一个不那么具有威胁性的图像，是完全合理的。从这个意义上说，“游戏的抑制”是对思想和情感探索进行抑制的一部分，游戏被局限于空洞与重复的游戏，或为了保护自己免受心理痛苦和焦虑而进行的预备性游戏。无论这些自我保护措施如何适应最初的不良环境，往往还是徒劳的：从长远来看，它们很少有效，并且在照料环境改善（例如在寄养或领养环境中）时变得不适应。

创伤的触发使游戏变得不安全并引发焦虑

当Mei-lan开始画画，临摹她和治疗师在治疗室找到的一张卡片上的香蕉时，她开始谈论为什么画画对她来说如此困难。她说：“当我开始画画和想象时，噩梦般的画面就会出现在我的脑海中，比如我爸爸变成僵尸，或者我和一只豚鼠打网球……当我不知道要画什么时，这真的让我非常害怕。”

对经历过复杂创伤的儿童来说，除了焦虑地保持僵化状态外，噩梦般的恐惧也经常潜伏在角落。当儿童放松警惕，敢于参与游戏、绘画或谈话时，那些痛苦、恐怖和创伤性的经历会强行穿透他们的心理防线。儿童可能会突然发现自己正在重温甚至重现某些不良经历。当游戏得以进行时，常呈现出高度的混乱和破坏性。过度的唤起会导致抑制、退行和灾难性游戏（Desmarais，2006）。

这种游戏会让儿童感到不安，因为它伴随着焦虑、苦恼和痛苦的感觉，而对目睹这种游戏的照料者来说也是如此。在一项关于晚期领养儿童的父母如何看待亲子游戏的质性研究中（Desmarais，2006），一个突出的主题是“挫败的游戏：父母回避的领域”——父母承认在观察到儿童游戏中的破坏性程度时感到不适和苦恼。父母和其他照料者很难共情地目睹这些儿童游戏中的混乱形式与破坏性内容。此外，他们并不渴望参与到儿童的游戏中，并且常常不知该如何反应。有时，他们不自觉地试图禁止儿童如此粗鲁地摆弄洋娃娃，或者无视儿童去破坏一幅最初花了很大心思和乐趣创作的画。尽管父母的这种反应是可以理解的，但在早期照料环境中没有被当作心理主体来对待的儿童，迫切需要一位能够且愿意对其复杂的情感和经历进行心智化的成年人。只要创伤的记忆和体验——以及伴随而来的困难情感——仍然隐藏在程序性记忆中，它们就无法转化或链接到可以用语言或游戏来表达的“可处理”的记忆或思想（Modell，1996，2008）。这些创伤记忆痕迹没有其他出路，只能强迫性地重复，仿佛它们正在当下发生。只有当经历过复杂创伤的儿童得到帮助，能在象征性和心智化的层面上处理他们的创伤记忆时，更具适应性的功能和发展才会出现。在前面的案例片段中，Mei-lan能够试着思考当她画画时发生了什么，这本身就是这一过程开启的充满希望的迹象。

综上所述，创伤儿童在游戏和其他表征形式方面的特殊脆弱性，以及能力与水平的波动，需要在心理治疗中给予特别关注。这些儿童需要一个治疗空间，在这个空间中，他们的游戏可以成为连接内在体验的场所，“以便掌握它或全能般地重塑它，或者，更有希望地，获得一种新的体验，在这种体验中，失败的情境能够被解冻并重新体验”（Desmarais，2006，p.351）。在这种情况下，需要帮助父母/照料者和其他提供照顾的成年人去理解（例如，通过创伤知情心理教育）并承受——通常是很长一段时间——这些儿童在以建设性方式表征和沟通内心世界重要内容方面的障碍。

情感发展与调节策略

尽管负面和潜在的淹没性的体验是每个幼儿成长过程中不可避免的部分，但足够好的父母很快就学会通过细致观察孩子表达唤起和情感状态的细微迹象和信号来了解自己的宝宝，并利用这些知识进行共同调节："当她感到不安时，她喜欢被裹在毯子里，这让她平静下来"，"当他激烈地尖叫时，你最好等一下再给他奶瓶，否则他会吐"。调节源于主要照料者对儿童需求、状态和情感的持续监测并做出回应——儿童也在能力范围内参与其中——从而增强了儿童的自我调节能力。在自我调节能力逐步发展的过程中，重要的是父母能够准确、及时地提供涵容性回应，从而促进儿童情感表征、能动性和掌控感的发展，以及儿童用语言表达情感体验并处理困难感受和焦虑的能力（Fonagy et al.，2002）。

经历过复杂创伤的儿童在情感调节策略和防御机制的发展上常常存在缺陷。调节策略和防御机制是指一个人为了保护自己免受因困难或不可接受的想法和感受引发的焦虑而发展出来的心理策略（Lingiardi & Bornstein，2017）。对于经历过复杂创伤的儿童来说，为了适应早期不良环境，这些策略仍然处于相当初级的水平。然而，这些初级情感调节策略（战斗-逃跑-冻结）使他们容易受到强烈且往往是终生的调节问题的影响：他们的内心世界常常感觉像坐过山车，情感生活的温度在冰点和沸点之间快速地来回切换。"在经历过早期剥夺史之后，即使是生活中的轻微压力也可能引发严重的反应和功能失调。"（Cook et al.，2003，p.10）这些曾经适应性的策略在新寄养或领养家庭提供的足够好的环境中变得不适应。这使得这些儿童不仅对自己难以预测，对他们的照料环境也是如此，这意味着他们可能难以管教，并在抚养中难以让人感受到回报。然而，正是这些孩子极度需要共同调节的父母和其他照料者，他们愿意并且有能力比正常发育所需的时间长得多地接管调节的功能。

复杂创伤中的几个过程导致了这些情感发展、调节策略和防御机制的受损：

（a）缺乏发展成熟的应对策略和防御机制的机会；（b）未被心智化的强烈唤起激活了原始的战斗-逃跑-冻结机制以及试图在绝望中摆脱这些痛苦情感的解离过程；（c）在早年岁月中，对一些压力、情感和情绪信号赋予的意义阻碍了适应性发展。

缺乏发展成熟的应对策略和防御机制的机会

长期以来，八岁的Youri用“很烦”这个词来形容他所经历的一切负面情绪。他能够意识到，当他感到“烦恼”时，他的寄养家庭成员就会生气。然而长期以来，理解为什么他觉得某件事“很烦”，或者“烦恼”是否与愤怒、悲伤或孤独的感觉有关，这些对Youri一直是个谜。

同样，九岁的Lisa挣扎了很久才将她内心那种无法定义的“很烦”的感觉用语言表达出来，她似乎只能通过大量的身体发泄来摆脱这种感觉：玩具在治疗室被扔得到处都是，家具被撞倒，Lisa在地板上爬行并无法控制地大笑。在家里，当她感到不安时，她会骑着自行车在房子周围打转，并且一定要单独待着，直到她筋疲力尽后自己回来。

如前所述，早期生活主要是关于调节和被调节（Stern，1985），主要照料者“全职”守护来调节婴儿的内在状态。那些早期照料环境缺乏可使用和可预测的共同调节照料者的儿童，通常在识别和辨认身体感觉和知觉（例如，饥饿、寒冷或需要刺激）的能力上受到损害。这种对基本身体体验意识的缺乏使得感受无法在儿童的内心世界中获得意义。而当没有心理空间或心理组织来感受或思考时，体验和情感就无法被调节或处理，从而在应对日常情绪和社交问题以及处理充满情感压力的生活事件时变得脆弱。像前面案例片段中的Youri和Lisa这样的儿童，他们在早期的照料环境中缺乏识别、标记和调节身体感觉和情感状态的机会。因此，这些儿童仍然在理解和调节他们的情感体验方面苦苦挣扎，有时除了像Lisa那样诉诸剧烈、迫切的身体活动和运动之外，别无他法。

未被心智化的强烈唤起触发原始的防御策略

在早期生活中，Lisa遭受到了父母的忽视，根据儿童保护服务机构的报告，她可能还遭受了身体和性虐待。在评估过程中，她通常表现得健谈且讨人喜欢。然而，治疗师很快注意到Lisa似乎“过度敏感”，她能注意到治疗室外每一个声音——无论多么微弱。在这样的时刻，Lisa的面部表情迅速“平淡”，她在说话的中间停下来，目光变得空洞。当治疗师轻声呼唤她的名字时，Lisa能够重新与治疗师互动，但似乎无法回忆起刚刚发生的事情。Lisa的寄养父母报告说，每当家里有不期而至的访客按响门铃时，类似的情况就会出现。

对于一些儿童来说，早期生活不仅缺乏必要的支持和调节，而且还遭受了侵入性的虐待和暴力。当令人困惑和淹没性的经历不但没有受到照料者的调节，反而是由这些在幼儿感到焦虑和失调时通常会去求助的人引发的，调节和处理强烈唤起情绪（如攻击性和性欲）的健康方式的发展就会受到严重干扰。儿童的神经生理系统可能会以不同的方式适应。儿童的应激系统可能会变得过度敏感，使他们容易出现持续的高度觉醒症状，如生理性过度唤起和多动、进食和睡眠障碍、情感调节问题或广泛性焦虑（Perry，2001）。那些在身体和/或性方面遭受过过度暴力的孩子，即使在“正常”情况下，也很容易产生攻击性或性反应。在无法预测的环境中成长，像Lisa这样的孩子可能会变得过度警觉：时刻准备着应对攻击，眼睛和耳朵不停地扫描周围环境中的危险迹象，“从天而降或从陆地上传来”，这是Jemal在第一次治疗里玩城堡中的骑士这个游戏时所说的。这种持续的生理性过度唤起、焦虑和/或攻击性会激活原始的防御策略，如战斗-逃跑-冻结机制以及解离过程，以试图绝望地摆脱所有这些复杂且困难的情绪状态。然而，这些策略在新家庭的“足够好”的环境中却变得不适应，并且由于其相对持久性，导致儿童在今后生活中更容易具有精神疾病易感性。

特定压力、情绪、情感信号被赋予的特殊含义

> 在一个和睦而温馨的家庭时刻，Youri开始招惹他哥哥，破坏了相聚的氛围，哥哥恼怒不已开始对抗。随后，两个男孩开始互相招惹，这使得他们的养母也生气了，因为家庭时光的氛围已被破坏。

唤起、情感和情绪与儿童体验到的感觉、知觉、状态和感受对他们的意义有关。例如，为什么儿童对饥饿感（唤起）的苗头如此愤怒？一次失望的经历（情绪；“我的老师忘记这周末是我的生日”）是否会启动反思过程：人们会犯错，以及如何在困难事件后重建关系；还是说它立即意味着“我非常生气，永远不会再信任这位老师，因为她不在乎我”？无聊的时刻会激发儿童的创造力，还是会让儿童陷入恐慌，导致反向的过度兴奋或冒险行为？对一些儿童，比如 Youri，平和的安静已经变成了无法忍受的无聊与空虚，而争吵和打斗则成为一种通过将他人拖入混乱的互动来主动避免这些无聊和空虚感的方式。在经历过复杂创伤的儿童中，饥饿和寒冷等身体体验以及无聊甚至舒适等情感可能获得了非常特殊的含义，这威胁到儿童的情感平衡，并引发失调行为。对于那些在幼年时期就遭受暴力或性唤起和/或行为的儿童也是如此，他们无法理解发生在他们身上的或者观察到的事情的严重性和错误性：一个善意的适当触碰可能迅速但不恰当地引发儿童的攻击性或性反应。这反过来又干扰了适应性发展并对人际关系造成压力。

总之，创伤儿童的调节能力往往发育不良且紊乱，需要给予特别关注。无论是直接与儿童工作，还是与父母及其他照料者工作，都应优先关注这一问题，因为调节障碍是所有相关人员生活中的主要压力源。能够一次又一次地恢复基本的调节水平，是任何其他情感和关系学习能够发生的心智（化）空间的先决条件，正如Perry（2016）所教导我们的：“先调节，再关联，然后推理。”只有当儿童反复被帮助去识别、体验、涵容和调节他们复杂的情感世界时，儿童和他们的养育环境之间才能建立起更具建设性的关系，儿童才能超越“疯狂”或“坏”的自我表征。这对儿童、父母或照料者来说都是一个学习的过程，理想情况下，这个过程发生在所有的重要关系

中，并在与儿童的直接工作以及在与父母和支持网络的工作中都得到特别关注。照料者需要得到支持，以应对和处理儿童对共同调节的迫切需求对其他职责和计划的干扰，这种情况可能会持续很长时间，并且具有“可预测的不可预测性”。在这方面，帮助照料者保持耐心，并观察儿童在自我调节能力方面的微小进步至关重要，因为适应性和成熟的调节能力的发展是一个缓慢的过程。在这个领域，进展是通过看似无止境的重复和小进步实现的，而不是通过迅速而深刻的洞察引发的巨大飞跃。在这方面，儿童的失调行为需要一种善意的、基于发展性的以及创伤知情的视角和方法（Lieberman et al.，2015）。

依恋发展和关系能力（relational capacities）

新生儿固有的体征——惹人喜爱、肌肤柔软、体香宜人——以及在不快时哭泣、满足时微笑的本能，使婴儿能够与养育者保持亲近。基于早期众多的照顾体验，婴儿形成了对照料者的内在表征，这些表征会成为对新关系的预期。在足够好的父母提供的充满爱意的照顾下，婴儿可以相对无忧无虑——免于强烈的饥饿、疼痛或焦虑——并发展出一个“安全基地”（拉丁语securus意为“无忧”）。随着发展的进行，儿童逐渐学会在调节唤起和情感以及探索世界方面更加自主，而父母的安全基地也开始作为一个“避风港”发挥作用，一个可以回归、平静并在情感上重新充电的地方（拉丁语salvus意为“未受伤害”）。因此，发展安全依恋不仅关乎亲密和亲近，还同样关乎在变得自主和探索的过程中获得支持，这是成长过程中理所当然的一部分。因此，早期照料关系背景下的依恋表征的发展应被视为终身成长和成熟过程的一部分（Allen，2013）。一个成熟、适应性强的人格的特征是在关系中保持自主性，即在建立和维持与他人关系的能力与自主和好奇地探索世界的能力之间保持相对灵活的平衡。

早期的不良经历会扰乱依恋系统（Cicchetti & Valentino，2006），并导致安全依恋表征和适应性关系能力的发展出现问题。关系障碍背后有几个过程：(a) 经历过复杂创伤的儿童会将他们的原始关系地图绘制为——实际上也是——一片贫瘠、崎岖或充满敌意的区域；(b) 没有安全基地，可以进行情感补给的避风港就无法发展；

（c）从他人那里学习的能力受到损害；（d）在新的安全养育环境里带着这种关系地图生活，最好的情况是没多大帮助，最糟的状况是适得其反。

一幅贫瘠、崎岖或充满敌意的关系地图

Lisa在圣诞节前后的一次治疗中非常愤怒，因为她的寄养父母要去圣诞集市而没带她。她坚信他们故意选择在她治疗期间去集市，就是为了残忍地剥夺她的参与机会。

当儿童经历无法预测的早期照料时，他们被剥夺了建立安全基地的机会。相反，这些孩子发展出了照料者是拒绝/抛弃、不可预测和/或严厉惩罚的内在表征。他们绘制了一幅社会环境和社会交往的内心地图，其特征是空虚或深深的悲伤、强烈的不可预测性或持续的敌意与冲突，在这种情况下，保持对“陷阱”的高度警觉或时刻准备战斗以“自保”是精神上生存的方式。对于Lisa这样的孩子来说，如前面案例片段所示，世界往往被解释为充满敌意的，这印证了她们内心的信念，即那些应该关心自己的人实际上是拒绝和恶毒的。

没有安全基地，就无法形成情感补给的安全港

在去治疗室的路上，Lisa紧张地告诉她的治疗师，她的班主任明天会带着她刚出生的宝宝来学校。Lisa回忆起自己从未被母乳喂养过，因为她是早产儿，妈妈没有足够的奶水给她。在Lisa向治疗师讲述这些时，她的焦虑感明显加剧。突然，Lisa掀起她的衬衫，向治疗师展示肚子上一个难看的划痕。她说，今天的体育课在学校的另一个教室上，但她不确定具体在哪儿，所以她开始疯狂地到处寻找正确的教室；她穿过操场跑到另一个教室时经过灌木丛，结果肚子被划伤了。由于Lisa通常表现得非常健谈和口齿伶俐，治疗师对Lisa感到困惑不已，因为她完全没有意识到可以依靠学校里熟悉的大人来找到正确的教室。

当缺乏安全基地时，孩子无法在探索周围世界时获得舒适和自主感。如果婴儿能够用语言表达他们的经历，他们会说，“当我哭着想要妈妈熟悉的面庞和气味时，一个陌生人出现在我的小床上方，我的痛苦和焦虑只会加剧”或“没有人注意到当我听到离我那么近的猫叫声时，我吓得要死”。这些经历会导致孩子相信成年人是不可靠且没什么特别关系的路人，甚至应该避开他们，因为他们很可怕或会导致更大的压力。或者某种照料行为会使孩子处于警觉状态，预示着不好的事情即将发生。在这些情况下，孩子会变得过于关注关系问题。这种关注会因早期照料关系模式的不同而呈现出不同的形式。一些孩子会疯狂地“探索”外部世界，试图有意识地避免与照料者过于亲近，就像之前案例中提到的Lisa，这些“回避型依恋”的孩子已经学会了不依赖他人来获得照顾或安慰。另一些孩子则会疯狂地、以牺牲自主性和能动性发展为代价，试图把照料者留在身边，这些“焦虑-矛盾型依恋”的孩子已经认识到他们需要将照料者留在身边，以防止照料者的撤退。最后，高度不一致的照料可能会导致更“混乱”的依恋表征和行为，因为孩子不知道在某些特定时刻哪种依恋策略会奏效。

没有安全基地，向他人学习的能力也随之受损

早期关系模式构成了向他人学习的能力的基础，正如“认知信任”（epistemic trust）所阐述的那样（Fonagy et al.，2017；Luyten et al.，2020）。认知信任是指在与可信任的成年人的关系中，孩子能够敞开心扉接受新的学习体验的能力。它使孩子能够从父母、老师和其他支持性人物（如心理健康专业人士）那里学习。在正常发展中，婴儿天生的认知警觉很快在与主要照料者的安全依恋关系中转变为认知信任。相比之下，在缺乏可预测和可靠资源的环境中成长，社会学习的发展可能会以两种不同的方式受损。一些孩子表现出“认知过度警觉”或“认知不信任”。他们无法依靠他人提供帮助和信息，并对他人以及他们提供的新体验/想法/信息表现出怀疑和焦虑。这种认知过度警惕严重阻碍了孩子通过关系进行学习和成长。另一些孩子则表现出“认知轻信”（epistemic credulity）（Fonagy et al.，2019），其特征是严重缺乏认知警觉。认知轻信使孩子极易被误导，例如，被充满善意但抱有不专业的拯救幻想的成年

人，又或被心怀恶意的人再次创伤。

依赖“旧”关系地图会对新的照料关系造成负担

当寄养父母在治疗结束后过来接Lisa时，她讽刺地询问他们，没有她，他们在圣诞集市玩得是否开心，她还特意强调了“没有她”这几个字。她继续因整个情况的不公大发雷霆。她的寄养父母感到困惑，并表示，正如他们在去治疗中心的路上向她解释的那样，他们打算在治疗结束后带她一起去。Lisa突然停止了愤怒，仿佛这是她第一次听到这些计划。

由于心理表征的相对稳定性，受创伤儿童带入新寄养或领养家庭的是不安全或混乱的自我与他人心理表征（Hodges et al.，2005）。深刻的不信任通常是其表现的核心。这些表征构成了别人会如何对待自己的预期（例如，“显然我不会得到那双新鞋，而我弟弟总能得到他想要的”），以及儿童用来观察自己如何被他人对待的视角（例如，“我从妈妈的眼神中看出，她不愿意给我那个三明治”）。这些视角过滤了受创伤儿童听到和看到的内容，决定了他们的注意力焦点，以及如何对感知进行解释和赋予意义。反过来，这些感知又证实了孩子的预期和恐惧，使心理表征成为自我实现的预言。如果一个儿童预期被抛弃，任何不被关注的经历——他人暂时移开目光或单独被留下片刻——都会被解读为确认“旧”预期的证据：“看吧，我就知道！你们又要抛弃我了！”父母对“奇怪”行为的规范或限制可能被儿童体验为忽视：“他们总是说不，我永远得不到我想要的。”与自我和他人“旧的”但是稳定的心理表征相一致的体验很容易被接受，而不一致的则难以被坚持，甚至主动拒绝为不可能，仿佛无法想象他人值得信赖和/或自己值得被关爱，正如前面的案例片段所示。因此，经历过复杂创伤的儿童在当前足够好的关系中，可能会重新活现（re-enacting）过去照料关系里建立起的自我和他人的心理表征。这会考验这些关系的稳固性，并有可能造成“双重剥夺”（Henry，1974；参见第3章），即原本已经受到剥夺的孩子，现在因与其他人互动的方式进一步剥夺了自己所需的东西。正如Patrick Casement（2002， p.110）的精准比喻：“在陌生领域依赖熟悉的地图，必然导致迷路。”

正是由于创伤儿童心中“旧”心理表征的相对顽固性，他们需要积累大量足够好的体验才能尝试新的关系模式。安全、可预测的治疗关系可以为儿童提供一个“练习场”，然后再与现实生活中的重要他人（如寄养照料者或教师和教练）尝试新的关系模式。对于那些受损最严重的儿童，我们或许可以希望并努力实现

> “一种新的情感联结模式……它虽无法彻底取代旧有的模式，但可能会逐渐与之并存并稳固扎根，最终有望成为孩子主导性的神经通路，成为其未来经历的主要过滤框架。”（Music，2019，p.44）

如前所述，创伤儿童在依恋发展和关系能力方面的障碍会严重且长期地损耗其与日常照料者的关系。这要求治疗师在与父母/照料者及支持网络工作时，特别注意帮助他们以建设性的方式涵容和管理孩子的“恶劣对待”——被孩子当成疏忽者或虐待者。通常，这项工作还包括帮助照料者接受这样的事实：受过创伤的孩子永远无法完全“安全依恋”，在压力下，他们常常会退回到不安全或混乱的关系模式里。同时治疗师需支持照料者持续为儿童提供足够好的照顾，并保持希望——相信他们可以帮助孩子从这种照顾中（更多）获益。

自我意识与身份认同

构建个人化的生命叙事是身份认同发展的核心部分。对出生和家族历史的探寻是这一身份构建过程中普遍且关键的环节（McAdams，2020；Sharp & Wall，2021；Wright，2009）。然而，对于经历过复杂创伤的儿童来说，这一探索通常会受到严重阻碍。对于寄养或领养的儿童，他们生命故事的某些部分往往是未知的，甚至被刻意隐瞒。后者有时出于保护孩子的“善意”；在有些情况下，动机可能不那么单纯。无论如何，不知道自己的（部分）历史使得发展出一个具有连续性和凝聚性的自我意识变得更加困难。此外，复杂创伤儿童的经历往往具有如此大的创伤性和破坏性，以至于他们根本无法去思考和回忆，否则就会情绪失调（见前文）。

在最深层的干扰中，经历过复杂创伤的儿童缺乏鲜活的生命感受。他们挣扎着，

难以理解自己是谁、自己有什么感受、什么对自己是重要的，更无法感知什么是维系存在的根本，什么是滋养生命的源泉。有时，他们甚至意识不到基本的身体感觉和知觉，例如流鼻涕，更不用说赋予这些感觉和知觉以意义，并拥有一个可以思考想法和感受情感的心理空间。复杂创伤中的几个过程导致了自我意识和身份认同发展受损，包括：(a) 儿童缺乏支持以探索自己是谁以及想要什么，(b) 对负性环境的适应，以及 (c) 难以整合的深刻的不连续感与丧失的体验。

儿童缺乏支持以探索自己是谁以及想要什么

在一节初始访谈中，十岁的Jemal的情绪看起来相当平淡：他玩得很无趣，心不在焉。信息采集完成后，治疗师建议他选择一个游戏，Jemal选择了与养父下棋。当他领先时，他的嘴角露出一丝淡淡的笑意；落后时，Jemal的表情则变得紧张。治疗师注意到他表情上的这些细微变化，询问他是否喜欢下棋。Jemal几乎令人难以察觉地点了点头。养父补充说，他们已经不怎么在家里下棋了，因为Jemal更喜欢户外活动。当治疗师问他喜欢玩什么户外运动时，Jemal用一种相当平淡柔和的语气回答说他喜欢投篮，然后用稍微强一些的语气和更多的面部表情补充说他也踢足球。治疗师问他是否擅长踢球，Jemal转向养父，轻声问道：“我有什么擅长的事情吗？”养父把手搭在他肩头回答：“我希望你能相信这一点。”

在创伤性环境中成长，往往意味着照料者对于孩子是一个成长中的个体缺乏兴趣，也不关注孩子自身的天赋、兴趣等等。孩子喜欢四处走动吗？还是喜欢通过观察发现未知的新鲜事物？孩子是很健谈，还是更沉浸于对声音与语言的感知？那些沉浸在自己的烦恼中或需要照顾多个孩子的照料者，或许能为孩子提供充足的营养、卫生和养成睡眠习惯，但往往缺乏时间和心理空间来帮助孩子发现他们是谁、什么会打动他们，什么让他们感兴趣等。正是在这种环境中——一个对儿童发展过程中的方方面面始终缺乏真正好奇与兴趣的环境——儿童无法通过照料者的镜映回应来发展出“我是谁”“想要成为谁”的自我认知。从这个意义上说，这些孩子面临着心理死亡的风险，除非照料他们的成年人能及时捕捉并滋养其“生命的火花”（vital spark，Winnicott，1971），正如前文案例中Jemal的治疗师与养父试图去做的那样。

对负性环境的适应

在一次评估会谈中，Mei-lan面无表情地看着游戏材料。当治疗师问她想玩什么时，她耸耸肩，看起来无助而悲伤。治疗师说：“知道自己想做什么很难。”Mei-lan点点头，叹了口气，表示认同和释然。治疗师提议：“也许我们可以先做点什么，看看感觉如何？比如……弹珠跑道……或者涂色板？”治疗师自言自语道。Mei-lan低声说“弹珠跑道”，然后犹豫着开始摆弄起来。

治疗师陪伴Youri第一次来到游戏室，他在婴儿期基本没有受到过父母的照料。在路上，Youri抱怨说他渴了。当治疗师带他去饮水机时，Youri抓起一个杯子，用一种保护性的姿势护在身边，仿佛有人要把它夺走。进入游戏室，Youri发现一个别人掉在地板上的糖果，还没等治疗师反应过来，他就把糖塞进了嘴里。

早期遭遇不良经历可能导致儿童缺乏生命力与自我能动性，这通常伴随着好奇心、兴趣、热情和激情的缺失，并代之以无价值感和快感缺失，从而产生一种令人窒息的空虚与无意义感。这可能通过“我的生活毫无意义”或“我还不如不活了”等言论来表达。为了适应早期的不良环境，儿童会耗费大量精力用于应对（感知到的）威胁，而无法安心地探索和发展自己的兴趣领域，这使得其生活只能被动反应而非积极发展，以至失去了自我意识。在此过程中，对恐惧、悲伤等困难情感的“麻木机制”可能会导致儿童切断与自己身体以及核心自我意识的联系（van der Kolk，2014）。当正在发育的心灵难以承受某些情感时，儿童可能会强行驱逐或封锁这些感受，或以任何可能的方式摆脱它们。例如，经历过复杂创伤的儿童可能像

Mei-Lan一样难以启动游戏，或突然让所有游戏角色“沉睡”甚至干脆中断游戏。这种麻木机制的问题在于，无法仅仅关闭部分情感而不与内心世界的整体失去联系。这就像试图从一幅画中去除暗色：一旦你去掉一种颜色，整个画作的色调就改变了。因此，那些试图麻木难以承受的情感的儿童，通常也不会体验到任何其他类型的情感，这让他们感到内心“死去”了（van der Kolk，2014）。其他像Youri一样受到创伤的孩子往往学会了主动“获取自己所需的东西”，并不惜一切代价保护它，因为他们内心固化的预期是没有人会主动提供，反而可能抢夺他们的东西。因此，他们可能会产生一种“不需要他人”的自我意识，就像Jemal的“反依赖”甚至“傲慢”态度所表达的那样。遭受过暴力或性欲化行为的儿童可能会反向地将这些过于攻击性或性欲化的部分同化到他们的个人身份中，以至于将整个自我体验为一种攻击性或性欲化的存在。

难以整合的深刻的不连续感与丧失的体验

Jemal兴奋但又有些紧张地走进游戏室。治疗师注意到后轻声询问这一点，他回答道：“嗯？……是的……你知道上周末是我生日吗？”治疗师肯定地点头，祝贺Jemal生日快乐，然后进一步询问：“是这件事让你好像既兴奋又紧张吗？”Jemal谈起养父母在埃塞俄比亚餐厅为他举办的惊喜生日派对。“我不知道会发生什么……他们想给我惊喜……但我讨厌惊喜！非常！！！所以一开始我有点生气……但坐下后……那里环境还不错，人们很友好，所以……然后食物上来了……都装在五颜六色的盘子里！还有味道！它们……它们……闻起来……感觉……还不错……我好像记得它们……但我不记得任何埃塞俄比亚食物，也不知道盘子里装的食物是什么，可那些味道……”Jemal显得十分困惑。

对于那些被安置在领养或寄养家庭的儿童而言，由于与出生时的感官和文化世界失去了延续性，连贯且持续的自我意识与身份认同的发展会变得更加复杂。被安置在一个替代家庭不仅意味着失去与主要养育者的关系，实际上更代表着与熟悉环境的全方位连接中断：气味、味道、颜色和声音，以及属于原生亚文化的习惯、价值观和规范。随后融入另一个（亚）文化，这要求儿童成功地整合"旧我"和"新我"之间有时差异巨大的各个方面。这对那些在新环境中感到很少被镜映的儿童来说，构成了双重挑战（例如，一个肤色较深的国际领养儿童生活在多数是白种成年人和同伴之间）。或者像Jemal，他已经习惯了欧洲白人领养家庭的食物，但出生国的食物气味却唤起了他最深层的早期（身体）记忆。对一些儿童来说，挑战还在于——无论是否正确——他们在身份认同方面的挣扎很少得到承认（例如，养父母可能无意中"真的不相信"他们的孩子正在遭受种族微歧视）。

综上所述，对于许多经历过复杂创伤的儿童来说，一种极度匮乏、破碎或消极负面的自我意识与身份认同，往往成为通往幸福充实人生的几乎难以逾越的障碍。然而，正如美国死亡谷国家公园的种子可以蛰伏数年，直到一场甘霖催生漫山遍野的繁花盛景——那些看似死气沉沉的创伤儿童内心深处，或许同样潜藏着生命的种子。这需要极富观察力的成人照料者——如新的养育者、老师、或像之前的案例片段中Mei-Lan的治疗师那样的儿童心理治疗师——耐心地浇灌这些生命的种子，以促进儿童发展出本质上积极且最终更连贯的自我意识。在这方面，重要的是珍视创伤儿童身上每一个可被察觉的生命火花。这对于在游戏室中与儿童工作的治疗师是如此，对日常生活中围绕在创伤儿童身边的照料者更是如此。治疗师在与这些照料者的合作中——无论是同父母工作还是和支持网络的工作——都需要帮助照料者意识到他们至关重要且促发活力的角色，并逐步培养他们促进儿童发展自我意识的能力。此外，对于国际领养儿童和寄养儿童，在所有三条干预轨道中，都需要对（亚）文化差异以及孩子在将这些整合进一个连贯且本质上积极的自我意识中所面临的困难任务（往往是终身的）保持特别敏感性，并采取积极的态度。

参考文献

Allen，J. G.（2013）. *Mentalizing in the development and treatment of attachment trauma.* Karnac.

Allen，J. G.，Fonagy，P.，& Bateman，A. W.（2008）. *Mentalizing in mental health practice.* American

Psychiatric Publishing.

Bion，W. R.（2002）. A theory of thinking. In J. Raphael-Lef（Ed.），*Parent-infant psychodynamics：Wild things，mirrors and ghosts.* Routledge.

Bott Spillius，E.，Milton，J.，Garvey，P.，Couve，C.，& Steiner，D.（2011）. *The new dictionary of Kleinian thought.* Routledge.

Casement，P. J.（2002）. *Learning from our mistakes. Beyond dogma in psychoanalysis and psychotherapy.* The Guilford Press.

Chazan，S.，Kuchirko，Y.，Beebe，B.，& Sossin，K. M.（2016）. A longitudinal study of traumatic play activity using the Children's Developmental Play Instrument（CDPI）. *Journal of Infant，Child，and Adolescent Psychotherapy，15*（1），1-25.

Cicchetti，D.，& Valentino，K.（2006）. An ecological-transactional perspective on child maltreatment：Failure of the average expectable environment and its infuence on child development. In D. Cicchetti & D. J. Cohen（Eds.），*Developmental psychopathology：Risk，disorder，and adaptation*（Vol. 3，pp. 129-201）. John Wiley & Sons.

Cook，A.，Blaustein，M. E.，Spinazzola，J.，& van der Kolk，B. A.（2003）. *Complex trauma in children and adolescents：White paper from the National Child Traumatic Stress Network Complex Trauma Task Force.* National Center for Child Traumatic Stress

Desmarais，S.（2006）. 'A space to foat with someone'：Recovering play as a feld of repair in work with parents of late-adopted children. *Journal of Child Psychotherapy，32*（3），349-364. https：//doi.org/10.1080/00754170600996879

Edwards，A.，Shipman，K.，& Brown，A.（2005）. The socialization of emotional understanding：A comparison of neglectful and nonneglectful mothers and their children. *Child Maltreatment，10*（3），293-304. https：//doi.org/10.1177/1077559505278452

Ensink，K.，Normandin，L.，Target，M.，Fonagy，P.，Sabourin，S.，Mentalization in children and mothers in the context of trauma：An initial study of the & Berthelot，N.（2015）. validity of the Child Refective Functioning Scale. *British Journal of Developmental Psychology，33*（2），203-217. https：//doi.org/10.1111/bjdp.12074

Erikson，E. H.（1940）. Studies in the interpretation of play：Clinical observation of play disruption in young children. *Genetic Psychology Monographs，22*，557-671.

Fish-Murray，C. C.，Koby，E. V.，& van der Kolk，B. A.（1987）. Evolving ideas：The effect of abuse on children's thought. In B. A. van der Kolk（Ed.），*Psychological trauma*（pp. 89-110）. American Psychiatric Publishing.

Fonagy，P.（2000）. Attachment and borderline personality disorder. *Journal of the American Psychoanalytic Association，48*（4），1129-1146.

Fonagy, P., & Allison, E. (2012). What is mentalization? The concepts and its foundations in developmental research. In N. Midgley & I. Vrouva (Eds.), *Minding the child: Mentalization-based interventions with children, young people and their families* (pp. 11-34). Routledge.

Fonagy, P., Gergely, G., Jurist, E., & Target, M. (2002). *Afect regulation, mentalization, and the development of the self.* Other Press.

Fonagy, P., & Luyten, P. (2009). A developmental, mentalization-based approach to the understanding and treatment of borderline personality disorder. *Development and Psychopathology*, *21* (4), 1355-1381. https://doi.org/10.1017/S0954579409990198

Fonagy, P., Luyten, P., Allison, E., & Campbell, C. (2017). What we have changed our minds about: Part 2. Borderline personality disorder, epistemic trust and the developmental signifcance of social communication. *Borderline Personality Disorder and Emotion Dysregulation*, *4* (1), 1-13. https://doi.org/10.1186/s40479-017-0062-8

Fonagy, P., Luyten, P., Allison, E., & Campbell, C. (2019). Mentalizing, epistemic trust and the phenomenology of psychotherapy. *Psychopathology*, *52*, 94-103. https://doi.org/10.1159/000501526

Fonagy, P., Moran, G. S., Edgcumbe, R., Kennedy, H., & Target, M. (1993). The roles of mental representations and mental processes in therapeutic action. *The Psychoanalytic Study of the Child*, *48*(1), 9-48. https://doi.org/10.1080/00797308.1993.11822377

Henry, G. (1974). Doubly deprived. *Journal of Child Psychotherapy*, *3* (4), 15-28. https://doi.org/10.1080/00754179708257300

Hodges, J., Steele, M., Hillman, S., Henderson, K., & Kaniuk, J. (2005). Change and continuity in mental representations of attachment after adoption. In D. M. Brodzinsky & J. Palacios (Eds.), *Psychological issues in adoption* (pp. 93-116). Praeger Publishers.

Koss, K. J., & Gunnar, M. R. (2018). Annual research review: Early adversity, the hypothalamic-pituitary-adrenocortical axis, and child psychopathology. *Journal of Child Psychology and Psychiatry*, *59*(4), 327-346. https://doi.org/10.1111/jcpp.12784

Lieberman, A. F., Ghosh Ippen, C., & Van Horn, P. (2015). *Don't hit my mommy!: A manual for child-parent psychotherapy with young children exposed to violence and other trauma* (2nd ed.). Zero To Three.

Lingiardi, V., & Bornstein, R. F. (2017). Profle of mental functioning - M axis. In V. Lingiardi & N. McWilliams (Eds.), *Psychodynamic diagnostic manual: PDM-2* (pp. 75-133). The Guilford Press.

Luyten, P., Campbell, C., Allison, E., & Fonagy, P. (2020). The mentalizing approach to psychopathology: State of the art and future directions. *Annual Review of Clinical Psychology*, *16*, 297-325. https://doi.org/10.1146/annurev-clinpsy-071919-015355

McAdams, D. P. (2020). Psychopathology and the self: Human actors, agents, and authors. *Journal of Personality*, *88* (1), 146-155. https://doi.org/10.1111/jopy.12496

McCrory, E. J., Gerin, M. I., & Viding, E.（2017）. Annual research review：Childhood maltreatment, latent vulnerability and the shift to preventative psychiatry - The contribution of functional brain imaging. *Journal of Child Psychology and Psychiatry*, *58*（4）, 338-357. https：//doi.org/10.1111/jcpp.12713

Midgley, N., Ensink, K., Lindqvist, K., Malberg, N., & Muller, N.（2017a）. The development of mentalizing. In *Mentalization-based treatment for children. A time-limited approach*（pp. 15-37）. American Psychological Association.

Midgley, N., Ensink, K., Lindqvist, K., Malberg, N., & Muller, N.（2017b）. *Mentalization-based treatment for children. A time-limited approach.* American Psychological Association.

Midgley, N., Ensink, K., Lindqvist, K., Malberg, N., & Muller, N.（2017c）. When the capacity for mentalizing is underdeveloped or breaks down. In *Mentalization-based treatment for children. A time-limited approach*（pp. 39-60）. American Psychological Association.

Modell, A. H.（1996）. Trauma, memory, and the therapeutic setting. In L. E. Lifson（Ed.）, *Understanding therapeutic action*：*Psychodynamic concepts of cure*（pp. 41-50）. Analytic Press.

Modell, A. H.（2008）. Implicit or unconscious?：Commentary on paper by the Boston Change Process Study Group. *Psychoanalytic Dialogues*, *18*（2）, 162-167. https：//doi.org/10.1080/10481880801909534

Music, G.（2019）. Attachment and jumpy untrusting kids. In *Nurturing children. From trauma to growth using attachment theory*, *psychoanalysis and neurobiology*（pp. 39-53）. Routledge.

Perry, B. D.（2001）. The neurodevelopmental impact of violence in childhood. In D. Schetky & E. P. Benedek（Eds.）, *Textbook of child and adolescent forensic psychiatry*（pp. 221-238）. American Psychiatric Press.

Perry, B. D.（2016）. In *The trauma therapist project podcast Episode 94*：*Bruce Perry*, *MD*, *PhD*. G. Macpherson. Retrieved from www.thetraumatherapistproject.com/podcast/ bruce-perry-md-phd/

Sharp, C., & Wall, K.（2021）. DSM-5 level of personality functioning：Refocusing personality disorder on what it means to be human. *Annual Review of Clinical Psychology*, *17*, 313-337. https：//doi.org/10.1146/annurev-clinpsy-081219-105402

Shipman, K. L., & Zeman, J.（2001）. Socialization of children's emotion regulation in mother-child dyads：A developmental psychopathology perspective. *Development and Psychopathology*, *13*（2）, 317-336. https：//doi.org/10.1017/s0954579401002073

Slade, A.（1994）. Making meaning and making believe：Their role in the clinical process. In A. Slade & D. P. Wolf（Eds.）, *Children at play*：*Clinical and developmental approaches to meaning and representation*（pp. 81-107）. Oxford University Press.

Stern, D. N.（1985）. *The interpersonal world of the infant. A view from psychoanalysis and developmental psychology.* Basic Books.

Tessier, V. P., Normandin, L., Ensink, K., & Fonagy, P.（2016）. Fact or fction? A longitudinal study of play and the development of refective functioning. *Bulletin of the Menninger Clinic*, *80*（1）, 60-79.

https：//doi.org/10.1521/bumc.2016.80.1.60

van der Kolk，B. A.（2014）. *The body keeps the score：Brain，mind，and body in the healing of trauma.* Viking Penguin and The Penguin Group.

Winnicott，D. W.（1971）. *Therapeutic consultations in child psychiatry.* The Hogarth Press and the Institute of Psychoanalysis.

Wright，J. L.（2009）. The princess has to die：Representing rupture and grief in the narrative of adoption. *The Psychoanalytic Study of the Child*，*64*（1），75-91. https：//doi.org/10.108 0/00797308.2009.11800815

3

复杂性创伤及其对父母和支持网络心智化能力的挑战

养育和照料一个发育正常的儿童绝非易事，有时会充满挑战。然而，正如第1章介绍的，养育和照料一个遭受过创伤的儿童，一般而言对于照料者的养育能力，尤其是心智化能力，构成了巨大的挑战。即使出于好意的新的照料者，比如寄养照料者或养父母，或是训练有素的专业人员，抑或是大多数的老师，比起照料一个没经历过复杂性创伤的孩子，他们很可能面临更大程度和更长时期的挑战。不同的照料者应对这些严峻挑战的方式大相径庭，甚至是两个极端。有些照料者会不遗余力地投入精力和关爱在似乎并不能和/或不愿意从中受益的孩子身上，直至自己精疲力竭，或是损害到自己或家庭成员的福祉。而另一些照料者发现自己濒临彻底摆脱和拒绝孩子的边缘。这往往出于一种绝望的尝试以摆脱“坏”的东西，即那些由孩子的行为和动力所激发的难以忍受的情绪。

在本章中，我们首先讨论创伤儿童的发展和功能与“正常”儿童有何本质上的区别，而这些本质上的不同给照料者带来了资源上的压力。然后，我们将解释在养育和照料一个遭受复杂性创伤的儿童时，这些特殊的压力对照料者的心智化能力意味着什么。最后，我们会阐述与父母/照料者和儿童周围的支持网络合作时，需要采用一种基于心智化的方法，旨在为儿童发展的恢复搭建一个尽可能有利的环境。第7章和第8章将分别讨论，在实践中，这种以心智化为基础，与创伤儿童的主要养育者和支持网络合作的方法会是怎样的。

照料一个创伤儿童的压力

在本质上，照料经受过复杂性创伤的儿童不同于照料正常发育的儿童。照料这类儿童的额外压力在于，他们更难读懂，而且他们从社交、情感和认知经验中获益的能力受损（Perry，2001），与此同时，他们对促进成长和发展的互动和关系的需求却大得多。

难读懂的孩子是对照料者的心智化能力的挑战

Jemal的养母Rebecca对父母工作者[*]（parent worker）讲述了一件发生在本周早些时候的事：Jemal自己在车道上打篮球，而Rebecca可以透过客厅的窗户看到他。她知道Jemal不喜欢她“窥探”，就让他自己玩了一会儿，只是偶尔会瞥他一眼。半个多小时后，看到他气喘吁吁，Rebecca决定问Jemal，要不要来点柠檬水。“他开始大喊大叫，说我应该让他一个人呆着，那样子真的……我当时整个人都惊呆了！”

在“正常”的发展过程中，从孩子出生起，父母就开始学着细致地解读婴儿的行为信号，了解其行为背后的情感状态，以及婴儿需要父母做出何种回应。例如，当婴儿以某种方式变得“挑剔”时，父母推断可能是哺乳时间到了，或者婴儿要来点不同类型的或不同水平的刺激。这个过程被称为“父母心智化”（Midgley et al.，2017a），它试图从心理状态的角度来理解行为信号并随之做出相应反应，涉及“将

* 在本书中指对父母进行咨询工作的治疗师，详见第7章。——译者注

心智保留在心智中”（Allen & Fonagy，2006，p.xix）和“从外部看自己，从内部看他人”（Midgley et al.，2017a，p.15）的一系列过程。Midgley等人（2017a，p.24）描述了足够好的父母心智化特征，包括以下几点：

- 对孩子的内在抱有善意的兴趣，具有情感上的可获得性以帮助孩子理解自身与他人的反应；
- 能透过孩子的行为，来判断这些行为背后想要表达的经历、感受和困难；
- 拥有与孩子一起玩耍、开玩笑以及想象的能力；
- 即使不太能确定孩子的心思，依然能有动力去思考孩子的想法和感受的意义；
- 能帮助孩子将感受转化成语言，并构建出具有自传性意义的叙事；
- 乐于从儿童的角度看问题，并意识到儿童的经历可能与自身的大不相同；
- 当与儿童互动时，能够感知自身的想法与感受，能相应调整自身的攻击性；和/或
- 认识到自身的情绪和心情会影响到孩子，并对孩子产生影响。

随着父母学着了解自己的婴儿，这些心智化的过程会变得更加自动化或内隐，也就是说，父母无须刻意地弄清楚婴儿需要什么（Luyten et al.，2012；Midgley et al.，2017a）。父母往往通过快速处理面部和行为信息来推断孩子的心理状态，并且具有这样的体验：父母会“了解”孩子，当孩子高兴、害怕、紧张或生气时，父母有“看一眼”就知道孩子体验的能力。当父母需要更明确地反思所发生的状况时（例如，当孩子对某事的反应似乎“不像孩子的性格”），就会出现更明确的心智化过程。因此，父母的心智化是关于父母的日常生活化；它在前景（外显的）和一切顺利时的背景（内隐的）之间来回波动。总而言之，在正常的家庭生活中，内隐的心智化是普遍存在的，而只有当父母需要更有意识，以及更深思熟虑地理解和处理情况时，外显的心智化才会凸显出来。就其本身而论，在日常生活中，心智化容易受到压力环境的影响——从日常的小压力或悲伤时刻（例如，当感到疲惫且时间紧迫，又不得不准备餐食的时刻）所引发的轻微心智化困难（父母尚可容易恢复），到压力更大的时刻（例如，孩子在爆发大冲突后离家出走）导致心智化崩溃，均体现了这一点。“毫无疑问，

家庭生活和为人父母”——即使是在正常情况下——“也会对我们的心智化能力施加巨大的压力”(Midgley et al.，2017b，p.41)，“没有什么比家庭互动更能导致心智化能力的丧失了”(Fonagy & Allison，2012，p.24)。

在养育和照料一个经受过复杂性创伤的儿童时，外显的心智化和心智化崩溃更为常见（参见“复杂性创伤背景下的心智化”部分)。创伤儿童了解和表达自己是谁，以及自己的感受是什么这些方面的能力发展不足，他们在调节与控制情感、情绪以及行为方面存在困难（见第2章)，这往往导致他们的日常行为更加难以理解和管理。例如，Jemal的养母难以理解，她就问问Jemal要不要喝柠檬水，这么一个无害的问题怎么会激起Jemal如此强烈的攻击性反应。她还让他自己玩了半小时，她很清楚他通常喜欢这样。Jemal不相称的反应很容易让人认为他“很粗鲁”，让人觉得他“难以相处”。类似地，经受过创伤的儿童在基本功能（如睡眠或进食)、行为调节、与家人和朋友的关系、参与教育和学校功能等方面的困难，也会导致照料者更难采用我们经常使用的内隐/自动的心智化的方式，即从意向状态的角度内隐地解读他人的行为。像Jemal这样的孩子，要想促进他的发展恢复，至关重要的是，照料者持续以建设性和心智化的方式来回应相当“不寻常”或“不可理解”的行为。因此，与“正常”发育的孩子相比，作为养育的一部分，照料者在帮助这样的孩子确定自己的感受、需求或意义上要花费更长的时间。

儿童缺乏从积极体验中获益的能力：面临“双重剥夺”和陷入“生物－心理－社会陷阱”的风险

Youri对自己的身体感觉知之甚少。他常常看起来很邋遢，手或脸脏了，他似乎也感觉不到。他的同学们觉得他“怪怪的”。他好像跟自己的冲动和渴望是脱节的。当Youri看到其他孩子在玩耍时，他会不经询问就突然加入进去，最终中断了他们的游戏，还招致他们的厌烦。早年生活中Youri曾被忽视，如今在学校的环境里，他又再次面临被排斥的风险。

Jemal对压力事件极为敏感，当他焦虑时，他会采取回避的态度，几乎没法接近。他的养父母知道，一旦Jemal放松下来，他就会重新热络起来，并且当他恢复平静后，他就能接受他们的帮助或安慰。学校新来的老师为人热情但脾气暴躁，很容易提高嗓门。因此，Jemal感到很不自在并变得过度警觉。面对老师时，Jemal变得越来越难以接近，甚至无法接受对方的帮助。老师这边也感到不安，觉得他疏远，有时甚至傲慢。Jemal由于对紧张和负面的人际关系感到焦虑，他“傲慢”的行为方式面临着一种风险，即引起老师等照料他的成年人产生消极甚至是不屑一顾的反应。

正如第2章所述，经受过复杂性创伤的儿童存在多种复杂的发育障碍，这使得这些儿童在认知、情感和社交领域难以受益于促进成长的经历。例如，持续的过度警觉状态和压倒性焦虑，会导致不可预测的情绪频繁爆发，或者是情感麻木、回避等心理防御机制（Lieberman & Van Horn，2004），这些都会破坏儿童在课堂上的学习能力（Perry，2006）。学习任何东西，内心都需要一定程度的安全和内心平静，这是非常有道理的。因此，要是所有精力都消耗在扫描和应对感知到的威胁和危险上，那留给数学、科学或历史的心理空间和注意力就所剩无几了。毫不意外的是，学业“表现不佳”或其他“费解的”注意力或学习困难，往往是遭受过创伤的儿童被转介至心理健康服务机构的原因。

此外，创伤机制还会干扰个体通过依赖他人帮助来恢复安全感的能力（Shalev，2000）。在过度警觉的状态下，儿童总是处于自保的备战状态，有时会通过猛烈攻击他们认为不安全、可怕且有威胁的环境来进行自我防御。于是，周围的人们会觉得，经受过复杂创伤的儿童往往反应过度（打架、逃跑、小题大做），还容易过度概括（例如，“我就知道你会说不，你总是在我想要做/得到什么的时候说不”）。因此，与年龄不相称、与情况不相称的脾气和外化的行为问题成为了常见的转介原因。其他儿童，像Jemal这样的，会退缩到一种“反依赖”或“傲慢”的姿态中，试图防御性地否认与他人建立关系或保持关系的重要性。

在亲密关系中，一些这样的儿童表现出过度的攻击性或极度的不信任，可能会给这些关系带来沉重的负担。很难与这样的孩子保持积极的关系，上一刻我们还能与他理智愉快地交谈，下一刻可能因为一句小小的评论或一点点的挫折，他就开始拳打脚踢。当一件看似中性的事件都被体验为一种威胁，引发战斗或逃跑反应时，当一个原本恰当提出的“不”被感受为忽视时，一个指令或纠正被解读为严厉的干涉时，照料者会感到自己一直被视为一个潜在威胁源。或者，当孩子过度警觉、不断扫视、不信任的态度让人感到时刻被监控和控制时，就势必要付出极大的努力，以保持心智的“在线”状态，并避免卷入到消极的或不可预测的交流中。对于像Youri这样的儿童，正是由于他们极度缺乏活力或“社交技能不足”，与他们建立关系难有所获。在这方面，Henry（1974）提醒人们注意到创伤儿童面临“双重剥夺”的风险。当他们通过操纵或者控制照料者或同龄人来保护自己免受依赖关系所带来的痛苦，或通过其“令人讨厌”的举止来保护自己，像Jemal和Youri这样的儿童很有可能会遭受二次剥夺（Boston & Szur，1983）。除了“外部环境造成的早期剥夺之外，他们还通过自身极具破坏性的防御而造成自我剥夺”（Boston & Szur，1983，p.3），这使得他们难以被理解和靠近。正如Boston和Szur（1983）恰如其分的解释，“在某种程度上，所有离家在外（out-of-home）照料的儿童的身上都体现了这种双重剥夺的本质，就是对无情、残忍、遗弃的父母形象的认同”（p.3）。在儿童的表征世界中，这一形象是从其他人身上感知到的。儿童可能会觉得照料者（父母、教师、治疗师）是冷漠、无情、残忍的人，因为这符合他们内心所持有的“旧”照料者的心理表征。“如果能牢记一点，那些受创伤的儿童往往是以其人之道还治其人之身地向他们施加他们所经历的外部和内部伤害”（Boston & Szur，1983，p.3），许多看似不合理的行为就会变得容易理解的多。尽管从创伤知情的视角可以理解，但这也是“人类互动中最大的悲剧之一……当个体误解或被隔绝于心灵的语言之外时，便无法充分领会爱、友谊或敌意之姿所蕴含的诸多深意”（Mayes，2012，p.xi）。

来自他人的负面反应和评论，也会影响儿童正在形成的自我意识和身份认同。许多遭受创伤的儿童都会在“疯了”或“坏了”的感觉中挣扎，这期间往往还伴随着强烈的羞耻感和负罪感，而这只会加剧儿童的内心失调。强烈的羞耻感和负罪感，还会使儿童更难进一步投入到与他人建立和维持关系。

最后，创伤儿童普遍存在的发育障碍也会让他们的成长之路在长远来看更加艰难。对于这些儿童来说，在小学阶段“成功”完成维持友谊和学习新技能等发展性任务，或者在青春期形成一种连贯且基本积极的身份认同感，都会变得更加困难。

综上所述，为了适应早期不利的生活环境，创伤儿童的神经生物学会重新编程，这可能会引发心理性和社会性发展的一系列问题，即所谓的“生物-心理-社会陷阱”(Shalev，2000)。创伤儿童更有可能陷入这种错综复杂的问题之中，从而严重损害他们重新回归更具适应性发展轨道上的机会。

促进成长性互动的迫切需求

Youri几乎不怎么谈自己的日常经历和活动。他的养母对此感到非常沮丧。她竭尽所能地做一个关心他、体贴他的家长，每天都问他在学校过得怎么样，可他只是耸耸肩，潦草地回答“很好”。Youri的养母还向父母工作者倾诉了她关于Youri的各种挫败，她说到Youri回家时，口袋和书包里总是带着“没用的东西”：学校回家路上的鹅卵石和树枝、操场上玩游戏时涂鸦的纸屑、同学过生日时的糖果包装纸……养母感叹道：“我的其他孩子也会带东西回家，但Youri……什么都带！只要觉得他的‘收藏’里少了什么，他就会非常生气，非常伤心！”父母工作者帮助Youri的养母了解到，这些“东西”可能是Youri用来构建自我叙事的第一步：收集东西有助于他“讲述”自己“一天的故事”。这让Youri的养母对Youri的“囤积”行为没那么沮丧了，并对这些小东西产生了兴趣。她和父母工作者谈到与Youri的日常互动，她不再感到那么沮丧了，而且这些“东西”也变成了她与Youri分享一天故事的起点。这花费了Youri的养母很多时间和精力，因为她还有其他孩子需要照顾，但她真的能感觉到，自己与Youri有了更多的“连接”，这让她很高兴。他们一起清空Youri的书包和口袋，分享一天的故事，这种放学后的“仪式”已经成为他们关系中值得珍惜的一部分。

经受过复杂性创伤的儿童亟需一个治疗性的环境，让他们沉浸在促进成长的积极互动所带来的体验中。理想情况下，他们需要的不仅仅是具备心智化能力的养育者与他们之间有足够好的互动，还要获得适合他们独特的发展特征和个性风格的互动体验。这样，儿童才能建立真正基于自身兴趣、能力和主动性的关系，并从中受益，进而激发其心灵和思想的成长（National Scientific Council on the Developing Child，2004）。

对于创伤儿童来说，通常这种互动需要较低的成人与儿童比例（通常是1：1），而且可能涉及的是与低龄儿童相关的活动。父母经常会提出这样的情况：他们孩子的行为表现总是令人感觉不恰当，显得过于幼稚，比如寻求甚至索要一些帮助，而这个年龄的孩子通常已经不再需要这样的帮助了。这可能包括，一个八岁、九岁或十岁的孩子让父母每天早晨帮他穿衣或梳头，或者只有父母陪在身边才能入睡，当父母不能满足他们的需求时，他们就会极度焦虑。

我们并不主张"校正性"体验，即认为错过的发展里程碑可以在这一次得以弥补。然而，当代神经科学知识确实表明，对于遭受复杂性创伤的儿童来说，许多基础性体验（神经网络）要么缺失，要么不完整（Ludy-Dobson & Perry，2010；Perry，2006，2009）。此外，神经科学研究表明，"想改变根深蒂固的低层次大脑模式所需的互动数量，需要父母、教师、治疗师以及大家庭成员广泛投入，因为所需的时间超出了个人所及的范围"（Gaskill & Perry，2014，p.186）。这或许有助于父母和照料者理解，孩子的行为并非"只是表现得太小或不成熟"，而是源于一种几乎根深蒂固的内在需求，反过来，这可能又有助于父母或照料者减少抵触情绪，就像Youri的养母那样，以更周到的方式来贴合孩子的需求。

复杂性创伤背景下的心智化

除了正常的波动之外，心智化也是"脆弱的，至少会暂时崩溃，尤其是当我们处于压力之下或情绪亢奋时"（Midgley et al.,）。如前文所述（见"难读懂的孩子是对照料者的心智化能力的挑战"一节），在照顾经受过复杂性创伤的儿童时，照料者面临极其艰难且耗时耗力的情况，这就需要具备更高的心智化水平。

复杂性创伤需要更高水平的外显心智化

Jemal的养父母谈到一个时刻，Jemal决定不再要他房间墙上的画，他还清除掉床上所有的毛绒玩具。Jemal声称自己“太大了，不需要这些幼稚的东西了”（见引言）。当他们形容他们的养子“难以靠近”时，治疗师可以感受到他们绝望的心情。他们为人父母的善意举动全都被推开，这让他们几乎无法思考这种“反依赖”的态度背后可能隐藏着什么。在剩余的咨询时间里，治疗师有意识地花了大部分时间进行深思熟虑的外显化思考，并邀请父母共同探讨Jemal采取“反依赖”立场的潜在原因。这有助于父母从不同角度看待Jemal，把他看作一个确实有依赖需求，但可能害怕表达出来的孩子。这次治疗面谈后不久，Jemal的养父母告诉治疗师，Jemal重新接受了自己的泰迪熊和其他毛绒玩具，还要求妈妈坐在他床边陪伴到他睡着。妈妈在他床边陪睡了几个月，直到Jemal的睡眠困难逐渐缓解。对于和Jemal的相处上，父母并没有意识到在同他的关系中他们做了什么重大的改变，但他们知道到，他们看待他的方式不同了。这让Jemal的养父母不仅能够享受儿子更“依赖”的一面，也让他们意识到，孩子的“反依赖”行为不是抗拒父母的关爱，而是一种自我防御机制，这种防御源于他内心深处对父母关爱和呵护的深切渴望，而这种需求过去一直被否认。

在养育一个经受复杂性创伤的孩子期间，外显的心理化可能需要更频繁地处于家庭生活的前沿，并且在更长的时间段内发挥效用。例如，Jemal的相处和行为方式令人困惑：这可能会被解读为他不需要依赖任何人，同时，也有迹象表明，这种“反依赖”的立场是在防御自主性和关系需求（relatedness）的冲突。在这个过程中，照料者可能需要更多地使用外显/受控的心智化——他们需要更有意识、更明确地反思儿童的意图、想法和情绪（Midgley et al.，2017a）。在Jemal的故事里，他的养父母首先要承受被推开的痛苦，继而满足孩子对父母之爱和可获得性的深层退行需求。

这同样适用于在其他环境中照料孩子的人，例如在学校（教师）或休闲环境（如体育教练）中。在这些情境下，其他的过程也会对照料者的心智能力造成额外的压力。

> Jemal是个运动健将，从小就开始踢足球。不过在一次暴力事件之后，他被赶出了球队。他的养父母找到了一支新球队，他们希望Jemal能在那里找到更好的发展机会。新球队由Michael教练带领，他是一位经验丰富的教练，他对那些称之为“有脾气的孩子”充满爱心。Michael教练认为Jemal是一个充满热情的球员，是他球队的宝贵财富：“你知道，我认识他已经有一段时间了，他是一个真正的团队成员，但当沮丧情绪高涨时，他就会失去理智。这些时刻让我学会了，什么有用，什么没用。有时候，当我留意到他在心烦意乱，我就做一个冷静下来的手势，就可以了。他总会在那一刻看着我，并注意到我的手势，这真是太不可思议了。有时，这还不够，我会让他离开球场一会儿，在板凳上平静一下。情况很少会严重到Jemal不能回到场上。最糟糕的是当我失去耐心要发火的时候，所以我会尽量保持冷静。”

在一个团队里，如果有一个孩子的发展需求更大，更复杂，也更难懂，那对于Michael教练或Jemal的老师（见前文）这样的专业照顾者来说，会更加难以平衡需求。因为他们既要满足这个孩子的需要，又要满足其他孩子的需要。不出所料，在最难以预料和最“不方便”的时刻，创伤儿童可能需要大量的个别关注和支持，然而这可能会让教师或教练以及同龄人的生活变得更加艰难。因此，尽管在儿童的发展需求上，这些受过专业训练的支持网络伙伴们可能拥有丰富的知识和技能，但当团队里存在Jemal这样的孩子，他们就面临着一个艰巨的任务，即能否在极具挑战性的环境中获取和应用这些知识和技能。Michael已经是一名很有经验的教练，他愿意付出额外的努力来了解Jemal，并与Jemal的养父母密切合作，学习如何管理他特殊的行为方式。

在学校紧张学习了一天，写作业对Mei-Lan来说是难以克服的重任。她把学习用品一次又一次扔到桌子上，但凡她的养父母想帮她一点，都会演变成火上浇油。在家长工作的会谈中，我们谈到这些困难时，萌生出了一个想法——向Mei-Lan的表哥William寻求帮助。Thomas叔叔是一名儿童精神科医生，他们一家对于Mei-Lan和她家人而言非常重要。William表哥是一名医学生，他会热情而耐心地接近Mei-Lan。有了他在身边支持，在放学后的大部分时间里，Mei-Lan都能够保持平静。William和Mei-Lan第一次一起做作业时Mei-Lan大发雷霆，William很震惊。好在，Mei-Lan的养母也在旁边。William对她说："你告诉过我，可能会变得'太激烈'，但如果我和Mei-Lan单独呆在一起，我真不知道该如何反应！我没想到她会那样暴怒！"

对于像William这样处于非正式支持网络的照料者来说，当与Mei-Lan这样的孩子互动时，会面临其他方面的挑战。他们为孩子提供重要和支持性的个人关系，虽然是希望以耐心、时间和善意为出发点，但由于缺乏专业知识和技能，不知如何理解和应对创伤儿童特殊的发展需求，这可能会使关系变得紧张。结果，当孩子变得"难以应付"时，这些非正式的照料者有时会倾向于退避或离开儿童。当碰上出乎意料的激烈互动时（如之前的案例片段），感觉被孩子"操控"，或者陷入到困难的互动中，这种情况便可能会发生。例如，不知不觉中与孩子串通一气，故事变成了在家里受到糟糕的照料，这些故事基于"旧"的表征而非现实。

复杂性心理创伤必然会导致心智化崩溃

因此，尽管在家庭中心智化崩溃的情况是正常的现象，但对照顾经受复杂性创伤的儿童的父母和照料者而言这种情况可能会更加频繁地发生。父母或者照料者，可能会更加明显地表现出一种或几种非心智化的模式（见表3.1）。

表3.1 父母或照料者非心智化模式的定义和表现形式

非心智化模式	定义	可能的表现形式
目的论模式	用目标导向的行动来体现心理状态	- 对治疗小组要求苛刻，期望用具体行动立即解决问题（“速战速决”），并在问题持续存在时变得愤怒。 - 把孩子视为问题的焦点，不关注孩子的心理状态或内心体验，只关注孩子的问题和行为，并期望“根除”这些问题和行为。
心理等同模式	现实等同于心理状态	- 将孩子的行为看作是孩子的全部和唯一真相，并试图通过独裁式的养育/照料方式来控制孩子的行为。 - 过度责备孩子或找茬，试图让治疗小组相信“这孩子真的很难管”，以及其他的对于孩子非心智化的想法和感受。 - 流露出对孩子的负面曲解和归因（例如，断言孩子的做法“是因为他们要破坏大家的气氛，是因为他们以骚扰大家为乐”）。 - 表现出失控的心理状态，而没有意识到这些状态可能会对孩子产生影响。
假扮模式	心理状态与现实脱钩	- 以一种与孩子的个人现实“脱钩”的方式阐述孩子内心世界，且这种方式不会促成一种协调一致且有助于成长的关系（例如，谈论孩子有趣的图画里有妖魔鬼怪，而没有意识到这些内容所包含的情感因素，以及孩子可能需要从父母/照料者那里得到什么）。

父母或照顾者难以对孩子的心理状态进行心智化，这种困难可能会增加他们疏远或拒绝孩子的风险。除了难以对孩子进行心智化，父母或照料者也可能难以作为照料者保持自身心智化的状态。例如，对于一个看似无法/或不愿从互动中获益的创伤儿童，父母不遗余力地持续投入精力和照料，长期保持着同理心和关爱，以至于损害到他们自身的福祉（例如，变得精疲力竭或“心力交瘁”），这种现象在父母和照料者中并不少见。

照料者的此类心智化崩溃会增加负面的，甚至二次创伤性互动循环的风险（见表 1.1，第 1 章）。因此，一个创伤儿童的恢复过程需要嵌入一个支持网络，这个网络共同珍视“持续反思”，致力于恢复心智化崩溃。在以心智化为基础的父母和支持网络工作中，治疗的核心在于恢复父母和其他照料者的心智化能力。具体内容将是在第 7 章和第 8 章中分别探讨的主题。当前重要的是厘清这些心智化崩溃的现象可能涉及哪些心理过程。

照料者的心智化技能在复杂性创伤背景下的特殊波动

面对精疲力竭的威胁与意想不到的强烈负面情绪

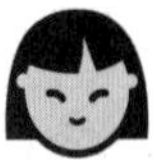

在家里，Mei-Lan表现出强烈的行为问题：经常发怒，脾气暴躁，而且不停地向她的养父母表达她恨他们。当治疗师问Mei-Lan的养父母如何看养女的问题时，治疗师对父母的观点几乎相反这点有些吃惊。母亲是一名工程师，由于精疲力竭和医学上无法解释的躯体症状，她已经将近一年没有工作了。治疗师感觉到母亲对于Mei-Lan的深切怜悯，这使得她几乎无休止地试图理解养女负面行为背后的困难。父亲是一名内科医生，他似乎更加疏离，隐约透着一些敌意。他称自己的养女是“一个有精神问题的病孩，无法建立积极的人际关系”，他的口吻仿佛在谈论一个病人，而不是一个女儿。尽管如此，父亲在日常生活互动中始终如一地关怀着Mei-Lan，随叫随到地陪伴着Mei-Lan，治疗师依然能感知到他对Mei-Lan深藏的父爱。

Maïté是一位年轻的老师。Lisa的班主任请了几个月的产假离开，Maïté是代理班主任。这是Maïté第一次带一个有复杂性创伤孩子的班级。这学期的头几个月里，学校的一个特殊教育需求团队强力支持着她，她竭尽所能使Lisa的学习走上正轨。有一回，Lisa让她相信，寄养家庭的人给了她不健康的、发霉的面包当午餐（见第7章和第8章），Maïté感觉到自己会和Lisa保持一定的距离。

经受过复杂性创伤的儿童对他们的照料者需求更多，而且这会持续很久，在此期间，儿童的需求可能会影响照料者的需求和生活节奏，这往往会导致照料者的精力下降。他们普遍会感觉疲惫、孤独和精疲力竭。有些家庭几乎没有宁静祥和的时刻。在有些家庭中，父母缺少自己充电的空间，或者，父母缺少和伴侣相处的时间，像是周末度假已经到了“无法想象”的程度。还有些父母，比如Mei-Lan的养母饱受职业倦怠和抑郁症状的困扰。

此外，照料一个经受复杂性创伤的儿童可能会唤起大量强烈的负面情绪，这些情绪可能是当事人始料未及的，至少是希望避免的，这会加剧心智化功能不可避免地崩溃。强烈的爱意、怜悯和同理心，可能会与意想不到的愤怒、耗竭感与焦虑、悲伤与内疚、伤害欲甚至创伤感交织在一起。狂怒、憎恨与施虐冲动也可能会浮现出来。这些令人不安的情绪可能诱发退缩或疏离孩子，甚至拒绝孩子的风险，正如Mei-Lan养父谈及她时的态度时所显露出的。

上述情形，既适用于创伤儿童的直接照料者（如养父母或寄养照料者），也适用于辅助家庭的非正式和专业支持网络成员。老师或教练越投入，越努力帮助儿童走向正轨，就像Lisa的老师那样，这有可能会增加他们越过个人边界的风险。也有些人在遇到困难行为的挑战时，会很轻易地放弃，因为他们认为孩子干扰了他们的“核心任务”。比如，老师在班上讲授一个新的数学概念，或是教练在指导队员学习一项新的运动技能，抑或是，当父母还没下班，照料者在帮助儿童完成他们的家庭作业时，孩子的破坏性和扰乱的行为使手头上的工作更加难以进行下去。那么，人们自然就不会去好奇背后的原因了，而是把这些行为视为是有意为之，视为是故意扰乱和刁难。反过来，这可能很容易引发儿童的反感或疏远，甚至是排斥。

陪伴孩子度过难关

Mei-Lan苦苦挣扎在与养母的分离中。每天要从床上爬起来，离开家去上学，Mei-Lan常常感到极度困难和紧张。Mei-Lan要妈妈给她穿衣服，吃早餐时，Mei-Lan要给妈妈画一幅画，没有把彩色铅笔按照特定顺序排列好，她都无法出门，她还时不时想给猫猫“一个拥抱”。每天清晨都以这样的挣扎收场。母亲吃了不少苦头才认识到，想要阻止Mei-Lan的“仪式”是徒劳的；相反，这只会把上学的准备过程变得更艰难。与此同时，Mei-Lan几乎每天上学都迟到，这与母亲对养女的期望形成了强烈冲突（见后文）。

在学校里，可以观察到一种类似但较温和的动力。每当上体育课时，不得不离开熟悉的教室去上体育课，Mei-Lan坚持要反复检查她的运动包：“我真的带齐所有东西了吗？我的运动服、运动鞋、课后的饮料和饼干？”老师不耐烦地回应了几次之后，现在已经意识到，这种态度只会让事情变得更糟。有一次，在支持网络的会谈中，大家讨论这个情况时，萌生了安排一名同伴来帮助Mei-Lan的想法。Doris成为这个人选，她是和Mei-Lan经常在操场上一起玩且为数不多显得亲近的同学之一。每节体育课，当Mei-Lan在反复自我安抚时，Doris都会陪在她身边。待Mei-Lan平静下来，确信一切无恙之后，她和Doris便带着全然放松的心情去上体育课。

面对遭受过复杂性创伤的儿童时，照料者经常会对儿童的行为感到费解，这些行为是“怪异的”，挑衅的或是具有挑战的，在这些情况下，他们需要不断地充当容器，来容纳儿童困难的情感生活，而他们往往自己也并不清楚到底发生了什么。这会带来压力，还可能导致照料者丧失冷静思考并恰当回应的能力。在理解复杂的发育障碍的迹象和表现时，即使是经验丰富的治疗师，也会感到困难重重，而对于普通的父母和其他养育者来说，要理解并周到地应对这些，是极其费力和难以承受的。在前面的案例片段里，Mei-Lan的养母和她的老师都找到了办法，让Mei-Lan掌控自己的“仪式”，没有让情况恶化下去，但是，对这种情况的持续容忍和周到应对很耗费资源，每天早晨的情形仍然让母亲倍感压力和耗竭。

在希望与绝望、丧失与哀悼之间挣扎

Mei-Lan的养父母谈了他们的担忧：上幼儿园的时候，Mei-Lan无法接受养母在她进教室前离开，但即使到了现在，她已经上小学了，这种情况仍然没有改善。Mei-Lan似乎仍然表现得像一个高需求、要求多的幼儿。尽管养父母倾尽全力，却看不到孩子有成长的迹象，这让他们对Mei-Lan的未来深感焦虑。当治疗师邀请他们想象女儿未来的模样时，他们描述了一个永远无法自理的女人，就如同一个“隐形残疾的儿童”。

在复杂性创伤的背景下，照料者不仅需要具备当下耐受并容纳儿童的焦虑与愤怒、痛苦与折磨的能力，还常常需要接纳随之而来的丧失和哀伤的情绪，这些情绪源于意识到儿童不得不面对那些长期持久的创伤疤痕和心理脆弱性。创伤儿童的需求通常是复杂且弥散的，足够好的照料往往还是不够。当照料的工作变得像是无休止的任务一般，照料者想要脱离的风险就会加大："无论我们为她做什么，都无济于事。"此外，复杂性创伤的治疗几乎不能迅速或彻底地治愈儿童。对于儿童和家庭而言，改变往往是一小步一小步推进的，而长期的脆弱性会把新的成长进程变成艰难的挑战。事实上，对于最脆弱的儿童来说，新的发展阶段可能会给"旧伤"再次带来压力，从而导致儿童和照料者再次面临困难和挑战。在这种情形下，绝望的情绪常常再次涌起，使得父母无法做出最有利于孩子的事，也无法以滋养的、亲切的和具有支持性的方式对待孩子。这可能也适用于儿童非正式或正式的支持网络中的成员。那些多年来与孩子建立情感纽带的姑姨/叔伯、祖父母，或是寄养工作者，抑或是学校的老师，同样也要面对的挑战是，他们不得不哀悼孩子丧失了正常发育。一些支持网络的成员面临精疲力竭的风险，另一些则倾向于抽离，例如通过将儿童开除学籍来摆脱这种困扰。就此而言，必须谨记，每个新的发展阶段都会带来在更高层面解决旧问题的新的机遇。创伤儿童的发展变化涉及困难的内在动力的缓慢展开，以及在更高的发展层面上反复修通相同的动力。例如，当一个孩子在整个童年期都不信任他人，他进入青春期必须建立信任关系时，旧有的焦虑会在新的恋爱关系中显现，即使这个孩子在前一个发展阶段已经学会了信任父母和老师。

由此可见，面对经受复杂性创伤的儿童，他们的父母将不可避免地——而且是反复地——经历一段哀悼期。例如，当他们意识到，他们的孩子会依赖他们的陪伴更长时间，或者，由于对压力的极度敏感，他们的孩子无法利用他们的认知能力。又或者，当他们意识到，必须让其他安全的成年人来照料孩子，他们会觉得自己是失败的父母。矛盾的是，（现实的）希望是维持父母的参与和心智化的燃料。然而，通常直到与父母的工作进入到更高阶段，父母才能接受一个事实，即便经受复杂性创伤的儿童大多会终身留下伤痕，但一道伤疤是一个更人性化、更具生存性的视角，这比一直承受着创伤源头的原始伤口要好得多（Vliegen et al.，2023）。照料者必须建立起一种不同的信心，这种信心能够接受持续存在的脆弱性作为改变基础，尽管他们往往无法真正预见到孩子伤口的深度或是伤疤波及的范围。尽管任何一个儿童的发展轨迹都是难以预料的，但对于那些经受复杂性创伤的儿童来说，情况更是如此，这使得他们的照料者不断地挣扎在绝望与希望之间，处境愈发艰难。

积极构建一致性和整合性

Jemal的父母情绪激动地走进咨询室。父母工作者了解到，Jemal在足球训练后卷入了一场严重的冲突。结果是，他弄坏了队友（Bruce）的自行车。Jemal的养父母对发生的一切很生气，他们担心这会对Jemal未来的发展意味着什么，并且认为Jemal“正成为一个暴徒”。他们无数次地试图劝说Jemal，认为用非暴力的方式解决争端才是上策。他们希望Jemal去道歉，并支付自行车的修理费。Jemal同意用他攒的零花钱支付修理费，但他坚决拒绝道歉，这让他的养父母愈发忧心忡忡。

当倾听并思考这件事时，父母工作者和父母一样，也很惊讶Jemal的反应如此激烈。由于长期与有色人种的儿童工作，父母工作者对种族微歧视现象变得相当敏感，她不禁大声质疑，Jemal不愿意道歉是否可能另有隐情？种族歧视是否牵涉其中？Jemal的养父母感到错愕不已。他们坚信，毁坏别人的物品无论如何都是没有道理的。治疗师承认他们的观点有一定的道理，不过，她也坚持认为，当一个人感到被深深地伤害时，他可能会觉得自己无须为如此愤怒的反应而道歉。父母承认，他们从未意识到可能涉及种族问题，并表示愿意去和Jemal聊聊这些。

在接下来的会谈中，父母谈到，当他们试着再次和Jemal谈Bruce的自行车事件时，Jemal深感受到了伤害，他又变得非常生气。不过，他们还是弄清楚了到底发生了什么：Jemal没有在比赛里传球给Bruce，Bruce很生气，便开始辱骂Jemal，而这些是带有明显种族色彩的辱骂，Jemal甚至都不想对他养父母复述半点。养父母和Jemal一起，决定向Michael教练求助，他在球队经验丰富、技术娴熟，希望他能在Bruce和Jemal之间进行调解。

如第1章所述，被领养和寄养的儿童本质上是“两重（或多元）（亚）文化背景的儿童”。就这点而言，他们不仅面临着原生照料关系和原生（亚）文化连续性的丧失，还往往体现了与新的照料者（养父母或寄养照料者）所属（亚）文化相异的行为特征、期望，以及价值观和规范。此外，复杂性创伤的经历所导致的发展性结果，比如学习困难或缺乏情绪和行为调控力，常常使这些儿童在群体中更为“与众不同”，强化了他们在新环境中产生的格格不入的感觉。因此，相较于照料亲生子女，养父母和寄养照料者以及儿童照料支持网络的其他成员面临着更大程度的挑战，他们要帮助孩子尝试将“不同世界”的各个方面融入自我连续性和自我一致性中。当照料者的原生（亚）文化背景与儿童存在巨大差异时，这项任务可能尤其具有挑战性。例如，白人养父母或寄养照料者从未亲身经历过种族微歧视，像Jemal的养父母就是这种情况。

除了肤色这类显而易见的文化差异外，还存在儿童的原生家庭与其新的领养家庭或寄养家庭之间的亚文化差异。最显著的是，与亲生父母保持联系的议题，这一议题不仅挑战着孩子如何协调这两个世界，也考验着新照料者在此过程中如何支持孩子。如果寄养儿童与亲生父母（至少之一）仍存在法律意义的亲子关系，这意味着涉及寄养儿童的一切，无论是日常事物（如理发）还是重大事项（如择校）决策时，寄养照料者都必须考虑亲生父母的意见。但是，即使是并不存在真正需要与孩子的亲生父母维系关系时（例如，亲生父母已经去世或与孩子失去联系），孩子与养父母或寄养照料者依然面临一项挑战，即他们需要将幻想中生物学父母及亲属对孩子的期待和愿望，与源于自身原生亚文化背景的养育愿望、价值观及行为规范进行协调的任务。这种情况可能带来的情感剧变常常比预想的要困难得多，因为这不仅涉及（幻想的）亲生父母/家庭，还关乎他们自身在家庭归属议题上的心理动力、敏感性和焦虑。

智力平平的Mei-Lan似乎无法充分利用她获得的所有机会。尽管母亲竭尽所能帮助她在校取得进步，但Mei-Lan似乎稍有短暂的进步后又会退回来，而且逐渐表现出了严重的学习困难。母亲经常感到无助、沮丧和愤怒。她不禁大声质问道：“一个孩子得到了这么多支持和机会，怎么就不能好好把握呢？”

Mei-Lan的养母成长于一个勤劳的工人家庭。她温暖慈爱的父母努力工作，为他们的子女们争取人生中的一切机会，但真正把握和利用这些机会的责任仍落在孩子们自己肩上。例如，她和她的兄弟们可以自主选择专业接受高等教育。但母亲的亲身经验是，当子女在学业上遇到困难时，她的父母并不具备帮助他们的能力。回首青春岁月，母亲既心怀感激，也萦绕着孤独感。那种她可能落于人后的担忧始终挥之不去。最终她成为了一名工程师，如今作为一名母亲，她想要尽力支持孩子的成长发展。

与照料者个人史和成长环境中的特定方面有关的脆弱性，可能会带来亚文化的差异以及整合这些差异的困难。当照料下一代时，照料者内化了的价值观和行为规范可能转化为养育过程中的优势和资源，成为照料者可以依托的力量，但当这些内化的信念面临儿童功能或动力的挑战时，这也可能成为他们易受冲击的脆弱。以Mei-Lan的养母为例，她对学业表现重要性的内化，不仅成功地支持了她自己的学业和职业抱负，也体现在她对子女学业成就的全心投入上。然而，面对Mei-Lan较为脆弱的学业能力时，她难以理解和接受这样一个事实，即同样的学业“标准”可能并不适用于Mei-Lan。当孩子的动力触发了新照料者自身未解决的脆弱性时，也就是说，当照料者“被击中痛处”时，他们积极构建帮助孩子寻找一致性和整合性的任务就变得尤为困难。

照料者的脆弱性要是相对“轻微”，就比较容易从儿童的触发因素中解脱出来，Mei-Lan的养母就是这种情况；脆弱性也可能是本质上更严重的，可能会损害照料者与儿童的关系，进而有影响儿童发展的风险。在这方面，早在20世纪70年代的心理动力学著作就向我们传授了一些宝贵的概念，比如“育婴室里的幽灵”（Fraiberg et al., 1975），用以更好地理解一般心理病理脆弱性（尤其是创伤）从父母到子女代际传递的动力学机制。临床和个人经验表明，当子女的行为触发或再次激活了父母自身的问题时，这恰恰是他们心理防御最为脆弱的时刻。尽管所有的父母和子女都会面临这种情况，但养父母和寄养照料者往往会将自身经历中的某些特定方面带入到育儿过程中。例如，当最初选择成为养父母或寄养照料者是出于生育问题时，可能会引发“是否算得上真正的父母”这类困扰。应对生育问题本身，就构成了一个以多重丧失和身份转变为核心的过程——当领养或寄养父母发现照料儿童比预期更具挑战性时，这些主题可能会被重新激活。

因此，遭受过复杂性创伤的儿童往往会给父母的养育技能和脆弱性带来更大的压力。在最极端情况下，由于自己童年期或成为父母过程中的困难或创伤性体验，父母挣扎于自身的脆弱性，他们与孩子陷入消极性甚至二次创伤互动循环的风险会更大。虽然，与创伤儿童的父母工作本意绝非替代个体心理治疗，但父母自身的脆弱性和心理议题不可避免地会进入家长工作的咨询室。因此，只要这些议题涉及到父母照料与亲子关系，就应该成为父母治疗工作中的主题。我们将在第7章中详细探讨，治疗师如何在现行治疗框架下有效处理这些议题。

“需要一个村庄……”：复杂性创伤以及围绕儿童建立心智化伙伴关系的必要性

无论是在家里还是在全家外出时，Mei-Lan都有一种强烈的逃离冲突倾向。这曾使她养父母多次陷入巨大的恐慌，甚至引发危机，需要警方介入。在父母工作中，Mei-Lan的养父母获得了帮助，这使他们重新认识到，女儿的逃离行为实际上是一种普遍存在的防御机制，而这种防御机制深深困扰着孩子自身，是根本无法依靠父母权威或警力强制解决的。当共同思考如何有帮助Mei-Lan时，她的父母开始能够与家人讨论此事，试图创建一个可供Mei-Lan求助的支持网络。父亲的兄弟，“Thomas叔叔”——一位儿童精神科医生——和他的家人当即表示愿意参与进来。Mei-Lan与那边的表亲们关系很好，尤其是与William，他会帮她辅导作业（参见之前的案例片段），当“逃离困难”可以被重新理解为“奔向William，或者奔向Thomas叔叔的家，一个让她冷静下来的安全所在”时，她就会觉得自己得到了帮助。一旦这样的说法达成了共识，危急时刻就会显著减少。

在复杂性创伤的背景下，至关重要的是，不仅要让父母/照料者和家庭参与进来，还需要围绕儿童创建一个社会关怀系统，以建立一个促进儿童成长的环境。这种心智化伙伴关系的必要性有两个方面的理由：首先，有时儿童的需求超出了一个家庭能力所及的范围，就如Mei-Lan的案例所示。在这种情况下，充满爱心且具备心智化能力的父母需要一个理解性的支持网络，这个网络能够在特定危机的情境中支持他们，即当父母感到自己的心智化能力崩溃时，这些伙伴仍然能够保持反思能力；或者当家庭关系变得过度紧张时，孩子或父母可以有一个寻求安全庇护的去处。正如第2章以及Mei-Lan的案例片段所述，创伤儿童在痛苦时倾向于采取战斗或逃跑机制，这使得他们和他们的父母都需要安全庇护所。

此外，创伤儿童所面临的问题往往不仅限于家庭中，也会出现在其他环境中，比如学校、同伴玩耍或课外活动场景中。有时要帮助孩子回到正轨，可能需要与老师或特殊教育需求的服务机构会面。进一步而言，如果某些困境已经发展到一定程度，就需要寄养服务或儿童保护服务机构介入了。至关重要的是，持续调动这些相关的伙伴关系参与进来，尝试从不同的角度共同理解儿童的内心体验，并构建共同的心理表征（Zevalkink et al.，2012）。在日常生活的各个领域，这种共同的理解都有助于最大限度地促进儿童发展出适应性功能。

在大多数情况下，围绕在创伤儿童和他们家庭周围，建立这样一个安全的、创伤知情且具有心智化功能的支持网络是可行的。然而，有时候，由于一些额外的挑战，这一过程可能比预期更加复杂。通常，这些儿童周围的支持系统不可避免地变得庞大。矛盾的是，利益相关方数量众多，往往会使努力达成共识的心智化协作变得复杂化。每个支持网络的伙伴都遵循不同的优先事项、目标和前提，这常常导致对儿童及其功能状况的不同视角。共同思考和讨论，并商定一个共同行动计划，这个过程可能充满挑战，容易导致支持网络（Bevington et al.，2017）的分裂甚至瓦解的时刻（见后文）。庞大复杂的支持网络“本质上难以有效运作，它们的默认状态就是解体”（Bevington，2019，March 29）。对于围绕创伤儿童的支持网络而言，进行建设性的沟通与合作，同时避免陷入相互指责，这无疑是一项重大挑战，例如，“对方的工作不尽如人意”，这尽管可以理解，但几乎不可避免。

经受过复杂性创伤的儿童倾向于诱发分裂机制，进一步加剧其支持网络的瓦解状态。当这样的儿童绝望时，为了控制焦虑，往往会采用原始的防御机制，他们将好的与坏的体验及表征投射到不同对象身上，试图将它们彼此割裂开。通过这种方式，创伤儿童往往是——尽管是无意的或至少是无意识的——成为照料者群体中关系紧张的根源，这些人们会被划分为“好”和“坏”两种对立的照料者角色。在任何时候，父母可能是完美无缺的，而社工可能是全坏的，或者爸爸可能是完美先生，而妈妈却是怪物女士。对于那些被视为“好”形象的照料者而言，他们可能难以意识到，最大的挑战在于要意识到这种认知本身就是照料工作的一部分，并非开始相信自己确实是“正确的一方”，而他人都是错误的。(当完美先生突然变成怪兽先生时，这种反转可能带来巨大冲击，还可能引发愤怒和拒绝。) 与此同时，也正是这些孩子，他们无法忍受身边的照料者有细微的关系张力。如果照料者之间出现关系张力或分裂机制，这确实会把儿童“逼疯”，并进一步使他们失衡和失控。支持网络的合作伙伴面临着一项艰巨的任务，那就是要抵御这种由儿童诱发的分裂机制，避免陷入“三重剥夺”(Emanuel，2002) 的境地，即这种动力和互动会第三次剥夺创伤儿童迫切需要的关爱。这就要求每一位利益相关人，几乎要持续不断地警惕这种分裂机制或相关风险，并持续对支持网络的动力进行心智化思考。由此可见，所有参与照料创伤儿童的网络合作伙伴 (包括心理治疗师在内)，重点关注的核心议题是，在经受复杂性创伤儿童的周围，如何建立并维系“一个持续的、积极的、善于思考并提供照料的支持网络”(Boston & Szur，1983，p. 5)，以便为儿童及其父母提供所需的促进成长性关系。

参考文献

Allen，J. G.，& Fonagy，P.（2006）. Preface. In J. G. Allen & P. Fonagy（Eds.），Handbook of mentalization-based treatment（pp. xix-xxi）. John Wiley & Sons.

Bevington，D.（2019，March 29）. AMBIT in practice：Working across complex and dis integrated professional networks Vlaamse Vereniging voor Psychoanalytische Therapie [Dutch-speaking Association for Psychoanalytic Therapy] 2019 conference：A day of teaching with . . . Dickon Bevington，Kortenberg，Belgium.

Bevington，D.，Fuggle，P.，Cracknell，L.，& Fonagy，P.（2017）. Adaptive mentalization-based integrative treatment：A guide for teams to develop systems of care. Oxford University Press. Boston，M.，& Szur，R.（Eds.）.（1983）. Psychotherapy with severely deprived children. Routledge & Kegan Paul.

Emanuel，L.（2002）. Deprivation x 3. Journal of Child Psychotherapy，28（2），163-179. https：//doi.org/10.1080/00754170210143771

Fonagy，P.，& Allison，E.（2012）. What is mentalization? The concepts and its foundations in developmental research. In N. Midgley & I. Vrouva（Eds.），Minding the child：Men talization-based interventions with children，young people and their families（pp. 11-34）. Routledge.

Fraiberg，S.，Adelson，E.，& Shapiro，V.（1975）. Ghosts in the nursery. Journal of the American Academy of Child Psychiatry，14（3），387-421. https：//doi.org/10.1016/ s0002-7138（09）61442-4

Gaskill，R.，& Perry，B.（2014）. The neurobiological power of play. Using the neurosequen tial model of therapeutics to guide play in the healing process. In C. A. Malchiodi & D. A. Crenshaw（Eds.），Creative arts and play therapy for attachment problems（pp. 178-194）. The Guilford Press.

Henry，G.（1974）. Doubly deprived. Journal of Child Psychotherapy，3（4），15-28. https：// doi. org/10.1080/00754179708257300

Lieberman，A. F.，& Van Horn，P.（2004）. Assessment and treatment of young children exposed to traumatic events. In J. D. Osofsky（Ed.），Young children and trauma：Intervention and treatment（pp. 111-138）. Guilford Press.

Ludy-Dobson，C. R.，& Perry，B. D.（2010）. The role of healthy relational interactions in buffering the impact of childhood trauma. In E. Gil（Ed.），Working with children to heal interpersonal trauma：The power of play（pp. 26-43）. The Guilford Press.

Luyten，P.，Fonagy，P.，Lowyck，B.，& Vermote，R.（2012）. Assessment of mentalization. In A. W. Bateman & P. Fonagy（Eds.），Handbook of mentalizing in mental health practice（pp. 43-65）. American Psychiatric Publishing.

Mayes，L. C.（2012）. Foreword. In N. Midgley & I. Vrouva（Eds.），Minding the child：Men talization-based interventions with children，young people and their families（pp. xi-xii）. Routledge.

Midgley，N.，Ensink，K.，Lindqvist，K.，Malberg，N.，& Muller，N.（2017a）. The development of mentalizing. In *Mentalization-based treatment for children.* A time-limited approach（pp. 15-37）. American Psychological Association.

Midgley，N.，Ensink，K.，Lindqvist，K.，Malberg，N.，& Muller，N.（2017b）. When the capacity for mentalizing is underdeveloped or breaks down. In *Mentalization-based treatment for children：A time-limited approach*（pp. 39-60），American Psychological Association.

National Scientific Council-on the Developing Child.（2004）. *Young children develop in an environment of relationships：Working Paper No. 1.* Retrieved from https：//developing-child.harvard.edu/wp-content/uploads/2004/04/Young-Children-Develop-in-an-Environment-of-Relationships.pdf

Perry，B. D.（2001）. The neurodevelopmental impact of violence in childhood. In D. Schetky & E. P. Benedek（Eds.），*Textbook of child and adolescent forensic psychiatry*（pp. 22 1-238）. American Psychiatric Press.

Perry，B. D.（2006）. Applying principles of neurodevelopment to clinical work with maltreated and traumatized children：The neurosequential model of therapeutics. In N. B. Webb（Ed.），*Social work practice with children and families. Working with traumatized youth in child welfare* (pp. 27-52) . The Guilford Press.

Perry, B. D. (2009) . Examining child maltreatment through a neurodevelopmental lens : Clinical applications of the neurosequential model of therapeutics. *Journal of Loss and Trauma*, *14* (4), 240-255. https : //doi. org/10.1080/15325020903004350

Shalev, A. Y. (2000) . Post-traumatic stress disorder : Diagnosis, history and life course. In D. Nutt, J. R. T. Davidson, & J. Zohar (Eds.), *Post-traumatic stress disorder* : *Diagnosis*, *management and treatment* (pp. 1-15) . Martin Dunitz.

Vliegen, N., Tang, E., & Meurs, P. (2023) . *Children recovering from complex trauma* : *From wound to scar*. Routledge.

Zevalkink, J., Verheugt-Pleiter, A., & Fonagy, P. (2012) . Mentalization-informed child psychoanalytic psychotherapy. In A. W. Bateman & P. Fonagy(Eds.), *Handbook of mentalizing in mental health practice* (pp. 129-158) . American Psychiatric Publishing.

Therapeutic Work for Children with Complex Trauma

儿童复杂心理创伤的治疗

第二部分
三轨道治疗模型

每一位船长都知道：一艘船只需改变几个航向，就能到达另一个港口。

Van Dis，2007年9月18日

在这本治疗手册的第二部分，我们概述了一种针对经历复杂创伤儿童的当代精神动力学心理治疗方法。在此，我们希望提醒读者，本书中提出的治疗模型主要是在为处于领养或长期寄养家庭的儿童提供服务的门诊心理健康中心的背景下发展起来的，而非针对处于边缘照护状态的儿童（例如，有被从亲生父母身边带走风险的儿童或短期寄养儿童）或生活在非家庭环境中的儿童（例如，集体之家的儿童）。这意味着我们与儿童主要照顾者开展的工作（我们称之为“第二轨道”）主要涉及养父母和长期寄养照料者。因此，出于简洁和易读性，在接下来的章节中，我们将儿童的养父母或寄养照料者（即日常照料儿童的主要照料者）统称为“父母”。当需要区分亲生父母与养父母或寄养照料者，或区分养父母与寄养照料者时，我们会尽量明确说明。尽管这一模型主要是为那些经历复杂创伤、生活在稳定家庭关系中的儿童开发的，为他们提供一个长期的视角，但我们的希望和目标是，本书中提出的模型能够启发并有助于与更广泛的创伤儿童及其周围提供照料的成人群体开展工作。

其次，本书主要面向具备精神动力学概念核心知识并掌握精神动力学治疗模型核心能力的（儿童）心理治疗师。然而，我们也希望启发更多围绕创伤儿童及其家庭的专业人士群体，因此我们尽可能以通俗易懂、避免术语的语言阐述相关的精神动力学概念和过程。如需进一步阅读，我们推荐精神动力学儿童心理治疗的入门读物（例如，Blake，2011；Dowling，2019；Grünbaum & Vibeke Mortensen，2017）。

在整合第一部分所描述的理论和临床框架时，本书强调了在治疗创伤儿童的同时，为儿童周围的人员（包括家庭内外的成员）提供支持的重要性。这构成了当前三轨道治疗方法的坚实基础，包括与儿童的直接工作、与父母的工作以及与支持网络的工作。在本书的第二部分，我们详细阐述了这种三轨道治疗方法的各个组成部分，包括考虑何时需要同时提供所有三轨道治疗，或者何时可能更适合从一轨道或两轨道开始（例如，在直接与儿童进行工作之前，先与父母和支持网络开展工作）。

在第4章中，我们介绍了这种工作方式的核心特征，通过概述三条轨道并描述贯穿这三个组成部分及治疗阶段的基本工作原则和态度。在后续章节中，我们讨论了这些一般原则如何在治疗的不同阶段应用在与儿童、其父母及支持网络的工作中。

在第5章中，我们描述了在三个干预层面（儿童、父母和支持网络）的评估阶段的目标和结构。了解儿童所处的环境，并全面评估他们发展中的脆弱性和优势，有助于为制定连贯的个案概况总结奠定基础，以指导进一步的治疗。此外，了解父母及其优势和脆弱性有助于形成迫切需要的工作联盟。作为临床医生，我们必须理解父母需要什么样的支持才能继续成为孩子足够好的父母。最后，从治疗轨迹的一开始，就包括了围绕儿童及其家庭的相关支持网络伙伴。

在第6章、第7章和第8章中，我们分别讨论了与儿童的直接工作、与父母的工作以及与支持网络的工作。这些轨道在并行实施时，旨在促进儿童发展的恢复、父母及其他照料者的心智化能力的恢复，以及儿童、父母和其生活中的重要他人之间更积极的关系。总体目标是促进一种更为平衡的生活方式和相处方式。

在第9章中，我们概述了治疗师如何在这种治疗方法的三个轨道中为结束阶段做准备。结束阶段的工作旨在巩固整个治疗过程中取得的发展进展。此外，以一种非创伤性和促进成长的方式处理分离经历，这对于有照护关系中断和破裂历史的儿童而言至关重要。最后，考虑到经历复杂创伤的儿童在后续发展阶段可能仍然容易受到新困难或重新激活的困难的影响，这一点在当前治疗方法的结束阶段设计中被特别考虑。

参考文献

Blake，P.（2011）. *Child and adolescent psychotherapy*. Karnac.

Dowling，D.（2019）. *An independent practitioner's introduction to child and adolescent psychotherapy：Playing with ideas*. Routledge.

Grünbaum，L.，& Vibeke Mortensen，K.（2017）. *Psychodynamic child and adolescent psychotherapy：Theories and methods*. Karnac Books.

van Dis，A.（2007，September 18）. *Knack*.

4

三轨道精神动力治疗模型：核心特征和基本原则

正如第一部分所论述的，复杂创伤不仅是儿童个体的问题，更深深地影响着父母及整个支持网络。本书提出的治疗方法旨在促进儿童的发展性恢复，同时修复父母及其他照料成人的心智化能力。后者致力于在儿童周围构建Winnicott（1971）所述的“促进性环境”，在这种环境中最大限度地培育促进成长的互动，并激发积极有益的亲子互动模式。这种嵌入于心智化关系中的状态构成了任何发展性恢复与进步得以展开的关键背景。遵循Howe（2005）的观点，我们坚信：“如果关系是导致发展性偏差的根源，那么关系也是最有可能（解决问题的地方）被修正的载体。”（p.278）因此，当前治疗方法被构想为一个三轨道精神动力治疗模型，综合考虑以下三个维度：儿童特定的发展性损伤与问题、努力维持对儿童心智化的父母、以及面对儿童难以理解的行为和自身意外反应的支持网络成员（见图4.1）。

在本章中，我们首先概述当前治疗方案的三轨道框架，并讨论治疗师如何在儿童个体、父母及支持网络三个层面评估该疗法的适用性。在此过程中，我们特别强调需要建立嵌入于心智化团队中的治疗联盟，以便能够持续关注创伤儿童所涉及的复杂心理状态。随后我们将阐述这一方案的基本原则与态度，这些原则将贯穿整个治疗过程的核心脉络。

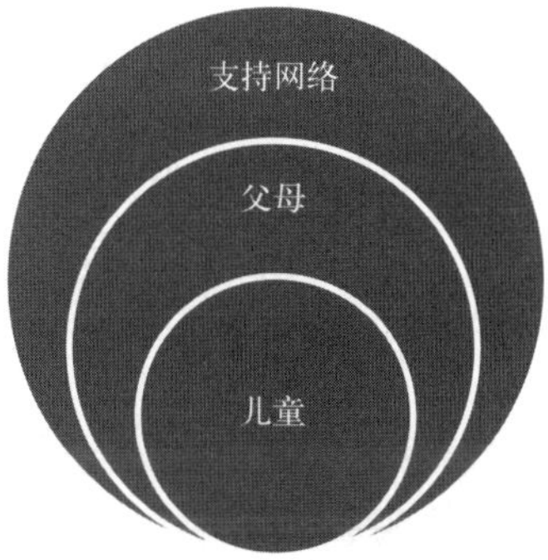

图4.1　三轨道治疗方法

与儿童的直接工作嵌入在与父母的工作中，而父母的工作
又嵌入在与支持网络（如学校、社区）的工作中

三轨道干预轨迹

鉴于创伤儿童的发展性困难（见第2章），以及这些困难对照料者福祉的影响（见第3章），显然仅对儿童进行个体治疗，或仅同父母/支持网络工作往往会被证明是“力度不足”。同理，仅向家长提供信息而不深度参与实际的家长工作可能是不够的；虽然将家长转介至“创伤敏感型育儿项目”（trauma-sensitive parenting programme）可能在某些情况下有所帮助，但这类干预措施有时仍不足以真正支持家长应对其子女的具体问题。

表4.1　三轨道治疗方法的基本特征

轨道1：与儿童直接工作	轨道2：与父母工作	轨道3：与支持网络工作
• 每周会谈一次	• 每三到四周一次	• 一学期一次支持网络会谈
	• 两节之间酌情增加会谈	• 两节之间与一到两位支持网络伙伴酌情增加会谈
• 工作时间是有限的，通常包括与儿童进行的约40 ~ 60次会谈 • 两位治疗师 • 心智化团队		

然而，三轨道干预的时机与节奏在某些情况下可能并不直观。由于创伤儿童普遍存在强烈的痛苦、破坏性及扰乱性行为（见第2章），人们很自然地认为必须直接帮助儿童，并将个体治疗（轨道1）作为首选干预途径。然而，需要重视的是，直接与创伤儿童工作的有效性本质上取决于能否将这一工作嵌入到与父母（轨道2）及支持网络（轨道3）的协同工作中。因此，直接儿童工作的附加价值实际上取决于儿童的家庭及支持网络能在多大程度获得支持，并在儿童周围形成积极且促进成长的日常环境。这意味着，当儿童所处的照料环境的安全性与稳定性面临威胁时，我们需要审慎考虑是否应启动直接与儿童的工作。部分创伤儿童在接受治疗时尚不确定下个月将与哪些家庭成员共同生活（例如尚未落实领养安置）。另一些儿童则长期生活在无法获得理解，或照料者的痛苦过载的家庭环境中。此类情境下，当儿童处于情绪困扰时，其父母或照料者的心智化能力往往难以发挥作用。因此，若环境过于不稳定或不支持，在初始阶段可优先与支持网络合作伙伴合作以明确当前的核心关切及儿童的首要需求（通常并非心理治疗）。若在环境极不稳定的情况下过早与创伤儿童直接开展工作，可能会增加治疗提前终止的风险，导致儿童再次经历关系破裂带来的创伤性体验。

在后续章节中，我们将分别概述干预的三条轨道（见表4.1），并逐项解析各轨道关联的特定干预原则——这些原则将在后续章节展开详细论述。通过这种方式，我们旨在为读者提供关于各轨道干预的聚焦时机、节奏把控及每条轨道相互关系的具体操作指南。

轨道 1：与儿童直接工作

轨道1聚焦于与儿童的直接工作，通常以每周一次的会面形式开展，旨在为儿童提供一个亟需的过渡性空间，使其能够在治疗师在场的安全环境中，尝试并练习更具适应性的方式来应对其面临的问题。正如第二章所讨论的，创伤儿童的问题具有复杂性及普遍性，往往涉及四个发展领域中多个受复杂创伤经历影响的领域。因此，建议采用限时性长程治疗轨迹。限时性特质旨在创造治疗推动力：它有助于维持所有参与者（儿童、父母及其他成人照料者，包括治疗师）对当前任务的专注（即各方共同商定的治疗目标，详见第5章及第9章）。通常认为约40次的会面时长（相当于一个学年）是必要但也是最低限度的安排，以确保儿童能与治疗师建立足够稳固的依恋关系，从而为治疗进展奠定基础。若延长治疗轨迹至约60次会面，可帮助过渡到下一个学年，这为支持网络提供了更多机会评估治疗效果是否已转化为现实生活关系中的积极改变。这种情况在某些情境下尤为重要——例如当治疗进程较为缓慢，或儿童在现实生活中面临特定挑战而可能阻碍治疗进展时。

在这一背景下，有两个值得关注的议题。从创伤儿童的角度来看，向另一个素未谋面的成年人敞开心扉（基于其既往经历，这类成年人很可能被认为不可信或不可靠）本身就是极具挑战性的要求。这需要儿童父母具备相当程度的情感与心理平衡能力，以支持并鼓励孩子冒险将自己托付给治疗师。

第二个关注的议题是，从创伤儿童的临床表现来看，许多孩子存在多重问题，部分已被贴上一种或多种精神病学诊断标签。例如：学习障碍、语言发育迟滞或其他认知损伤；类似ADHD的过度活跃行为或难以维持/转移注意力的问题；类自闭症的关系模式（表现为社交退缩与想象力匮乏）；甚至出现解离或精神病性症状。对临床工作者而言，这些问题的归因常面临困境：究竟是复杂创伤的临床表现，还是需要视为与创伤相对独立的共病状况？无论是先有鸡还是先有蛋，多重问题均要求治疗师深度理解儿童的脆弱性特征（vulnerability profile），并据此调整干预策略。此外，部分儿童可能需要药物辅助治疗或学校/家庭层面的额外支持（如作业治疗、社交技能训练）。需要明确的是，本书提出的三轨模型并非排斥其他干预形式。正如第五章所述，评估阶段的重要任务之一是确定：除三轨干预外，儿童是否需要其他针对性支持（如药物治疗、教育干预）。此类服务需求评估的结果需与家长（轨道2）及支持网络（轨道3）共同讨论和商定，并且在理想的情况下，尽可能将提供额外服务的专业人员纳入支持网络的成员伙伴中（轨道3）。总而言之，只要能将儿童的特殊需求充分整合并落实到三轨道干预中，绝大多数伴发心理健康问题的创伤儿童均可从本治疗方案中获益。

轨道2：与父母工作

轨道2涉及与儿童的主要照料者合作，这一工作早于直接与儿童的工作，并与其同步进行。这一轨道的工作聚焦于缓解父母的焦虑与痛苦，并协助其维持心智化能力的持续在线状态。具体而言，父母会谈的频率设置为每3至4周一次，具体取决于治疗阶段的进展及儿童问题的紧急程度。对于某些家庭，尤其在危机或紧急情况下，可能需要可获得的治疗师或服务机构提供的额外支持。

正如第3章所述，识别、容纳并理解父母心智化能力为何会在日常生活中不可避免地崩溃，以及探索如何从这种崩溃中恢复，构成了父母工作的核心焦点。父母的心智化能力不仅是促进儿童成长发展的基本前提，更是维系家庭生活平衡的关键基础。心智化有助于父母更好地了解孩子的特殊内心世界和任何“棘手”行为背后的动力，也可以帮助他们更好地了解自己和自己的反应，因为这是与受到创伤的孩子共同生活的一部分。最终，心智化旨在培养父母处理日常困难时刻和与孩子冲突的技能，并帮助鼓励和巩固父母与孩子“联结”的经验。

在启动与儿童父母的工作轨道时，治疗师需优先考虑两个议题。首先是儿童及家庭的安全，包括身体、教育及情感安全（Struik，2019）。安全始终是首要考量。这意味着治疗师在倾听父母叙述时，必须评估该家庭是否为每位成员提供了安全的环境。身体与情感安全指父母保护家庭成员免受身心伤害的能力，或至少具备觉察并愿意探讨发生了什么以找到摆脱破坏性互动的方式；教育安全则涉及父母能否为儿童提供具有稳定节律与常规的结构化的日常环境以满足其基本依恋需求。只有在家庭环境具备基本安全与可预测性的前提下，儿童才能充分受益于心理治疗（Novick & Novick，2011）。因此，若评估显示家庭关系对任何成员的身心完整性构成威胁，则需依据国家或地区儿童保护及安全的专业伦理与法律规范，将父母或支持网络纳入安全计划制定之中。此类情况下，只有当基本安全得到保障后，才可开展直接与儿童的工作。

其次，在正常情况下，甚至在照顾经历过复杂创伤的儿童时，父母的心智化能力也会受到压力和脆弱性的影响。这使得临床医生评估父母基本心智化水平，以及该水平是否能支撑高强度治疗过程的挑战——变得尤为困难。当面对育儿技能和/或心智化能力严重且持续受损的照料者时，这一任务会更加艰巨。例如，父母严重的智力障碍或慢性精神疾病（如严重人格障碍、精神病、重度慢性抑郁症）可能影响他们为儿童提供足够好的关系的能力。此类情况要求治疗师进一步审查、评估，并在必要时采取适当措施，之后才能将当前三轨道干预模式作为该家庭的治疗方案。例如，若临床医生评估发现父母的心理问题虽暂时干扰了足够好的养育能力或基本心智化功能，但这种干扰是暂时的，那么“父母模块”对促进足够好的育儿技巧和/或父母心智化的恢复是有帮助的，同时还可以作为后续治疗的起点。

这种逐项罗列的论述方式易使人产生线性处理的错觉——仿佛我们能够通过分步骤操作来解决临床问题：即首先系统评估儿童及家庭的安全风险并实施保护措施，继而转向父母心智化能力的评估与干预，最终确保后续治疗进程“一帆风顺”。然而实际上，如前所述，这两大核心议题具有深刻的互构性，其本质是相互渗透的迭代过程而非机械的线性序列。以临床实践为例，家长往往需在建立初步治疗联盟并产生安全感后，方能坦承“情绪失控”、对孩子实施肢体攻击或流露弃养幻想等敏感信息。这就意味着，在转介时，如果家长没有提出这样的报告，并不意味着治疗的开始绝对是“绿灯”。同样的，家长出现此类报告也不能被视作治疗师工作不力的标志。相反，这种对养育方式的“转变”视角往往是家长治疗过程中的一个组成部分。类似地，家长的心智化能力可能在初始评估时明显缺失，但随着治疗初期治疗师持续的心智化引导，其能力会逐步恢复。因此，我们此前探讨的与儿童父母合作的议题不应被视为不可逾越的治疗禁忌，而应被视为治疗师在治疗过程中需要考虑和充分应对的问题。具体操作策略将在第7章系统阐述。

轨道3：与支持网络工作

正如第3章所述，创伤儿童的父母需依赖支持网络才能为孩子创造足够安全且可预测的环境。非正式照料者（如家庭成员、朋友）与专业人员（如教师、寄养护人员）既能协助儿童应对特定的发展挑战，也能支持父母提升养育能力和心智化水平。因此，轨道3聚焦于与这些支持网络合作伙伴的协作，旨在构建亟需的促进性环境。为实现此目标，理想的情况下需组织所有支持网络合作伙伴共同参与的会议，并辅以个体或小组会谈、中间阶段的视频或电话沟通以及危机会议。

支持网络会议是建立和维护合作伙伴关系的最具建设性的手段之一，能够确保所有参与者朝着共同的目标努力。这些会议构成了支持网络工作的核心平台，需要就以下事项达成共识：网络会议的总体目标、频次安排，以及如何建立日常沟通渠道。

可行的运作节奏为每学期召开一次会议，每年三到四次——无论当时是否存在紧迫问题。此类会议对形成对儿童功能的共同理解是不可或缺的。在此基础上，可以就行动/照料方案达成一致，这是作为儿童发展及其关系修复的必要但非充分条件。定期会面并了解各合作伙伴的职责范围和视角，以及在相对平静时期讨论困难情境的应对方式，这对危机发生时能够统一行动至关重要。除了这些正式组织的支持网络会议外，根据该儿童或家庭的具体需求，还需通过小型会议或一对一会谈开展重要的支持工作。真正维系并利用这些“小团体”中不断发展的合作关系，将有效促进亟需的促进性环境的形成。

尽管围绕儿童及家庭构建并维持这种促进性环境至关重要，但此类工作面临的最大挑战在于这一过程可能引发强烈的情感反应，包括恼怒、恐惧、愤怒、疏离、不信任和厌恶。这要求我们在工作中既要承认并接纳这些情感，又要保持对工作对象的专业态度。值得注意的是，与较大的（或广泛的）支持网络合作本身具有复杂性，因为合作伙伴可能带着对儿童主要问题、何种干预符合儿童最佳利益以及责任归属的不同显性或隐性观念参与协作（Bevington et al.，2017）。在复杂性创伤情境下，这种“寻常”的观点分歧可能因以下两个过程被进一步放大：首先，创伤儿童的行为困难或情绪痛苦程度常引发紧迫感，挤压网络合作伙伴间的心智化空间，可能导致过早或不当的干预（例如因破坏性行为直接将儿童开除学籍而未全面评估后果或探索替代方案）；其次，这类儿童的问题“分散性”常导致不同环境中的照料者仅观察到其功能的不同侧面——例如行为问题在家中尤为显著，而在学校却表现为良好适应，反之亦然，这使得来自不同背景的成年人难以意识到他们在讨论同一儿童。在某些案例中，儿童甚至可能在某种情境下表现得体且讨人喜爱，而在另一关系中表现出控制性、操纵性或破坏性行为。若这些动力未被察觉或处理失当，极易触发支持网络伙伴间的分裂机制（例如产生“需要拯救好孩子脱离坏父母”的幻想）。对此，需支持网络参与者理解：对儿童某一方面的认知并不一定比其他视角更“真实”，这种“碎片化”是由儿童复杂创伤史所致的功能和动力的结果。具体应对策略将在第8章展开讨论。

总之，在与支持网络伙伴合作的过程中，将“良好意愿”转化为心智化和合作干预可能是一项艰巨的工作。心智化的崩溃几乎不可避免，分裂过程也潜伏于合作的各个环节，包括治疗师在内的所有合作伙伴需清醒认知并充分准备应对这些潜在威胁。在某些情况下，需要投入相当多的时间和精力，以便在开展轨道1和轨道2的工作之前或同时，在支持网络伙伴之间达成共识。

嵌套于心智化治疗团队的双治疗师：临床双元心智化协作模式

如前所述，经历过复杂创伤的儿童会将焦虑、悲伤、愤怒和“疯狂”等强烈情绪带入到所有亲密关系中，从而给照顾他们的成年人（包括心理治疗师等心理健康专业人员）带来意想不到的反应，有时是不恰当的，甚至是造成再次创伤的反应。因此，对这些儿童及其照料者的治疗工作可能会充满高度的唤醒、负面甚至爆炸性的影响，以及几乎持续的误解和关系破裂的风险。在此类高难度个案中，治疗师需具备多维度的认知调节能力，既要持续追踪儿童的内在心理状态，又要兼顾照料者（父母/教师/寄养机构人员/体育教练等）的不同心理视角。这就是为什么我们认为在这种治疗方法中，由两名治疗师组成的心理治疗小组之间的紧密合作非常重要。尽管我们意识到服务机构可能会面临人手短缺的问题，但我们的经验和信念是，由于病例的复杂性、对治疗师资源的影响以及分裂机制的威胁，这些儿童和参与照料他们的成年人需要的远不止“一个思考的头脑”。

在临床实践中，我们发现对于创伤儿童及其照料者而言，采用双治疗师构建双重心智化互动团队绝非奢侈，而是非常必要的。其中一位治疗师专注对儿童的直接治疗，另一位则聚焦于与家长及儿童周围的支持网络 工作。这种分工旨在建立能够承载高强度动力关系的治疗容器。当前心理健康服务体系虽普遍面临人员短缺与超负荷工作的压力，即便双治疗师配对模式在理论上具有可行性，其实际操作往往充满现实困境。然而这一选择的核心依据在于：所有人在高应激情境下的心智化能力都存在固有的脆弱性，这种脆弱性会被创伤儿童惯常引发的动力性分裂模式进一步放大。这意味着双治疗师配置绝非简单的“双人并行作业”，如赛道上各自为战的自行车手。相反，治疗师团队必须通过高度协调的“竞赛策略”实现专业协同——既要在干预方向上保持一致，又需对治疗节奏进行精密调控。此外，与其将治疗方案想象成两条独立的轨道（一条由儿童心理治疗师决定，另一条由家长/支持网络工作者决定），我们常常发现，将其视为一个整体的“竞赛策略”更有帮助，有时由一位治疗师“领骑”，有时则由另一位，这取决于“行进路程”的需要。为实现“双人骑行队”的流畅运作，治疗师不仅需要共享个案信息，更要建立彼此之间真诚的沟通与协作。临床常见风险包括治疗师过度认同某一方而产生认知偏移：儿童治疗师可能无意识地将父母标签化为“坏父母”，父母工作者则容易将儿童解读为“坏孩子”或者“疯小孩”。正如先前所讨论的，创伤儿童的关系动力可能在周围成年人中引发非心智化分裂机制。根据我们的经验，需要两个真正协作的治疗师的心智力量来对抗这种导致破碎化和解体的强大拉力。

此外，两位治疗师嵌入到同一个心智化团队中，可以发现并揭示儿童心理治疗师和父母工作者之间的摩擦是如何反映出与特定儿童和家庭有关的人之间的过度认同和认同不足的过程。例如，儿童治疗师在治疗团队会议上叹息“如果这些父母能稍微多反思些，‘孩子’的情况会好转得更快”，可能引发父母工作者关于这些父母已为孩子竭尽全力的反应；又或，父母工作者过多共情父母的痛苦，当儿童治疗师谈及孩子在治疗中表达的深切悲伤与失落感时，他们会表现出明显的不信任。在此类情形中，心智化团队可为治疗师二人组提供亟需的心智化空间，使他们从纠缠在一起的充满影响的动力关系中后退一步，从而帮助他们察觉“盲点”并恢复更具觉察性的状态。

基本原则及态度

在干预的所有三个轨道和当前模型治疗的各个阶段，某些基本原则及相应态度指导着工作开展（见表4.2）。在后续章节中，我们将阐述这些指导原则，并帮助读者理解这些原则在同遭受复杂创伤的儿童工作时可能面临的特殊挑战。在后续章节中，我们将详细探讨如何以促进成长的方式应对和处理这些挑战。

表4.2　三轨道整合治疗模型的基本原则和态度

• 一个稳固但灵活的治疗框架，作为促进（重获）心智化的结构
• 持续关注支持性关系
• 保持心智化立场始终处于核心位置
• 以创伤和发展的视角来看待

坚实而灵活的治疗框架：围绕儿童、家庭及支持网络构建心智化结构

第一项基本原则是治疗师要致力于建立和维持一个稳固的治疗框架，并以足够的灵活性来处理这个框架。精神动力学方法非常重视稳固、持久和可靠的治疗框架。由于创伤儿童及其家庭和周围的支持网络经常面临紧张的，甚至是失调的、近乎危机的情况，他们需要一个稳定的框架，以使其避免沉溺于消极情绪中，并维持和恢复“在线”的心智化能力。当治疗互动的时间、节奏和空间逐渐被体验为可预测且可靠时，“安全感”这一基础性体验便开始形成，这通常意味着“有足够的安全感来体验和交流不安全、不信任和害怕被评判的感觉”。正是外部框架的安全属性，使得治疗师能与儿童、家长及系统伙伴建立起强有力、具有理解力且本质积极的治疗联盟。在此框架内，人际互动中的善意与合作意图得以传递，治疗进程与改变方能自然发生[参见认识信任（epistemic trust）；Fonagy et al.，2019]。

然而，从“提供稳固的治疗框架”到“感到安全”，再到实现“治疗性改变”，这并非一条直线式的发展过程。建立和维护这样一个治疗框架的工作往往伴随着摩擦，甚至可能引发愤怒或不信任情绪，因此需要治疗师具备高度的反思能力和灵活性。在所有三个治疗轨道的层面上，都可能出现特定的动力变化，这就需要考虑对治疗框架进行调整。关于这种情况可能会如何发展，以及治疗师应如何应对这些针对治疗框架的挑战，将在第6章、第7章和第8章分别展开讨论。

持续关注对关系需求（relatedness）的支持

与构成治疗师外在框架的治疗框架相并行，治疗师内在框架的核心要素在于他们对支持关系需求（relatedness）的尝试。为儿童与其重要他人之间的关系搭建支架（scaffolding），并支持其归属感与人际联结感——这是任何精神动力取向儿童心理治疗工作的基本原则（Novick & Novick，2011）——在面对经历过复杂创伤的儿童时，往往更为复杂。这些儿童会带着“旧的”、往往是负担沉重的关系模式进入新的人际关系，从而给其亲密关系带来各种各样的困难。正因为如此，再加上这些儿童的父母及其他照顾他们的成年人普遍存在心智化功能受损的情况，治疗师需要时刻牢记这些多层次且复杂的关系动力。一个难以照料的儿童与照料者几乎不可避免的心智化功能

受损状况，这两者的“混合体”应始终处于治疗师关注的核心位置，有时会成为显性焦点，有时则更多处于隐性背景之中。在这种“高风险”且心智化功能低下的情境下，在所有三个轨道内开展心理治疗工作时，牢记他人并帮助他人把彼此记在心里，都是其中至关重要的部分。关于治疗师如何做到这一点，将在第6章、第7章和第8章分别予以阐述。

保持心智化立场始终处于核心位置

认为人类的行为——无论多么怪异或棘手——都是有意义的，这一观点构成了“心智化立场”的基础，也是当代精神动力治疗方法的核心。在与经历过复杂创伤的儿童及其周围的照顾者合作时，始终坚持这一观点是一项真正的挑战。

对于这些儿童来说，不得不接受自己经常做出连自己都无法理解的行为这一事实，会引发一种自己很怪异甚至疯狂的感觉。而对于父母和其他提供照料的成年人而言，每天都要面对“无法理解”且具有挑战性的行为，会让他们因无法理解孩子为何这样做而感到不安。要打破因困难行为导致误解和负面反应这种恶性非心智化的循环，就必须真正致力于几乎持续不断地尝试思考看似怪异和难以理解的行为背后可能存在的意义。

一位能够“执着地”保持觉察，并致力于一次又一次地帮助儿童、父母及支持网络伙伴理解“怪异”行为的治疗师，就像一剂解药，可以抵御被恐惧和愤怒所淹没，也能避免对创伤引发的唤醒做出不经思考的反应。这要求治疗师在脑海中持续对儿童及其家庭保持构建和重构（Fonagy et al.，2014），而这些都需要建立在对创伤动力的深刻认知和理解之上。

以创伤和发展的视角审视

在与创伤儿童及其照料者的心理治疗工作中，如果没有发展和创伤相关的知识储备，保持心智化立场或足够迅速地从心智化功能受损状态中恢复几乎是“不可能完成的任务”。一个创伤儿童的“困难”行为，以及这种行为在父母和其他照顾料者身上所引发的反应，往往让人难以理解，除非能从发展性适应和创伤动力的角度去考量（例如，面对创伤触发因素时的战斗、逃跑或木僵的反应；过度警觉的压力反应系统的表现；或“旧有”关系期望的呈现）。此外，有关创伤及其对发展影响的一般性知识，若没有真正致力于去“了解”（即保持心智化）这个特定家庭和情境中的这个孩子，也是没什么用处的。这种去“了解”这个孩子及其家庭的过程，还包括帮助儿童和照顾者接受某些永远无法知晓的方面，比如孩子早年童年历史的某些部分（例如跨国收养的情形），或者孩子确切的未来发展轨迹。有时，来访者前来寻求心理治疗，期望治疗师能够洞悉人心、预测他们未来的发展，或者“修复”孩子，使他们能够实现父母为其设定的所有愿望和梦想。在这种情况下，治疗师需要支持儿童和成年人哀悼那些不切实际的期待、愿望和梦想的破灭，同时又要保持一种（现实的）充满希望的视角。这要求治疗师深入了解复杂创伤经历对儿童后续发展的影响，以及对那些参与照顾和抚养儿童的人的福祉的影响。针对特定儿童及其照料者如何开展评估工作将是第5章的重点。而后续治疗工作的重点则取决于治疗师能否运用这种发展和有创伤基础的视角来指导所有三个轨道的治疗方法。关于如何做到这一点，将分别在第6章、第7章和第8章中展开讨论。

参考文献

Bevington, D., Fuggle, P., Cracknell, L., & Fonagy, P.（2017）. *Adaptive mentalization-based integrative treatment：A guide for teams to develop systems of care*. Oxford University Press.

Fonagy, P., Luyten, P., Allison, E., & Campbell, C.（2019）. Mentalizing, epistemic trust and the phenomenology of psychotherapy. *Psychopathology*, *52*, 94-103. https：//doi. org10.1159/000501526

Fonagy, P., Rossouw, T., Sharp, C., Bateman, A., Allison, L., & Farrar, C.（2014）. Mentalization-based treatment for adolescents with borderline traits. In C. Sharp & J. Tackett（Eds.）, *Handbook of borderline personality disorders in children and adolescents*（pp. 313-332）.Springer.

Howe, D.（2005）. *Child abuse and neglect：Attachment, development and intervention*. Bloomsbury Publishing PLC.

Novick, K. K., & Novick, J.（2011）. *Working with parents makes therapy work*. Jason Aronson.

Struik, A.（2019）. *Treating chronically traumatized children：The Sleeping Dogs method*（2nd ed.）. Routledge.

Winnicott, D. W.（1971）. *Therapeutic consultations in child psychiatry*. The Hogarth Press and the Institute of Psychoanalysis.

5

对“家庭内儿童”发展的评估

如果我们想找出对特定儿童及其家庭可能有帮助的方法，了解儿童的发展是至关重要的，因为“采用发展的视角可以促进共情的理解”（Allen，2013，p.1）。这包括了解可能塑造儿童发展的早期环境因素，以及发展与儿童当前环境之间的相互作用。首先，评估阶段对于了解儿童、他们的内心世界以及他们体验外部世界的关系和事件的方式至关重要，也有助于理解儿童在不同发展领域的优势和弱势。其次，我们的目标是了解并理解父母，了解他们对孩子的担忧以及他们在心智化孩子和自己方面的能力。通过将评估过程中收集到的信息以通透易懂的方式进行整理和表述，形成对个案的概念化，我们旨在帮助从孩子的内心世界出发，帮助家长理解孩子的困难，以及这些困难是如何挑战家长的能力和资源的。对孩子所挣扎的特定问题以及这些问题的内在动力达成共同理解，有助于提升父母的心智化能力，并帮助家庭就所需帮助类型达成共识的基础上，参与到往往颇具挑战性的治疗过程中（Cregeen et al.，2017）。最后，评估阶段有助于儿童开始理解他们的行为（这种行为常常被自己甚至他人描述为怪异、疯狂或不好的）与他们内心所发生的事情之间的联系。我们旨在通过让儿童从一开始就参与其中，来促进他们对治疗过程的投入。因此，在整个评估过程中，治疗师试图在信息收集、对内在体验的反思以及与所有相关人员建立工作联盟之间保持平衡（Cregeen et al.，2017）。

正如第4章所概述的，这四项基本原则作为核心主线贯穿于从一开始开展的工作当中。由于理解儿童和父母内心所关注的内容是评估阶段的关键所在，因此从初次接触家庭成员时起就需要秉持心智化立场。因此，我们会制定一个清晰但灵活的评估框架，为治疗师提供与儿童及其家庭展开反思性对话的机会——这一过程有助于更深入地理解儿童以及父母的想法和感受。对关系嵌入性的强调以及创伤与发展视角的运用，从根本上构成了评估阶段的构建方式：评估工作旨在理解这个儿童的发展是如何受到早期创伤性环境的影响的，以及这种发展可能如何（部分地）通过当前的心智化关系得到恢复。

在本章中，我们首先阐述在父母前来咨询或被转介后、但尚未开始“实际”评估环节之前需要开展的工作，然后概述本治疗方法中概念化的评估过程结构。接下来，我们利用 Jemal及其收养家庭的综合案例，描述了每个评估阶段和会谈的目的与内容，并就这些环节中的特定主题制定了指南。在此，我们希望提醒读者，这份基于原则的治疗指南并不是一份详尽无遗的清单，而是指导治疗师思考和观察的灵感源泉。

在开始之前：铺平道路，识别障碍

Julian 和 Rebecca 是十岁男孩 Jemal 的养父母。Jemal 出生于埃塞俄比亚，三岁时被他们收养。Jemal 刚上小学时，养父母就注意到他存在严重的行为和学习问题。他们将他转到特殊教育学校就读。两年后，当Jemal 能够重返原先的小学时，养父母重新燃起希望——他们认为特殊教育学校的强化支持会让Jemal 发展得更好，而且他们始终认为第一所学校对他有益。然而在新学年开学数月后，Jemal 似乎又表现出不良行为的复发迹象，这让养父母倍感挫败。他们决定联系特殊教育学校沟通他们的担忧，而此前在Jemal两年在校期间一直为这个家庭提供支持的心理学家则建议他们寻求心理治疗帮助。

有时候，父母会由熟知相关情况的机构或同事转介去接受心理治疗。就像在Jemal的案例中，父母/照料者可能已经从领养机构或寄养服务中获得了一些关于养育领养或寄养孩子的支持；其他照顾者可能参加过“创伤知情型养育”项目，并正在寻求更深入的治疗。这些父母已经经历了部分过程：他们已经体验到反思父母与孩子之间的互动会有怎样的帮助；他们已经学会了如何在艰难处境中保持充满爱意、有安全感并且具有心智化能力的父母角色；又或者他们对心理治疗如何能提供额外的帮助以及我们需要多么密切配合有时才能向前迈出一小步抱有符合现实的预期。在这种情况下，转介者和父母就治疗对这个家庭的意义有了相当好的认识，即相对准确的预期。换言之，在这个意义上，他们为开启心理治疗进程“做好了准备”。

然而，在另一些情况下，由于孩子遇到困难，家庭在危机中被转介到心理治疗机构。他们只是希望困难能够停止或事情会好起来，而对自己的养育行为如何影响着孩子的行为却知之甚少。他们有时还抱有不切实际的期望——认为心理治疗可以简单地“解决”孩子的问题，而不需要他们介入。在这种情况下，需要开展一些工作将父母和/或转介者的担忧转化为对治疗更现实的期望。

在其他情况下，虽然进行了转介，父母却因为感到压力而勉强进行咨询。例如，当老师对孩子在学校的行为问题感到担忧，而父母考虑到孩子才刚刚开始在新家庭中平静下来并适应环境，此时他们不愿再给孩子增加额外压力。在这种情况下，我们要做的工作就是找到共同点，即治疗对缓解孩子的某些担忧有什么意义，以及如何制定一条考虑到不同观点的前进道路，而这些不同观点往往都源于对孩子进一步发展的共同的关切。

评估过程的结构

当前治疗方法中的评估过程分为三个阶段，大约包含八次会谈（见表5.1）。在第一阶段，我们努力让所有相关人员（父母、孩子、其他重要的参与照料的成年人）参与进来，初步了解每个人的主要担忧、需求和转诊原因，以及他们的心智化能力。第二阶段是对孩子进行实际的发展评估。第三阶段，我们将收集到的评估信息进行整理和综合，形成连贯且易于理解的个案概念化。在这个理解框架中，孩子发展的各个方面，包括优势和脆弱之处，都能得到充分体现，并将其置于先前和当下的环境因素及动力背景中。这种基于心理动力和心智化的个案概念化框架（Henderson & Martin，2014；Muller & Midgley，2015）为我们提供了一种与家长和儿童分享我们的理解的工具。在此过程中，我们旨在促成对孩子当前问题以及这些问题核心的内在动力的共同理解。基于这种对话和交流，我们可以与孩子及其家人共同决定接下来最好采取哪些步骤，即“干预重点阐述”（focus formulation）。

表5.1 评估阶段的结构和目标

阶段	工作节数指导	目标
1	3	与所有相关人员（父母、孩子及其他重要的照料者）建立联系并明确需求，初步了解每个人的主要关切、需求及转介原因，同时评估他们的心智化能力
2	3	通过与孩子的发展性评估，探求与了解孩子的功能状态、动力、脆弱性及潜在优势
3	2	制定并与家长和孩子分享个案概念化与干预重点

第一阶段：启动并明确需求

首次会谈（见表5.2）旨在开始与父母和孩子建立工作联盟，弄清楚究竟是什么促使父母前来咨询以及孩子对问题和需求的看法。首次会谈还旨在初步了解家庭中依恋关系的质量，以及家庭在心智化能力方面的优势和困难（Muller & Midgley，2015）。这通常需要大约三次的会谈，通常是两次单独与父母进行，一次与父母和孩子共同进行，以便彻底弄清楚父母和孩子前来咨询的需求和关切是什么。有时，与转介者进行一次电话沟通或一次会面可能会有所收获。例如，当熟悉该家庭的寄养照料者听到有关孩子在学校和家里遇到困难的令人担忧的消息，就会提出关于孩子发展中的困难以及评估和/或治疗是否有帮助的问题。他们的观察和想法可以为评估提供信息，与儿童和家长的观点形成互补。有时，也可以与家长共同举行这种会议，作为共同思考过程的一种示范。

表5.2 第一阶段评估的核心任务与策略

与父母建立工作联盟	• 获得对家庭情感氛围的初步印象 • 初步理解咨询的原因，并评估家庭负担的严重性 • 确认并探讨咨询的决定 • 帮助家长和孩子为下一次共同会谈做好准备
在与父母的互动中与孩子见面	• 开始与孩子建立工作联盟 • 观察亲子关系的质量 • 探讨孩子对咨询原因的理解
进一步了解儿童和家庭的问题	• 了解儿童的成长史 • 深入了解家庭历史中与儿童相关的脆弱性和资源以及相关的家庭历史 • 描绘家庭当前的社会支持网络 • 探讨父母对以“创伤知情（trauma informed）”视角看待其子女的发展困难的反应

与父母建立工作联盟并了解他们对问题和需求的看法

在与父母的这次初次会面中，我们积极寻找机会去认可并探究他们前来咨询的决定，强调做出这一决定所需的勇气。帮助家长重新找回勇气和力量，这是建立合作性工作联盟的重要基础。从评估的角度来看，我们旨在对家庭的情感氛围形成初步印象，包括依恋关系的质量以及家庭中的心智化能力和困难（参见 Muller & Bakker，2009；Muller &ten Kate，2008）。我们的目标还包括初步了解家庭目前最不稳定和最失调的因素，并评估家庭所承受负担的严重程度。最后，我们帮助父母为自己和孩子做好下一次共同会面的准备。

在首次会面中，Jemal的养父母谈到他们从学校收到一些投诉，说Jemal表现得“消极又强硬”，而且一有机会就挑起争吵。治疗师了解到，直到Jemal的足球教练给他们打电话，表达对Jemal“缺乏动力”的担忧后，他们才决定联系特殊教育需求学校的心理学家。他们描述了Jemal在学校表现出行为方面的困难，在家则流露出焦虑情绪并处于抑郁状态。母亲在谈及Jemal的“暗黑想法”时，面容显得悲伤又疲惫。他有时会问她生活是否有意义。她明白当Jemal感到抑郁时需要她的耐心陪伴，但同时也表示，“他需要我的那种方式”让她感到受伤。她接着解释说，当Jemal处于那种“艰难状态”时，胃口很小，对吃的东西极为挑剔。在这种时候，他会因为妈妈厨艺不好或者从来不买好吃的食物而责骂妈妈。相比之下，当Jemal处于放松状态，比如在度假期间，他吃饭时胃口明显很好，似乎对他妈妈做的任何东西都喜欢。“我就是这样了解到，他说‘家里没什么好吃的’这种抱怨，实际上意味着他在情绪上感觉不好。”母亲叹了口气说道。

在第一次会面中，治疗师主要倾听父母讲述他们所面临的困难，同时，用另一只耳朵倾听这些问题对他们和当前家庭的情绪氛围造成的情绪影响。在Jemal的养父母身上，我们了解到他们非常担心。父母双方都以充满爱意、共情和关切的方式谈论他们的养子以及他的困难。他们似乎真的知道他是谁，了解他成长所需的一切，而且为了给他提供所有的发展机会，他们付出了巨大的努力。他们将Jemal视作是个有自己问题、弱点和需求的人，也有自己的长处的个体来谈论。在第一次会谈后的记录中，这位治疗师写道：“这些父母似乎能够考虑到Jemal和他的发展需求，但我怀疑，他们试图以耐心和共情的方式来保持对Jemal的爱，这是否是以牺牲自己的需求为代价的。”后者是Jemal的养父母自己没有明确表达的东西，他们可能（还）没有意识到，但治疗师在倾听他们的故事时能感觉得到。

父母在面对与孩子相关的挑战时可能会有截然不同的反应。有时，父母对于遭受严重创伤的孩子展现出良好的心智化能力，却可能在满足自身需求方面难以保持心智化的立场，Jemal的养父母可能就是这种情况。Jemal的妈妈似乎能够很好地揣摩她儿子的想法，能明白他对家里食物的评价可能反映出其内心的幸福感，但尽管她能够说出自己的想法和感受，在理解这些想法和感受方面似乎还是有些吃力。在其他家庭中，对孩子带有负面或敌意的言辞能让人看出父母已经耗尽了精力和心智化能力。父母可能会感到不堪重负，或者个人脆弱之处被触发。有些父母会被孩子的攻击性爆发所激怒；还有些父母会因为没完没了的要求而疲惫不堪。有时，会出现父母开始失控的初步迹象，比如他们会用严厉、报复或尖刻的话语谈论孩子。因此，在初次接触时就观察到父母心智化能力受损，这为我们提供了充足的机会，去评估这些能力的欠缺是长期应对严重创伤儿童困难后出现的心智化能力崩溃造成的，还是在心智化能力未受到太大压力时一直隐藏着的心智化能力脆弱性所致。作为治疗师，时间是我们可借助的盟友，我们只能密切观察基于心智化能力的父母工作（见第7章）是否有助于心智化能力的恢复，以及/或者当孩子的问题变得不那么让人难以承受时，这种能力是否会恢复。同样，我们会倾听父母对孩子和家庭未来的担忧与焦虑，以及他们对重新获得掌控感和规律感的期望。治疗师可以牢记的话题和问题参考后文（见表5.3）。

表5.3　与父母单独进行初次面谈时需要留意的话题（第1次会谈）

1.对家庭情感氛围形成初步印象，包括依恋关系的质量以及家庭中的心智化能力和困难

- 父母用何种情感化的语言来谈论他们的孩子？尽管困难重重，你能否听出其中蕴含的爱、共情和关切？还是说，这些最初的讲述主要伴随着误解和愤怒的情绪，或是疲惫与绝望之感；父母/照料者是否有失控的迹象，例如用严厉、报复或痛苦的言辞说话？
- 他们是否仍对孩子独特的视角怀有好奇心和兴趣？
- 孩子是否被视作一个有着自身需求、问题、脆弱之处，受愿望和悲伤驱使的个体？
- 父母/照料者能否思考并谈论自己在情感方面的需求？
- 当展望孩子在自己家庭中的未来时，父母关心什么、害怕什么？
- 他们对于在家庭中重新获得调节感、主宰感和可控感有怎样的想法？

2.探究父母看待孩子问题和发展的方式，并评估家庭所承受负担的严重程度

- 父母认为哪些经历超出了他们的能力范围，是“难以承受”的，并且成为他们前来咨询的原因？他们为何寻求帮助，又为何在此时寻求帮助？他们寻求帮助是为了解决孩子的哪些症状？
- 他们第一次注意到这些症状/行为是在什么时候，并且对于诱发因素有什么想法吗？
- 这些症状/问题存在多久了，随着时间推移是如何发展变化的（有无波动、恶化等情况）？
- 谁正在承受什么样的痛苦？
- 父母如何感受孩子的痛苦、自己的痛苦、兄弟姐妹以及其他家庭成员的痛苦？

3.对父母前来咨询的决定予以认可并深入探究

- 促使父母联系心理健康服务的临界点是什么？
- 父母和孩子对于寻求帮助分别有哪些（积极和消极的）感受与态度？
- 是谁推荐这个家庭来进行咨询的，父母收到的推荐理由是什么？
- 哪些人已经知晓了这个家庭正在面临的问题？父母周围的人是否支持他们尽可能建设性地帮助孩子成长？还是周围的人让父母觉得要对孩子的问题负责？
- 家庭环境如何看待前来咨询这一步？哪些人已经知晓了此次咨询？父母得到了怎样的反应，他们对这些反应作何感受？

续表

4. 帮助父母和孩子做好下一次共同会谈的准备 ● 父母是否已经向孩子解释了咨询这件事? ● 父母的想象中孩子会有怎样的反应? ● 他们是否对和孩子一起谈论来见治疗师这件事有一定的信心?

在首次咨询会谈的稍后阶段，治疗师进一步了解了促使Jemal一家前来求助的情况，并试图评估这一情况给家庭带来的负担有多严重：

Jemal的养父母讲述了他们已经习惯了学校对儿子行为的各种抱怨。他们从之前得到的支持中了解到，儿子正以一种非典型的方式成长，这帮助他们始终保持耐心和支持的态度，认真对待儿子在学校遇到的困难，不过他们并不期望这些问题最终会消失。相比之下，让他们感到焦虑甚至恐慌的是，Jemal似乎对体育失去了兴趣。足球教练打来的电话犹如一个警钟，促使他们采取行动，因为体育一直以来就像是Jemal的生命线，而他在体育方面“缺乏动力”就好像他自己切断了这条生命线。这让他们不禁怀疑他现在是否“真的抑郁了”。

当被问到什么事情对他们来说最难以承受时，母亲讲述了Jemal的情况：他似乎怎么也无法接受他们的帮助，尤其是在困难时期。她很困惑，不明白为什么Jemal不肯多依靠他们一些。哪怕他们只是询问他的状况，他也难以忍受，并且会对每一个安慰的举动都做出恼怒的反应。虽然他有睡眠问题，但他从不索要或接受晚安吻。他决定把房间里墙上的画以及床上的毛绒玩具都拿走，还说自己“太大了，不需要这些幼稚的东西”，这让母亲感到绝望。对他们而言唯一令人欣慰的是，看到Jemal能依偎着狗，找到些许宁静。Jemal的养母看到孩子受苦却又无法亲近他，为此感到很无力。

在以上所描述的情形中，即便问题已经存在了一段时间，而且到目前为止发展历程也不顺利，但父母们往往是因为近期发生的一个诱发事件才前来咨询——就像那句谚语所说的“压垮骆驼的最后一根稻草”。在其他情形下，父母决定咨询是在经历了一段痛苦的经历之后（例如，分离焦虑期、噩梦和睡眠问题期）；一次重大的失调经历（例如，孩子从学校逃跑或者在商店偷智能手机）之后；或者是由于一系列反复出现的较小负面事件（就像一部“没完没了的故事”，比如在学校总是寻求冲突，对每一个小挫折都反应过度愤怒）才做出这个决定的。像Rebecca和Julian这样的寄养照料者或养父母，通常已经为困难情况或者不符合狭义“正常”发展概念的发展轨迹做好了准备。他们常常能够动用众多资源来支持他们的孩子。而决定咨询儿童心理治疗师的关键时刻大多表明，某一经历已经超出了他们的资源所能应对的范围。理解这“最后一根稻草”能让我们深入了解这个家庭很多情况，并且可以作为“切入点”（Sameroff，2004；Stern，1995）好好加以利用。治疗师可以用来邀请父母谈论的话题和问题参考前文（见表5.3）。这些问题旨在探索父母看待孩子问题和发展的方式，尝试透过他们的眼睛去看待孩子，并以此作为一个起点。此外，在了解这个家庭的早期阶段，重要的是要先了解一下孩子的这些问题对家庭资源和技能的挑战有多严重，以及不同家庭成员所承受的痛苦负担有多大。

在倾听和尝试理解的同时，治疗师会特别注意确认和探讨父母做出的咨询决定：

当被问及决定向心理健康专家咨询Jemal的问题有多困难时，Jemal的养父母谈到了他们与 Jemal学校心理学家的合作经历。Jemal的母亲热情而生动地讲述了他们是如何感受到理解和支持的，以及当出现新的问题时，他们是如何毫不犹豫地再次与心理学家联系的。“她告诉我们，她在与你们这里针对像Jemal这类孩子的合作方面有过很好的经验，我们真的很信任她的判断。”对于Jemal的养父母来说，之前那种得到帮助和支持的经历显然降低了他们前来咨询并谈论自家经历的心理门槛。

当父母决定寻求咨询时，他们的需求往往很高，非常需要帮助，但与此同时，他们通常并不想求助于专业人士。因此，在初次会面时，为他们的观点留出空间并认可他们踏上这一旅程的勇敢举动，是建立工作联盟的重要因素。感到被认可的关键在于，父母关于孩子的担忧以及他们在养育过程中所经历的痛苦能被一位思想开放且不带偏见的治疗师倾听并认真对待。因此，共情的倾听是治疗早期阶段最重要的组织因素（Hoffman et al.，2015；Jaffrani et al.，2020）。此外，以共情的方式被倾听有助于父母重新获得资源和潜在的力量，让希望的视角重新浮现。当父母在第一次会面后带着一种被倾听和理解的感觉回到家中时，他们就迈过了第一道障碍，并有更多机会继续参与充满挑战的治疗旅程[另见"认知信任"（epistemic trust）；Fonagy et al.，2019]。有时，通过明确询问寻求专业帮助对父母意味着什么，以及就孩子脆弱的成长状况进行咨询如何影响着他们的感受和体验，这种探索可能会有所帮助。

父母的特殊感受或经历可能会提高他们的门槛使他们更加谨慎，不愿寻求帮助。有时，父母会在无能感中挣扎，这进一步削弱了他们作为父母的能力以及他们与孩子之间的关系；或者，父母可能在过去收到过关于他们养育孩子的批评意见，觉得自己要为孩子的困难负责。因此，对于许多父母来说，在咨询过程的早期就让治疗师处理这些感受和经历是有帮助的。治疗师可以邀请家长就他们决定咨询的问题进行讨论，这些话题可以在表5.3中找到。

在第一次会谈期间，当然也包括会谈结束时，治疗师应特别注意帮助家长和孩子为下一次家庭会谈做好准备（见表5.3）。有些家长几乎不需要准备，因为他们自己已经想好并说过了，他们已经跟孩子提过了，或者他们对跟孩子谈论来找治疗师这件事很有信心。其他家长可能需要一些帮助，以便找到"合适"的措辞，以适合他们年龄的方式与他们的孩子谈论一些对他们家庭很重要的事情，同时又不会给孩子造成太大的压力或焦虑。

在与父母的互动中与孩子见面

在父母在场的情况下与孩子第一次见面，我们的目标是开始与孩子建立工作联盟，并观察孩子和父母之间关系的质量，以及他们在一个新的、有点令人焦虑的环境中相互交谈和看待彼此的方式。我们还会特别留意引导孩子理解前来咨询的原因。

在与Jemal及其养父母的首次会面中，治疗师邀请他们每人挑选一张在某种程度上与自己家庭相符的图画卡。Jemal拿起一张绵羊的卡片说道："这就像我妈妈一样：'咩，咩！ Jemal，你该睡觉了！ Jemal，已经10点了！'" 后来，他的妈妈挑出一张太阳的卡片，说："Jemal是我们家的小太阳。" Jemal立刻回应道："我根本不是什么小太阳，在家总是很无聊！"

后来，在详细描述他妈妈画的涂鸦时，Jemal把这幅画补充成了自己在海上冲浪的画面。他讲起了自己参加的一个冲浪夏令营。他当时特别渴望学习冲浪，勇敢地独自前往——"没有任何朋友陪同"，他的父母强调说。Jemal朝治疗师靠过来，小声说道："但是最近这两天，我真的特别想念我妈妈。"

治疗师（轻声细语地说，仿佛在说一件极其私密的事）："而且这似乎是一件我们只能非常非常小声谈论的事儿？"

Jemal："是的，因为这真的很尴尬。"

治疗师（仍然轻声地）："真的吗？对我来说，很难想象尴尬之处在哪里；我觉得孩子敢于说出想念某人是很勇敢的。"

Jemal（也继续轻声细语，模仿着妈妈的语调）："我甚至想念她的声音，（用他那像绵羊般稚嫩的声音）'Jemal，做这个，Jemal，做那个……'"

尽管治疗师对Jemal谈论妈妈时那种尖刻的态度感到震惊，但她决定把这个比较棘手的话题留到以后——等工作联盟稍微稳固一些的时候再探讨，并且先去了解Jemal对睡觉这件事的感受。Jemal说他很难入睡，是个"睡眠不好的人"，而且他讨厌不得不上楼去做睡前准备的时刻。治疗师略带幽默地说，他很幸运妈妈一直坚持让他去睡觉，否则他可能永远都到不了自己的床边。他的父母也加入了对话，谈论他们是如何努力帮助Jemal解决睡眠问题的。

对于孩子来说，来见治疗师绝非一件中立的事情。他们或多或少都明白，是自己的行为导致了父母或其他照顾他们的大人带他们来就诊。有时他们会害怕被指责、惩罚、被说成是怪异的或淘气的。对于那些行为受复杂创伤动力驱使的孩子来说，情况更是如此，而这种动力是他们自己及其照料环境都尚未理解的。

儿童最起码期望的是用他们自己的“语言”来交流。在互动中把儿童当作平等的伙伴，尝试利用儿童偏爱的沟通方式，可以通过提供一些工具来实现，比如一盒图画卡、绘画材料或适合其年龄段的玩具（例如，用玩偶来表达对家庭的想法和感受）。此外，我们常常会利用涂鸦（Ensink et al.，2017；Winnicott，1971）或其他游戏、任务，作为一种促进孩子与父母之间互动的方式，从而了解他们在彼此互动过程中的表现。与此同时，我们会留意孩子是否因受到过多关注而开始产生焦虑情绪。在前面的案例片段中，Jemal能够借助这些方式来讲述自己的经历，这让治疗师得以用好奇且感兴趣的态度去回应他的交流。治疗师同他进行耳语交流，使他能够谈及想念妈妈时那种尴尬的感觉。与孩子的初次会面往往提供了一个契机，能在父母在场的安全氛围中，观察他们如何应对对自己内心世界的首次谨慎探索（见表5.4）。在Jemal的案例中，我们从中了解到很多关于他对生活中重要且脆弱方面的看法。通过这种方式，我们旨在初步了解儿童对此次咨询以及新关系的体验。

表5.4　在父母在场的情况下与孩子会谈时需要留意的话题（第二次会谈）

1.开始与孩子建立工作联盟 ● 孩子偏好的沟通方式是什么? ● 孩子对这个新情境和新关系有何反应?
2.从依恋和心智化视角观察孩子与父母之间的关系质量 ● 在这个新情境中，孩子在寻求亲近和安慰与探索新环境（房间、玩具、治疗师）之间是如何权衡的? 孩子在探索过程中是否仍与（其中一位）父母保持联系? ● 孩子如何调节情绪（如焦虑、兴奋）? ● 父母对孩子在这次会谈中的行为和互动方式作何反应? 他们是否能够站在孩子的角度看问题，理解孩子的反应并据此采取行动（例如，在孩子权衡亲近与距离时给予支持）?
3.探讨孩子对咨询原因的理解 ● 孩子生活中有哪些方面是他们希望改变的? ● 孩子已经知道父母寻求咨询的原因了吗? 父母是怎么告诉他们的? ● 孩子能否理解或者至少对父母的担忧产生共鸣? ● 孩子对咨询原因以及父母的担忧有怎样的想法（和幻想）?

在这次首次共同会面期间，有机会观察孩子与父母之间的关系：

> 进入房间后，Jemal在（新的和未知的）治疗师附近坐下，面对这个新局面，他没有向养父母寻求任何安慰，既没有通过靠近寻求身体上的亲近，也没有通过眼神交流来确认感受。
>
> 治疗师注意到，尽管Jemal似乎很自由地谈论他对养父母的感受，但即便在养父母在场的情况下，他的表达方式也相当尖刻和疏离，就好像他并没有真正考虑到自己的话可能会给他们带来怎样的情感冲击。而他的养父母始终保持积极和温暖的态度；他们能够以促进成长的方式和Jemal交流，比如称赞他独自参加冲浪夏令营是多么勇敢，还谈到他们是如何努力帮他解决睡眠问题的。

对儿童来说，咨询环境构成了一个全新的、不寻常的且可能引发焦虑的情境，而治疗师被视为一个全新且陌生的人，孩子需要与之建立联系并托付信任。这为观察孩子在这一特定情境下的反应提供了机会。我们可以从依恋和心智化的角度（见表5.4）瞥见孩子与其父母之间关系的质量。在前面的案例片段中，Jemal表现出在与养父母亲近方面存在困难，并且似乎避免任何依赖他们的体验。相反，他表现出疏远甚至消极的态度，似乎并不在意这会让养父母有何感受。从依恋的角度来看，Jemal似乎采用了回避型风格，通过淡化他人或关系对自己的重要性来应对与依恋相关的压力。

随着咨询过程的推进，通常会有机会了解孩子对前来咨询原因的认识：

> 在本次咨询接近尾声时，治疗师已经对Jemal有了一定了解，也明白了他养父母寻求帮助的原因。她通过总结自己所学到的内容（面向Jemal）来结束这次咨询："我了解到，对你来说，睡觉是个大问题，而且当你想念妈妈的时候，你可能会觉得难为情。"还没等她说完，Jemal补充道："而且我不喜欢承认有些事情很难办。"
>
> 治疗师："啊，这似乎是你很了解自己的一件有趣的事儿。那么，

跟我说说当你不喜欢承认有些事情很难办的时候，具体是什么样的情况呢？”

Jemal（思索片刻，然后用更柔和的声音说道）：“就像今天早上，我在车道上投篮的时候，妈妈过来问我是不是想喝柠檬水……我对她发了脾气……但其实我是想喝柠檬水的……只是在我把那个破篮球投进篮筐之前不想喝……”

治疗师：“哇，感觉你对今天早上发生的事儿内外在的情况都挺清楚的。不过我也感觉到你心里还是对这件事耿耿于怀，也许是因为你对冲妈妈发脾气感到难为情？”

Jemal（声音更坚定了一些）：“我不是故意的！（然后声音又软了下来）但它就是冒出来了……然后一切又都搞砸了……”

在与孩子的首次会面中，我们致力于营造一个共同的空间，让父母和孩子能够就咨询原因交换彼此的看法，并找到共同点。同样，当邀请孩子讲述事情经过时，我们秉持真诚好奇的态度，试图将孩子的视角置于首位（见表5.4）。这类问题为探讨孩子对自身问题的认知程度提供了切入点，同时也涉及如何缓解部分问题。此外，这些问题能让治疗师初步了解孩子的心智化能力。治疗师可以借此判断孩子是否已经意识到某些问题，是否察觉到自己正面临困难，即便这些问题未必与其他人关注的重点一致。通常，遭受创伤的孩子会觉得和其他孩子“不一样”：他们会发现自己更容易与他人发生冲突，或者意识到兄弟姐妹从未经历过像自己那样强烈的噩梦。有些孩子认为自己古怪或淘气，原因是他们更容易和别人打架，或者是毫无征兆地乱发脾气。治疗师还可以留意孩子是否有迹象表明他们感觉自己被行为冲动和爆发所“驱使”，仿佛对自身行为毫无控制力；或者，孩子是否已开始初步思考行为背后的原因，以及引导行为的情感内心世界。例如，有些孩子在稍加引导后，就能开始将自己诸如离家出走之类的行为与内心体验（比如“他指责我拿了他的铅笔盒，我气坏了”）联系起来；而对于其他遭受创伤的孩子而言，这将是治疗过程中的一个环节。在前面的案例片段中，Jemal几乎不需要太多引导或支持，就能认识到内心的感受（比如打篮球时不愿承认遇到困难）可能与自己的行为（对妈妈发脾气）有关，甚至明白这种行为会如何使人际关系变得复杂，并给自己的自我认知带来困扰。然而，学会控制那些“不由自主”产生的行为，仍将是Jemal治疗过程中的一个重要部分。

我们会特别留意，尝试向孩子（及其父母）传达孩子因何缘由要来接受几次治疗这方面的共识。治疗师或许会提及孩子的发脾气、可怕的噩梦或者想要逃离的冲动等情况，以此表明孩子正处于艰难时期，可能需要一些帮助来让生活变得更加顺遂。例如，Jemal的治疗师就提到，Jemal难以承认事情有难度，这有时会让他比自己的本意更用力地推开身边的人，还会让他觉得自己把一切都搞砸了；同时，治疗师也谈到如何帮助他的父母和老师更好地理解和应对Jemal的这一状况。我们还会探讨并就“来接受几次治疗”的具体安排达成一致（比如次数、具体日期和时间、在哪个房间、会和治疗师一起做些什么等等）。这对于培养掌控感和调控感非常重要，而有复杂创伤经历的孩子往往缺乏这些感受。

进一步了解儿童和家庭的问题

在深入了解孩子在其家庭以及更广泛社会环境中的情况的这一初始阶段，我们还希望在后续与父母进行的进一步探索性会谈中，更深入地探究当前问题的背景。在复杂创伤案例中，我们会全面梳理孩子特定发展困难的过往和背景因素，以便能够理解当前的发展问题和心理健康需求。为此，我们邀请父母分享他们关于孩子成长经历以及自身经历的看法和体验、家庭目前的社会融入状况，还有他们对与治疗师（们）进行的最初几次会面的感受（有关治疗师可以留意的话题，见表5.5）。

表5.5 进一步理解儿童及家庭问题时需关注的问题（第三次会谈）

1.深入了解孩子是如何变成现在这样的 ● 关于儿童的症状及其对儿童日常生活（家庭、学校、休闲）的影响，家长能告诉我们什么？ ● 父母可以告诉我们孩子自成为家庭成员以来的发展史吗？ ● 对儿童安置前的历史了解多少（包括可能的困难或负面经历）？
2.深入了解家族历史中的脆弱性与资源 ● 关于“成为父母”的重要时刻，父母能告诉我们什么？ ● 父母可以告诉我们他们在原生家庭中的哪些相关生活经历（如有关丧失的经历）？

续表

3. 描绘家庭当前的社会关系网

- 在家庭、学校或休闲环境中，是否有重要的“合作伙伴”参与抚养孩子？这些合作伙伴提供了哪些支持或帮助？
- 在父母看来，哪些支持被认为是有帮助的？

4. 了解父母对孩子脆弱性发展的“创伤知情”视角的理解程度，以及他们对这一视角的初步接受情况

- 父母对“脆弱的发育”或“创伤经历”相关的初步观点或措辞有何反应？

Jemal出生后不久就被遗弃在埃塞俄比亚一个小镇的警察局附近。被人发现后，他被放在一个纸箱里，送到了附近的孤儿院。一岁时，他被转移到另一家孤儿院。三岁时，Julian和Rebecca前往埃塞俄比亚领养了他。他们在孤儿院第一次见到他时，他是个小而胖乎乎的孩子，“至少他之前吃得不错”，父母回忆起当时的想法。他当时特别依恋他的保育员。他很快就和他的养父母建立了良好的联系，很容易抱他和安抚他。来到他们家后，他经常要吃的，但睡得很好，是个快乐、开朗又活泼的孩子。他喜欢上幼儿园，也喜欢和朋友在一起。

对于Jemal的养父母来说，自从Jemal开始上小学，“一旦学业要求进入他的生活”，一切就都变了。似乎学习对他来说压力很大——是出于对失败的恐惧吗？他的父母心想。从那时起，Jemal突然不再分享他内心的想法。“有时候，我们会在中午发现他躺在床上，当我们问有什么问题时，他会几个小时都不说话。所以我们联系了特殊教育学校。他在那里待了两年，在那里他又开始重新焕发生机。我们感觉他又和我们亲近起来了，又能讲述自己的经历了。”

在邀请父母分享他们所了解的孩子的成长历程时，我们旨在深入了解孩子为何成为现在的样子。因此，我们格外关注父母告知我们的以下方面：孩子在不同日常生活场景中所表现出的症状及其影响；孩子自加入家庭以来的发展历程；以及关于孩子被安置之前的已知情况。在此过程中，我们尝试带着特定的关注点去倾听，探究先天

因素、过往经历以及当前环境因素之间可能存在的相互作用（Greenspan & Thorndike Greenspan，2003）。

Rebecca和Julian谈到了在Jemal进入他们生活之前，他们曾失去过一个孩子的经历。在决定进行领养程序之前，Rebecca很容易就怀孕了，并生下了一个患有严重残疾的女儿，而她只活了几周。后来的检查显示这是一种遗传性疾病，而新的孩子也会有高风险患上这种危及生命的残疾。“这是我们第一次接触心理学家，”Rebecca说，“病房的心理学家在困难时期是一份意外的珍贵礼物。她真的帮助我们思考和谈论我们的经历，这是一个需要耗费大量精力去哀伤的过程，但这确实让我们彼此更加亲近。正是在那些谈话中，‘领养’这个词第一次被提了出来。”

就理解当前问题而言，我们旨在深入了解家族史中的脆弱因素和资源。为此，治疗师可能会邀请父母讲述他们人生中与“成为父母”相关的重要时刻。Jemal的养父母谈到了生育并失去一个患有严重残疾的孩子这件事对他们生活的影响。此外，为人父母可能会受到个人原生家庭早期生活经历的影响。在这种情况下，使用家谱图可能会有所帮助，因为它能向父母传达治疗师对他们关于家庭不同成员感受的真正兴趣。这有助于深入了解重要的方面，比如父母是如何应对以往挑战（如有关丧失的经历）的。在这方面，我们要强调的是，盘点父母的优势和资源与了解他们的焦虑和脆弱之处同样重要。

Jemal的养父母身边环绕着一个温暖且充满关爱的家庭。双方祖父母都住在他们附近，Jemal可以轻松又安全地自己骑自行车往返于他们的家。Rebecca和Julian感受到父母贴心的陪伴所带来的支持。有时候，祖父母会带Jemal一起去度假，这有助于Rebecca和Julian在经历特别疲惫的阶段后恢复精力。两位家长在各自的家族里都对Jemal非典型的发展状况给予了极大的接纳。此外，Julian的大姐Evelyn阿姨最近退休了，每周会来两次，辅导Jemal做作业。这个主意是在Jemal和父母围绕作业问题经历了一段激烈的冲突之后产生的。

对于一个家庭来说，能否应对脆弱儿童的发展和行为问题，很大程度上取决于其可依赖的社会支持。因此，我们也会邀请父母谈谈在他们看来，在家庭、学校或休闲环境中抚养这个孩子的重要“伙伴”是谁，以及这些伙伴能提供何种支持或帮助。有时候，这是父母首次受邀反思“社会支持”，因为他们从未想过“寻求帮助”，或者将其视为软弱和缺点的表现。在其他家庭中，询问他们的支持网络会引发对缺乏支持的焦虑，甚至是家中大量吹毛求疵的成员的担忧。在这些情况下，邀请更广泛的家庭成员参与或者组织一场关于如何抚养创伤儿童的心理教育会议会大有帮助（见第8章）。

在Jemal就读的特殊教育学校，诸如“脆弱的发育”以及“早年遭受严重伤害”之类的表述已经被介绍给了他的养父母。然而，Rebecca和Julian似乎并未完全领会这意味着什么，以及这对他们儿子的发展意味着什么。他们似乎全神贯注于帮助和支持他们的孩子尽可能“正常地”发展和取得成就，好像他们在认知上理解了非典型发展，但似乎很难在情感上也接受创伤影响的深远程度。治疗师在心里记下，她需要明确地在这方面帮助Rebecca和Julian。

早期的治疗过程以及在这些初次会谈中收集到的信息，旨在让治疗师能够形成关于孩子问题的初步且双方共享的心理动力学理解，这将指导后续的评估阶段。在这个阶段，重要的是治疗师要探究父母对孩子脆弱的发育持“创伤知情视角”的反应。实际上，不同父母对此的反应可能差异很大。

例如，对于一些父母而言，如果他们之前有过与心理健康专业人士打交道的经历，或者参加过育儿课程，像“非典型”“脆弱的发育”甚至“创伤”这类表述对他们来说并非完全陌生，Jemal的养父母就是这种情况。然而，对于另一些父母，治疗师会察觉到此时使用这些词汇可能还为时过早，父母可能觉得这些词没什么帮助，在这种情况下，或许使用“更容易被接受”的表述，比如“社会情感困难”，会更明智，直到这些父母的心理处理过程更进一步。通常情况下，就像Jemal的养父母那样，情况并非如此泾渭分明，父母有一定的前期了解，但尚未从情感上完全领会创伤影响的程度。而后者往往是对父母进行治疗工作的核心内容（见第7章）。

第二阶段：与孩子进行发展性评估

在三次（或四次）评估会谈中，我们旨在从不同角度了解孩子的社会和情感功能表现。重点关注孩子偏好的沟通和互动方式、从发展视角评估孩子的优势和脆弱点、孩子是否准备好并适合接受个体治疗，以及治疗过程可能的切入点。

通常需要进行一次前期评估，以了解孩子的智力能力，并观察他们在结构化认知任务（如智力测试）中的表现。这不仅可以帮助预测孩子在学业上的表现，还可以洞察智力/认知能力与社会情感能力之间的相互作用。例如，一些遭受过创伤的儿童，尽管认知能力处于平均水平，但在学校中似乎总是表现不佳。这可能与缺乏自信或由于过度敏感的压力反应系统而导致的过度警觉状态有关。另一些儿童可能因为一直小心翼翼、耗尽精力，导致他们的认知能力被高估，直到进行全面的智力评估后，才为学业决策开辟了新的考虑方向。在其他情况下，孩子不均衡的智力特征可以让其本人、父母和教师更好地理解他们对自身能力的不安全感是如何产生的。

与孩子的评估会谈每次大约需要一小时，但可以根据孩子的节奏灵活调整时间，从45分钟到90分钟不等。有些孩子需要较长时间来适应，而另一些孩子则很快适应，但一旦开始谈论内心体验，又会变得更加焦虑。

对于任何儿童，尤其是遭受过创伤的儿童，发展性评估需要尽可能广泛地收集各种数据（Midgley，2011），因此需要一个能够最大化观察信息的环境（Greenspan & Thorndike Greenspan，2003）。评估方法通常是结构化和非结构化的结合——通过绘画、游戏或对话等方式，邀请孩子通过象征化的方式表达自己，并在广泛的主题上进行表达。这些评估会谈没有固定的标准流程，但在团队中使用一套相对“固定”的工具和方法可能会有所帮助。这并不是要求严格遵循某种固定协议，而是为了让团队能够积累关于这些儿童如何应对这套工具的经验，同时也关注每个孩子对某些工具可能产生的特殊反应，这可能会让治疗师决定“偏离这套标准”。邀请孩子按照预定的顺序使用这些工具，绝不应干扰治疗师根据具体情况做出的合理判断，例如在某些情况下，如果孩子因绘画或叙述的内容而感到不安，治疗师应根据其临床经验决定如何继续、何时停止，以及如何以一种让孩子感到涵容的方式结束评估。

可以通过以下方式构建这一评估阶段。在第一次评估会谈中，使用“四种情绪绘画”和“家庭动物绘画”可以帮助初步了解孩子的情绪世界、对家庭的看法，以及孩子表达这些情感主题相关方面的技能。在第二次评估会谈中，孩子对一组叙事故事线索的反应可以更深入地揭示其依恋模式、情绪调节策略和关系技能。在第三次评估会谈中，通过半结构化访谈（包括生活史）并邀请孩子自由玩耍，可以进一步深入了解孩子的内心世界，同时让孩子与治疗师建立更个人化的关系。有关这些工具的更多信息和使用指南可以在表5.6中找到。

表5.6　评估会谈中可使用的工具

四种情绪绘画 我们首先邀请孩子画出让他们感到最焦虑、最愤怒、最悲伤和最快乐的事情。每次绘画后，我们邀请孩子进一步讲述与这幅画相关的内容。 每次绘画后的后续问题/引导性问题： “当你感到最害怕/最愤怒/最悲伤/最快乐时，你在想什么？” 如果孩子画的内容或讲述的内容涉及他人： “其他人会有什么感受？” “他们在想什么？” 如果孩子在详细描述时遇到困难：重复孩子的自发陈述，然后再重复一次问题/引导性问题。
家庭动物绘画 我们邀请孩子假装他们的每一位家庭成员都可以变成一种动物，并将他们画成动物的形象。之后，我们邀请孩子通过语言进一步描述他们的画作，例如，询问他们对每种动物的喜欢和不喜欢之处。需要注意的是，要注重“置换”（displacement）的使用，即围绕动物形象展开讨论，而不是直接讨论作为个体的家庭成员。
叙事故事线索 我们邀请孩子使用玩偶和道具，讲述并展示我们治疗师引入的故事情节接下来会发生什么。
半结构化访谈 我们向孩子介绍这次访谈时，强调这不是一个测试，而是“一种愿望，想要了解从你的角度看事情是什么样的”。为了帮助孩子构建表征能力，并确保正确理解孩子对其家庭和生活历史的看法，我们会提供三张纸和一支铅笔，让孩子分别画出：(a) 家庭树，(b) 时间线，(c) 孩子对未来的愿望。 (a) 我想知道你是否可以先告诉我并画一些关于你的家庭和你自己的事情。 后续问题/引导性问题： “你的家庭成员有哪些？”

续表

“他们是什么样的人？” “你住在哪里？” “你们在一起做什么？” （b）“如果这条线代表你的人生历程，你能指出并告诉我从出生到现在发生在你生活中的重要事情吗？” 后续问题/引导性问题： “你当时几岁？” “你住在哪里，和谁在一起？” “当时具体发生了什么？” “你当时是什么感受？” （c）如果你长大后可以许愿，你的愿望是什么？
观察自由玩耍 我们邀请孩子在没有约束的情况下使用各种材料进行玩耍，给孩子一些时间熟悉新的环境和新的关系。

此外，利用过渡时刻（等待室）观察父母与子女之间的分离和重聚（Hoffman et al.，2015）以及与治疗师之间的关系也很有帮助。最后，与学校和/或其他支持网络伙伴联系，听取他们对儿童优势和问题的看法以及他们的观察也很重要（Muller & Midgley，2015）。在某些情况下，在学校进行观察可能是一种有益的补充。

利用从多个视角和多位信息提供者那里收集到的所有信息，我们能够尽可能全面地描绘出孩子在四个发展领域中的社会和情感功能表现（关于需要收集信息的核心主题，请参见表5.7）。当然，这些“类别”并不会自发地从材料中显现出来；这需要临床医生运用分析和综合技能，将材料“整合”起来，描绘出一个细致且连贯的画面。以下小节将通过与Jemal的评估会议材料来说明治疗师可以如何做到这一点。

表5.7　儿童发展概况的核心主题

发展领域	需要收集信息的核心主题
认知功能和执行功能	-通过智力测验或其他结构化认知任务评估的智力能力 -学业进展和困难
表征能力	-游戏、表达主题和象征的能力 -游戏和象征的内容 -心智化能力

续表

发展领域	需要收集信息的核心主题
情感发展与调节策略	-总体情绪和情感基调 -承认并表达驱力和情感 -核心情感 -情感调节策略
依恋发展与关系能力	-基本安全感 -照料关系的表征 -与他人相关的自体表征 -与重要他人的关系质量 -与治疗师的关系能力
自我意识与身份认同	-生命的活力 -体验和表达失落、哀伤的能力，以及体验和表达成长机会的能力 -承认并接受自己是被领养/寄养儿童的能力 -构建连贯生活叙事的能力

情感发展与调节策略

当被要求画出让他感到最害怕的东西时（第一次评估会谈，四种情绪绘画），Jemal沉默了整整一分钟。他环顾四周，面露紧张，但似乎什么也想不出来。

治疗师（用安慰的语气，试图正常化Jemal感受到的害怕）：“每个人——无论是孩子还是大人——都会害怕一些东西，你只需要慢慢想一想你可能会害怕什么。”

Jemal（小声说）：“我以前害怕吸血鬼，我相信它们真的存在。后来，妈妈在我的床边放了一个洋葱，她说这样可以抵御吸血鬼，也可以预防感冒。”然后，Jemal画了一头狮子，并说：“它能大声吼叫；它是食肉动物，也是野生动物。想象一下，如果门打开了，狮子可能会吃了我。我还害怕鳄鱼，但鳄鱼更难画。我还害怕杀手小丑；他们每天都在吓人，在夜晚的街道上，不仅在万圣节！他们可以绑架你或者把你打晕。”

治疗师：“你经常感到害怕吗？”

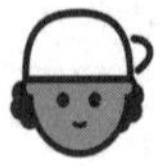

Jemal（肯定地点头）:“有时候，我在黑暗的房间里会感到害怕，当我听到吓人的声音时也会害怕。然后，我会拿起我的游戏机，把耳机声音调得很大。当我假装一切都很好时，有时候这种感觉会过去。”

了解孩子的情绪世界是什么样的，以及他们的感受是如何被体验、调节和处理的，这在治疗经历过复杂创伤的儿童时尤为重要。这些孩子经历了大量负面、忽视或创伤性的经历，与其他孩子相比，他们往往缺乏基本的积极情绪。对于其中一些孩子，比如Jemal，他们的整体情绪和情感基调可能表现为脆弱、平淡和悲伤（例如，低声细语、用柔和的声音说话，并因想念妈妈而感到尴尬），或者表现出一种相当疏远甚至略显“傲慢”的态度（例如，用单调的语调说话，并评论游戏室里没有什么有趣的东西）。对于这样的孩子，特别重要的是要敏锐地观察他们的情绪何时会“明亮”起来，比如当他们谈论爱好、运动或朋友时。了解他们的“生命火花”（参见后文“自我意识与身份认同”），并通过互动和活动为他们的内心世界（有时是“黑暗”和“沉重”的）带来光明和轻松感，这与处理他们的困难和悲伤情绪同样重要。在其他孩子身上，可能存在明显的负面或敌对的基本情绪，或者他们的内心生活被情绪波动所支配。这些孩子的情绪表达可能是强烈且容易观察到的，也可能是细微的，需要敏锐的观察者才能捕捉到。还有一些孩子似乎表现出积极的情绪，但这种积极情绪缺乏真实感：治疗师会有一种直觉，感到这种积极情绪只是一种伪装，掩盖了更困难的情绪。

此外，了解孩子体验、表达和调节基本情绪（如焦虑、愤怒、悲伤和快乐）的方式非常重要。孩子是否能够体验并命名这些情绪？当这些情绪被明确唤起时（例如，在情绪绘画任务中）或自发地出现时，他们能否通过语言或游戏来表达这些情绪？有些孩子，比如Jemal，能够承认自己感到害怕（比如害怕吸血鬼、害怕动物园里可能逃出来的狮子或鳄鱼会吃人、害怕杀手小丑、害怕被绑架、害怕黑暗）。有时，孩子们会意识到这些恐惧是原始的或不符合他们年龄的，称它们为“幼稚”或“奇怪”，并试图向他人隐藏这些恐惧，就像Jemal一开始那样。

另一些孩子则无法说出自己害怕什么，或者一旦开始谈论或绘制这些恐惧，就会感到被焦虑压垮。愤怒是一种难以承认和谈论的情绪，悲伤也是如此。对于经历过复杂创伤的儿童来说，愤怒和悲伤可能具有特殊的意义或情感负担，这与他们的早期经历有关。当被问及什么让他感到最悲伤时，Jemal提到了一部“关于一个失去父母的孩子”的电影，这让他哭得很伤心（详见后文）。由于在很小的时候就被遗弃，观看一部关于“失去父母”的电影会引发他深刻且广泛的受伤感和失落感。即使是看似“更容易”表达的情绪，如快乐或满足感，对于经历过复杂创伤的孩子来说也可能更加复杂或困难。例如，Jemal在评估会谈期间从未表达过真正的快乐或幸福时刻。当被问及什么让他最开心时，他画了一些他认为有趣的事情。他说，当发生有趣的事情时，他真的会笑：比如一个头发凌乱的朋友，或者学校操场上争吵的幼儿。“当我不用上学的时候，我会感到开心。但我并不经常感到开心。”有些孩子表现出较为狭窄的基本情绪范围；另一些孩子则表现出更广泛的情绪范围，并能够表达更复杂的情绪，如羞耻或失望。

关于情绪调节策略，在评估会谈期间，特别关注的是儿童在思考或谈论感受或情绪主题时，是否有保持相对调节状态和情绪平衡的策略。一些遭受过创伤的儿童缺乏通过游戏、绘画或语言表达感受的能力，而是通过身体动作或即时行为表现出来。一些孩子的主要应对方式是否认任何令人不安的情绪或感受，“假装一切都很好”，并希望问题会自行消失，就像Jemal一样。对于另一些孩子来说，情绪主要表现为“迫使他们（运动）行为的强大力量”，他们感到自己几乎无法控制这些情绪。当然，周围成年人或同伴对他们行为的持续评论也会对这些孩子的自我意识产生深远的影响。

在考虑评估阶段的心理治疗前（pre-therapeutic）价值时，不仅要了解儿童的情感世界和调节策略，还要亲身体验在与儿童的互动中，哪些方式是有助于情绪调节的，哪些方式可能会导致情绪失调。在之前的案例中，治疗师注意到Jemal在受邀画出让他感到害怕的事物时脸上流露出的紧张情绪，并反思是否通过正常化焦虑的情绪会对他有帮助。为了找出什么可能对他有帮助，治疗师补充说“每个人都会害怕一些东西”。Jemal的回应——尽管是用低声细语的方式——表明治疗师的干预有助于将紧张情绪降低到他能够表达自己害怕的某些方面的程度。这也表明，“感到害怕”这一主题在Jemal身上唤起了关于吸血鬼、鳄鱼和杀手小丑这些不太现实的形象，让人看到了他内心世界深层次的、近乎折磨人的焦虑。

通过游戏和叙述表现出的表征能力

当被问及什么让他最难过时（第一次评估会谈，四种情绪绘画），Jemal想了一会儿。“啊，是的，有一部电影让我非常难过，我哭了半个小时……那部电影叫《彼得的龙》。”随后，他开始讲述电影情节，内容详细却难以理解：“彼得的父母死了，龙在追逐狼群，桥上有个洞，一辆车开过去，车里坐着一个女人和一个孩子……”Jemal回忆起电影的片段，似乎完全没有意识到哪些情节与治疗师有关，这表明他在讲述这段经历时有一种不知所措的感觉。

治疗师（试图通过支持象征化和放慢节奏来共同调节）：“你能画一些关于你看《彼得的龙》时感受的东西吗？”

Jemal（点头）：“我需要画出所有的座位（指的是电影院的座位）吗？”他还添加了眼泪。他说这是他看的第一部电影。他还说：“当我感到疼痛时，我也会流泪。”随后，他详细讲述了自己所有的受伤经历：“有一次我摔倒在生锈的铁上，留下了一个大疤痕。我还撞到过墙，然后老师给我贴了创可贴。我已经摔倒过很多次，摔到背部、肚子、胸口，基本上全身都摔过。我还从自行车上摔下来，头上留下了一个疤痕，但那个疤痕现在已经消失了。不过，我并不经常伤心。”

通过游戏、绘画和语言表达自己内心世界的能力是发展成熟的心智化能力的基础。因此，评估儿童在表征能力上的优势和弱点，是评估过程中关注的重点。Jemal能够分享一些关于“曾深感悲伤并被感动到流泪”的想法。然而，令人惊讶的是，当他被邀请画出这种感觉时，他没有画让他感到悲伤的电影内容，而是画了自己作为一个孩子在电影院里哭泣的场景。这幅画更多地描绘了悲伤孩子的外在表现（眼泪、电影院和座位），而不是内在的情感（孩子因失去父母而哀悼），可能是因为内在的情感仍然太具有威胁性，无法“完全释放”。在其他时刻，Jemal能够“由内而外”地表达某种情感状态。例如，当他玩关于城堡中的骑士“准备迎接攻击，但不知道攻击会从哪里来”的游戏时，这反应了他过度警惕的心理状态；当他画冲浪营时，这让他能够谈论勇敢地选择自己热切想要学习的东西，即使这意味着他必须在不认识其他孩子的情况下参加。

因此，评估儿童的表征能力总是包括深入了解这一领域中的波动或复杂特性。有些儿童在表达和表征特定的情感主题方面表现出良好的能力，但在其他主题上却不行。另一些儿童则需要通过积极邀请他们画画或者对关于特定主题的故事梗概做出回应（半结构化方法）来获得支持。通常，经历过复杂创伤的儿童能够进行情节多样的叙述，有些是关于一些轻度压力事件（例如，感到害怕）的相对结构良好的叙述，而有些是关于其他可能更令人焦虑的情况（例如，有深深的失落感）的不太结构化且不太容易理解的叙述，就像Jemal的情况一样。在这种情境下，重要的是要记住，自由玩耍的情境会吸引相对较强的能力来保持自我调节，并找到表达自己的词语或图像。当被邀请自由玩耍时，一些遭受过创伤的儿童会卡在不停地打开和关上橱柜上，并评论说“没什么可玩的”。或者他们开始玩某个东西但没有真正投入其中，就像Jemal那样，他起初以一种疏离而机械的方式摆弄城堡玩具，但很快又再次抽离。治疗师通过询问“城堡里可能发生了什么”来支持他展开游戏，这最终导致城堡被彻底摧毁、所有居民死亡——这证明了Jemal在面对处理攻击和失败的保护这些主题时无法自我调节。

除了较为间接的半结构化或非结构化方法来评估儿童的表征能力外，治疗师还可以就现实生活向儿童提出直接明了的问题，例如邀请儿童使用家谱图或人生历程法来讲述他们的生活。有些儿童，比如Jemal，无法完成代表其人生历程的家谱图或时间线。Jemal似乎不知道或不理解谁是他的家人，在被邀请完成其人生重要事件的时间线时愣住了。还有些儿童会在“人的森林”中迷失方向——不明白谁属于哪个家庭、或自己属于哪里以及各个家庭之间有何关联。

总之，大多数遭受创伤的儿童似乎都具备了一些基本的表征能力，但运用这些能力来表达其内心世界的能力大多存在差异，这取决于具体情境以及主题的情感负荷。尤其是在缺乏外部引导或结构的情况下，这些儿童在参与游戏和展现游戏性方面存在的困难就会显现出来，他们的游戏表现得贫乏、缺乏乐趣且没有互动性。深入理解儿童进行游戏以及以其他方式表征经历的能力——以及这些能力是如何（未）发展起来和/或受内部或外部经历所影响——对治疗师来说是很有启发的。这有助于从一开始就调整治疗方法，既要对儿童的能力提出足够的挑战，又要注意不要让儿童背负过高和不切实际的期望。只有在一个考虑到儿童特定发展特征的、协调的治疗关系中，儿童才能开始创造他们的个人治疗之旅。

依恋发展与关系能力

治疗师开始讲述一个故事（第二次评估会谈，叙事故事线索）。故事的主角是一位母亲和一个叫Bob的孩子，场景是在厨房里。母亲提醒Bob别去碰滚烫的炉灶。当Bob还是把手烫伤了的时候，受邀续写这个故事的Jemal接着说道：

母亲："这就是你想马上吃东西的后果。现在，去做些新的食物。"

Bob："好的。我可以打开这个（烤箱）吗？那样会安全一点。"（把平底锅放进烤箱）

母亲："Bob，离开厨房，你会被烫伤的，然后……"

Bob："（离开）好的，妈妈。"（这时Jemal做出烤箱爆炸并飞出去的动作）"着火了。妈妈，爸爸，快来这里。厨房着火了。"

母亲："我们得买个新厨房了，而且Bob可能再也不能做饭了。晚餐什么时候好？再过五分钟。（大喊）晚餐好了！这是煎饼。"

Bob："我要开吃啦！"（欢呼）

母亲："Bob，你把所有东西都吃了。"

Bob："对不起！"

母亲："哈，你是不是又从椅子上摔下来了？"

Bob："椅子本来就在这儿……哎哟，我坐得太低了，我的椅子在哪儿，我坐在地板上了。结束。"

遭受过创伤的儿童通过游戏和叙述的方式来表达他们对照料关系的心理表征时，往往会呈现出消极的、矛盾或极度不稳定的特征，这要求治疗师在评估过程中以特别敏锐的方式进行评估。对于那些唤起依恋表征的故事梗概所做出的回应，常常是关于孩子躲避甚至是抵制父母照料的故事，以及关于那些在孩子害怕或需要照顾和安慰时不提供帮助、吓唬孩子，或是无法帮助或保护孩子、不能维持适当界限和边界的疏忽或虐待孩子的照料者的故事。正如Jemal对“热肉汤”故事梗概的回应所示，故事中的家长指责孩子引发事故，期望他自行解决问题（“重新做食物”），并/或采取过度惩罚性反应（“Bob可能再也不能做饭了”）。有时，故事中的儿童主人公被塑造成笨拙愚蠢的形象，在作为父母形象的眼中行事危险且贪婪；而在另一些故事里，父母的形象则是无助、脆弱的，需要儿童角色来主导解决问题。这种消极或角色颠倒的照料关系表征往往令创伤儿童难以承受，导致其故事情节不断升级，或出现离奇的“解决方案”，正如Jemal的案例所示（烤箱爆炸引发火灾；孩子从椅子上摔下，而Jemal在此处突然结束了故事）。

同样的，在各种评估方法中，遭受创伤的儿童常常对父母形象呈现出消极的表征。例如，在“动物家庭”绘画中把父亲描绘成一只传播黏液的蜗牛，或者把母亲描绘成一只总是唠叨的鸭子。然而，他们的故事和游戏也常常展现出他人身上的积极元素和积极表征，这使得他们的内心世界对自己和他人而言都更加复杂多变且难以预测。儿童对自我（与他人关系中的自我）的平行表征也常常呈现出类似的波动动态，表现为消极的自我意识与把自己描绘成一个优秀、有天赋或更自信的孩子的表征交替出现。有时，孩子最初甚至可能表现得相当自信，有着积极甚至有些膨胀的自我感觉，比如像Jemal那样表现出“反依赖”或“傲慢”的姿态。然而，在很多情况下，这仅仅是一种伪装，用以掩盖更为消极或不安全的自我感受，而这些感受往往很容易就会暴露出来。在与Jemal的会面中，我们能感受到他渴望被视为一个有天赋的“正常”孩子：当被邀请谈论自己擅长的事情时，他用轻柔的语调问养父：“你真的觉得我有什么擅长的吗？”学校的学业要求似乎让他倍感压力，一些老师所指出的那种“傲慢姿态”可能是Jemal用来隐藏更深层次的不安全感的一种方式。治疗师在笔记中称他为“脆弱的”，指的是他脆弱的自我意识和自我价值。

在友谊方面，有些孩子在积极地与同龄人建立关系方面存在巨大困难，这导致他们朋友不多，或者即便有朋友也只能以非常不稳定的方式维系关系。而另一些孩子，比如Jemal，能够维持亲密的友谊。Jemal似乎在有朋友相伴时自信得多；他每天放学后都会和朋友们见面，他们一起做运动，还经常互相留宿过夜。尽管Jemal的养父母因自己无法与Jemal建立起温暖且相互信任的关系而感到失望，但他们为Jemal提供了充足的机会让他与朋友相处，邀请朋友们到家里来……让他能够在这些关系中享受乐趣并成长，因为他们发现Jemal在与朋友的相处中似乎更加放松自在。虽然有一个庞大的家庭网络支持着父母和Jemal，但在评估过程中，Jemal并未提及任何一位成年家庭成员。似乎与同龄人交往对Jemal来说在某种程度上引发的焦虑更少，情感负担也更轻，比起与成年照顾者建立关系要轻松得多。

在评估经历过复杂创伤的儿童的关系能力时，我们会特别关注儿童基本的安全感及其稳定程度。儿童在与他人建立联系方面是否表现出一定的信心，并以此作为探索世界以及发展家庭之外人际关系的基础呢？例如，Jemal只有在真正放松的时候，比如在假期期间，才会勉强接受别人靠近他。因此，他的养父母经常和他一起去度假，并且常常寻找能让Jemal参加体育活动的地方。Jemal只是勉强承认分离和分离焦虑（比如，谈及想念妈妈）；他大多时候会回避和否认任何冲突、痛苦或亲密关系。在这方面，治疗师还会密切观察治疗关系中的人际互动的动态。当儿童在玩耍、画画和交谈时，治疗师可以观察他们利用治疗关系的能力：儿童是把治疗师当作观众，即见证自己想要展示内容的人吗？还是把治疗师当作阐释自己所思所感的参与者？抑或是邀请治疗师成为积极参与其游戏的共同构建者呢？Jemal时不时能把治疗师当作观众，看着城堡被摧毁、人们被杀害的场景。而在其他时候，他又需要治疗师成为故事的构建者之一。同样，治疗师也能从中感知到儿童在情感连接、投入信任等方面的情况。通过密切观察并让自己去感受反移情中所呈现的情感，治疗师可以评估儿童在多大程度上愿意敞开心扉并利用治疗关系来促进自身的发展恢复和个人成长——治疗师成为儿童成长中的“发展性客体”（Hurry，2018）以及儿童移情的对象。治疗师感受到Jemal不太愿意全身心投入到这段关系中，她在笔记里写道。经过三次评估会谈后，她发现有一些小的开放迹象，但她仍然感觉没有真正与Jemal建立起情感连接——这种感受与他的养父母所经历的相呼应。这一体验既让人满怀希望——因为Jemal有可能最终敞开心扉，从而从治疗关系中受益——同时也令人担忧，因为这需要时间和耐心。

自我意识与身份认同

当被邀请完成其人生重要事件的时间线（第三次评估会谈）时，Jemal沉默了一会儿。然后，他说自己对这些事一无所知。无论治疗师如何支持和鼓励Jemal，他的纸张上都依旧是空白一片。Jemal表示他已经把这些都忘了，而且在他的生活中没有什么重要到足以写在纸上的事情。他说这话时带着些许伤感的神情。那张时间线始终空空如也。

随后，治疗师邀请Jemal画出并讲述他的三个愿望。这时，Jemal很快就有了主意。他画了一辆兰博基尼，说自己长大后想要一辆跑车。Jemal觉得自己第一幅草图不够好，于是重新开始画。他画得很小、很简单，也没有太多细节。当治疗师问他那辆跑车想开到哪里去时，Jemal回答道："它其实哪儿都不想去，它只想待在德国，因为在那里他能想开多快就开多快；最好能独自一人在路上。"

接着，对于他的第二个愿望，Jemal想要一座带有屋顶直升机的别墅。到了晚上，警用直升机在他家房子周围巡逻。这座别墅里有健身房、带躺椅的室外泳池，还有一个侏儒的艺术画廊。Jemal还在课堂上的展示分享环节讲过这个愿望。当治疗师问他谁住在这座别墅里时，Jemal起初说只有他自己，独自一人居住。当治疗师询问他是否会感到孤单时，Jemal回答说还有一个管家和一个仆人。他接着说，他会买一个朋友来和他一起住；管家得去找一个朋友，因为他自己不想去做这件事，而且如果这个朋友不好，就会被抛弃，然后再去找一个新的。与此同时，Jemal只想在桑拿房和泳池边闲逛，因为"找朋友太无聊了"。Jemal在讲述这个故事的时候，给人一种孤独又忧郁的印象。

当治疗师询问第三个愿望时，Jemal说他第三个愿望是再拥有三个愿望，这样他就可以永远许愿下去。他接着说，无论他许什么愿望都是无穷无尽的：狗、猫、一匹马、一只兔子、永远不会爆炸的地球，"还有我自己"，他在最后补充道。

经历过复杂创伤的儿童通常会有脆弱的或本质上消极的自我意识，以及碎片化、缺乏连贯性的生命叙事。因此，这一重要的发展恢复领域值得进行全面评估，以便为后续的治疗方案提供依据。通过与Jemal的养父母及Jemal本人的交流，我们了解到，Jemal生活中感兴趣和能带来快乐的核心价值观与主题都与体育相关。一谈到体育，他的脸上就会焕发出充满活力的光彩，这也难怪他教练反馈说他似乎正在失去动力这件事会让他的养父母如此担忧。Jemal和他的养父都对汽车感兴趣，两人还会一起去看车展。他梦想成为一名汽车销售员，开着速度快的跑车。

间接的评估方法和更直接的评估方法都有助于深入了解儿童的自我意识和身份认同。以Jemal为例，在较有意识的层面（如生活史），有关丧失和哀伤的体验似乎难以想象；然而，当谈及悲伤情绪时，Jemal会罗列出一生中遭受过的所有身体伤害（四种情绪绘画）。家似乎与破坏相关联（城堡被摧毁；厨房因烤箱爆炸而烧毁），并且需要得到保护（Jemal长大后想拥有一座由警用直升机守卫的别墅）。对于受孕、出生以及被收养安置情况相关的幻想，或者关于“身为被收养儿童”的其他任何方面，他都没有明确提及。然而，无法谈论生活中的事件，只能陷入悲伤的沉默，这凸显出试图理解他的生活经历是多么困难，这也影响了他讲述自己人生故事的“叙述”过程。

唯一的例外是他对能用金钱买到的东西极为痴迷。只有当治疗师引导Jemal明确思考人际关系可能带来的益处时，他才会在自己的生活愿望中加入人——但只是出于功能性的考虑：一个管家和一个仆人，一个需要管家寻找并花钱买来的朋友，而且如果这个朋友不能发挥作用，就可以轻易被替换掉。看来，Jemal几乎意识不到或者不相信人际关系能带来任何额外的价值来丰富他的生活。尽管他身边围绕着物质和功能性财富，但Jemal描绘出一幅注定孤独终老的黯淡图景。

在评估创伤儿童的自我意识和身份认同时，需要牢记的是，对于国际领养寄养儿童而言，丧失和哀伤的经历涵盖了（亚）文化中的中断，以及随之而来的与他们新（亚）文化中的人们“不同”的感受。因此，儿童的领养或寄养身份、他们的有色人种身份、他们努力调和来自两方父母（领养/寄养父母与亲生父母）的（感知到的）期望以及其他相关的多元性问题，都需要治疗师明确地去处理。当然，儿童及其父母/照顾者在早期对这些问题的处理准备程度会有所不同，对此需要予以尊重。在Jemal的案例中，治疗师评估认为时机尚不成熟，因为Jemal甚至无法谈论他生命中的重要事件；不过，她确实将这一点牢记于心，以便在Jemal治疗的后期阶段可能对其进行处理，并且她也知道负责与Jemal养父母合作的同事也会这么做（见第3章）。

第三阶段：寻求共同的理解和共同的治疗重点

基于前几场会谈收集到的所有信息，作为综合与整合过程中的进一步举措，我们的目标是在第7次会谈时与父母、在第8次会谈时与孩子（构建）一个心理动力学案例阐述以及与之相配套的重点阐述，以便共同思考接下来要采取的“最佳”步骤。案例阐述旨在以一种易于理解和能够被识别的方式，解释治疗师从其背景、历史和发展视角对所呈现问题的理解。在此基础之上，重点阐述会以一种父母和孩子能够理解且对他们有意义的方式来表述治疗的重点，从这个意义上讲，这有助于他们在后续治疗阶段积极参与（Midgley et al.，2017）。分享源于评估会谈的见解和想法，旨在通过对评估会谈期间观察到的内容以及人际关系动力进行讨论并得出共同结论，来推动对评估阶段的意义建构过程，并引入新的治疗阶段。

构建案例阐述与重点阐述

案例阐述总结是将迄今为止收集到的信息整合成一个连贯且有意义的故事（Henderson & Martin，2014），这有助于理解当前问题和儿童当前临床表现背后的心理和人际动力以及这些动力之间的相互作用。一种有效的方法是：以一种基于发展的诊断概况来组织有关儿童及其家庭的评估信息。在为当前的治疗方法制定这样一个评估档案时，我们受到了Greenspan和Thorndike Greenspan（2003）以及A.Freud［1965，如Davids等人（2017）所述］所提出的诊断概况的启发，我们对其进行了调整和改进，以适应那些经研究发现与经历过复杂创伤的儿童易患心理病理的发展领域特别相关的发展领域（见第2章）。

评估档案的结构化呈现可采用如下方式（详见表5.8）。第一部分呈现多条背景信息脉络。第一个子部分涉及问题的动力性定义，具体来说，就是儿童被转介时存在的问题和投诉的历史，以及如何从动力角度理解这些问题。第二个子部分包含背景信息，包括儿童在安置前的历史，目的是根据儿童在安置前的早期逆境和不连续的生活经历，帮助理解儿童当前的问题和动力。随后呈现当前家庭结构及家庭生活状况，包含家庭成员构成、家庭系统性质，以及该家庭系统在社区中的定位。最后描述儿童的学校及课外环境。

表5.8　评估档案结构化

1.背景信息

① 儿童问题的动力学定义

关于被转介儿童的问题和投诉的历史，以及如何从动力学的角度理解这些问题。所包含信息涵盖以下方面：

- 转介背景（例如：儿童为何被转介？为何选择此时介入？）
- 症状与问题的现象学（例如：症状表现、发作诱因、病程时长）

---

② 儿童的成长史

儿童安置前的家庭史部分

- 家庭成员的早期分离或离世；父母身心疾病史；父母长期不和和/或离异；儿童意外事故或严重疾病史；机构照料经历及具体照料情况；遗传易感性或原生家庭暴露于严重社会问题（如极端贫困、社区暴力等）

---

③ 当前家庭结构及家庭生活

- 领养/寄养家庭成员构成
- 家庭系统性质
- 家庭系统在社区中的位置（社会支持情况）

具体包括（在相关情况下）：身心安全相关的环境因素的描述；父母作为安全依恋对象的存在情况；教育性与结构化的家庭环境；父母的心智化能力

---

④ 儿童学校及休闲环境

包括对儿童及其在这些环境中的表现所获评价的描述

2.发展性概况（见表5.7）

① 认知能力与执行功能

② 表征能力

③ 情感发展与调节策略

④ 依恋发展与关系能力

⑤ 自我意识与身份认同

续表

3. 诊断陈述和建议
① 对儿童当前问题的动力学理解
● 深入剖析儿童症状背后的缺陷、冲突和功能障碍，明确其心理内在、生物学及家庭/系统方面的病源性因素
● 将儿童的发展困难置于正常与病理性发展的连续谱中进行定位，通过比较正常发展轨迹与当前表现，明确儿童发展受到干扰的程度
② 清晰的治疗建议陈述
● 明确治疗目标：具体说明推荐治疗的预期效果
● 治疗结果的预测：对治疗可能达成的成果进行合理预估

在第二部分中，我们通过整合评估阶段收集的材料，系统梳理儿童在不同生活领域的能力优势与困难。这些材料依据当前治疗框架的四个核心发展维度进行结构化呈现：表征能力、情感发展与调节策略、依恋发展与关系能力、自我意识与身份认同。基于有创伤基础的发展心理病理学视角，我们既追溯儿童过往经历对其发展的影响机制，也分析当前环境与儿童发展间的潜在交互关系。

在评估档案的最后部分，我们总结了支撑儿童当前临床表现的内在和人际间的核心动力，并基于此来考虑未来工作的重点。因此，重点阐述（focus formulation）要与案例阐述（case formulation）连贯一致、逻辑清晰，并指出后续治疗阶段的工作方向。重点阐述最好使用儿童的语言来表述，并且可以利用孩子在评估阶段使用或唤起的表达、隐喻或意象。我们致力于让治疗焦点具有具象性、辨识度和易理解性，从而邀请家长与孩子共同参与治疗师的思考过程。当重点阐述设计良好时，它能唤起认同感与探索欲，传递希望，激发资源并强化改变的愿望（Haugvik & Johns，2008；Midgley et al.，2017）。

通常，将评估档案整理成一份报告是非常有用且有帮助的。实际的书面报告有助于梳理评估材料，促进对其意义的深入理解，从而帮助形成一个连贯的案例和重点阐述，以便与家长分享。此外，最终的报告可以在第7次会谈结束时交给家长，作为一份值得回顾的、深思熟虑的记录，同时也能为后续的反思和讨论提供一个起点（详见后文）。在此过程中，我们特别注重使用既尊重又易于理解的语言。

另一个需要考虑的重要问题是，案例阐述旨在生成假设，因此具有迭代性。随着新信息的获取、治疗关系的推进以及更深层次的儿童功能表现逐渐显现，对儿童的内心世界有了更深入的理解，干预重点也应随之演变并适时调整（Henderson & Martin，2014）。因此，案例和重点阐述应被视为一种阶段性的洞察和“进行中的工作”，而非固定或刻板定义儿童及其家庭的静态陈述。

第7次会谈：与家长分享案例和重点阐述的内容

在第7次会谈中，理想情况下，父母工作者和儿童治疗师都应在场，我们旨在从心智化的视角向家长解释导致他们寻求帮助的问题是如何形成的。在这一视角下，症状被视为反映儿童内在世界（包括动机、焦虑、渴望等）的信号，这些内在心理状态与特定的生活事件相互作用。具体来说，我们借鉴Maurer和Westermann（2006，2018）提出的“绘制与讲述”技术（draw-and-tell technique），与家长共同构建并向他们展示一幅图像。这幅图像展示了我们在家庭背景下了解儿童的过程，并通过案例阐述加以呈现（参见图5.1模板）。随后，我们还会分享重点阐述，作为讨论未来治疗工作的切入点。

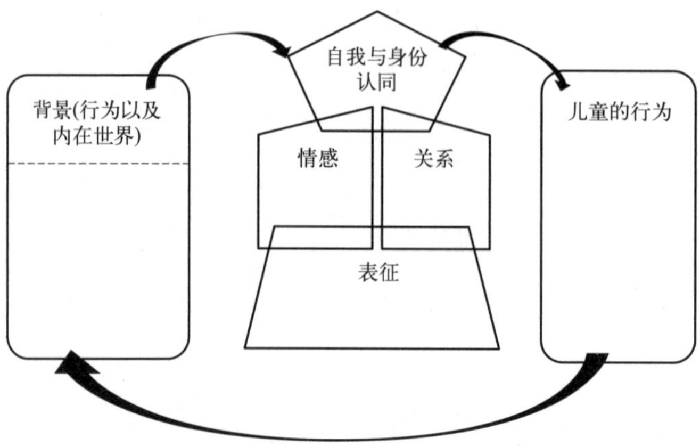

图5.1　案例阐述可视化与共享模板

以下是一个案例片段，展示了在与家长沟通时可能的思考和表达方式。为了便于阅读，这一片段更像是一种总结性的思路，省略了真实对话中可能出现的曲折和反复。因此，这段文字读起来比实际对话更直接、更线性。然而，我们希望它能帮助读者感受到在向家长传达案例阐述和重点阐述时可能采用的方式和语言。

在开始绘制（参见模板）时，治疗师提醒Jemal的养父母回忆他们初次见面时提到的主要担忧：Jemal决定放弃体育活动、学校里关于他不良行为的传闻、他内心的黑暗想法，以及在家中出现的睡眠和饮食问题（Jemal的行为），这些都让父母（以及老师）担心他的情绪健康，并决定寻求咨询（背景）。Rebecca和Julian点头表示认同。治疗师继续说道："Jemal很幸运能有你们这样的父母，如此关注他的幸福和情感发展。正如你们能从Jemal在足球训练中失去动力看出他内心可能有更深层次的问题，我们也注意到一个很重要的时刻：当Jemal问你（父亲）他是否有天赋时，他仿佛已经失去了与自己内在美好和坚强部分的联系（认同的发展）。"

父亲回忆起那确实是一个令人动容但同时也很艰难的时刻，当时他面对养子感到"毫无价值"的情绪。治疗师表示认同，但补充道："不过，看到Jemal允许你用安慰的话语（'我希望你能相信自己'）和动作（把手放在Jemal的肩膀上）来安慰他，也是一个非常感人的时刻。"治疗师注意到Jemal的养父母交换了一个的淡淡的微笑。

她接着说道："我也从你们的讲述中了解到，在家里这样的时刻是多么罕见。Jemal大多数时候都会拒绝你们的安慰和关爱，这对你们来说一定非常困难。不知道自己是谁，也不知道自己是否'好'，这是一种非常可怕的状态。就像你们（母亲）提到的，你们在家中注意到Jemal的那些冷漠的表情和黑暗的想法，在这里的会谈中，我们也看到Jemal表现出许多与空虚、失落、恐惧和悲伤作斗争的迹象。对于像Jemal这样的孩子来说，推开他人、表现得强硬和消极是有道理的：从某种意义上说，'装作自己已经长大，不需要任何人'比面对自己的脆弱更容易（情感发展）。"

"我们还很高兴地了解到，Jemal与同龄人建立关系似乎容易得多。这对他的自我认知以及未来的发展都是非常好的事情。牢固的友谊将为他提供一个充满活力的社交和情感支持网络，帮助他成长为更好的自己（关系发展）。我们也很高兴看到你们一直在支持Jemal维持这些友谊，比如允许他经常邀请朋友来家里玩。"

"但我们和你一样，真正担心的是Jemal在与成年人（无论是在家还是在学校）的关系中似乎会关闭自己。你们是非常有耐心的父母，一次又一次地试图理解并重新与Jemal建立联系，但在学校里，由于他表现出的态度被认为是消极和傲慢的，他似乎正在失去信任。"

谈话转向父母回忆起他们在之前的会谈中也提到过的事情：Jemal总是在学业压力较小的时候重新打开心扉，比如在假期或进行体育活动（如散步、骑自行车或滑雪）时。在这些时候，Jemal会变得更加健谈，谈论学校和朋友，睡眠和饮食也会变得更好。父母也注意到，一旦回到家，Jemal又会重新关闭自己。"有时候，他似乎只有在和狗亲近的时候才能找到平静，恢复过来。"母亲补充道。

儿童治疗师也谈到她在评估会谈中与Jemal的互动经历："我发现，他能够谈论或画出一些关于自己的话题——通常在我的支持下——但当我试图更深入地与他建立联系，进入他的内心世界时，他似乎会关闭自己，尤其是在谈论过去等较为紧张或困难的话题时（表征发展）。"

当治疗师觉得已经与Jemal的养父母充分讨论了案例阐述的最重要方面时，他们转向重点阐述："所以，如果我们把这些综合起来，我想我们可以达成共识，Jemal需要一些支持来重新与自己内心深处的真实自我或他想要成为的自己建立联系，同时学习在感到痛苦或需要帮助时依赖成年人是可以的。……我们还看到了一些很好的迹象，表明Jemal可以利用与一位可靠的成年人的信任关系来开启这一过程。"

在这种情境下，重要的是要记住，向家长反馈关于他们孩子和家庭的案例和重点阐述是一个情感上极具冲击力的事件。通常，在评估阶段接近尾声时，围绕寻求专业帮助的矛盾情绪会被重新激活。因此，尽管我们在分享和讨论案例和重点阐述时努力寻求认可与合作，但这并不意味着家长能够轻松地理解和处理其中隐含的信息。家长往往需要时间来充分理解我们所分享的内容的所有方面及其潜在影响。这种处理过程通常会成为治疗阶段家长工作的核心（见第7章）。尽管如此，让家长有足够的时间去"消化"这些信息、相互交流、带着问题或担忧回到治疗师这里并获得恰当的回应，显得尤为重要。理想情况下，如果这一过程进展顺利，那么大家就会对如何更好地推进治疗达成基本共识，同时也会对如何将这些信息传达给孩子有一定的想法。此外，孩子和家庭支持网络中的相关人士同样需要被告知并被纳入这一过程中。

另一个需要考虑的重点是，尽管我们试图在治疗对儿童发展和家庭关系的恢复意义上传达一种积极的视角，但在谈论治疗目标时，我们在用词上会非常谨慎。一个设计良好的重点阐述涵盖了我们希望与这个孩子和家庭一起实现的治疗目标。然而，特别是在面对一个受过创伤的儿童时，通向这些目标的路径往往并非线性进展，沿途的障碍也往往难以预测。例如，治疗师可能会说：

> “遭受过创伤的儿童通常会对特定情境形成一些习惯性和模式化的反应方式。了解这些习惯和模式、理解它们在儿童功能表现中的意义，并帮助他们形成新的、更具适应性的行为和反应方式，这需要一定的时间。这可以类比于在学校学习新知识或技能：在学习者真正掌握新的知识或技能之前，需要一些时间进行练习。根据我们的经验，通常需要大约一到两学年的时间，这些改变才能真正稳固下来。”

此外，向家长保证，改变不仅体现在大的飞跃上，而且往往在治疗结束前很久就已在细微之处显现，这一点是非常有帮助的。我们会共同努力观察这些细微或者显著的变化迹象，并思考这些变化对日常生活以及未来发展的意义。例如，治疗师可能会这样说：

> “这并不意味着您必须等待一年才能看到改变的发生。作为家长，您通常会在改变开始时就会注意到。分享您对孩子的观察和感受非常重要，因为早期的改变可能会以非常不同的形式表现出来。有时，孩子会对自己周围的人敞开心扉，或者表现出他们感到更有连接感。改变也可能从表达更多的需求或感受开始，比如表达愤怒、焦虑，或者他们内心感受到的“奇怪”情绪。因此，最初的改变并不等同于“感觉更好”或“表现更好”。接下来，重要的是记住，这种改变更像是一个起点，而不是终点。所以，如果您注意到这些变化，请在这里与我们分享。”

或者：

“您不必独自判断改变是否正在发生。我们会尽最大努力与您一起观察和思考这些变化，并将其与我们在治疗中讨论的重点联系起来。因此，这肯定是我们会定期回顾和讨论的内容。”

因此，我们特别注重在现实意义上传递希望，这意味着我们无法保证所有目标都能实现，但我们会始终陪伴并指导家长，支持他们与孩子和家庭一起踏上更具有建设性的发展和更健康关系的旅程。这包括定期和及时评估治疗是否“在正轨上”，或者是否需要“调整计划”。一个现实且充满希望的治疗计划也意味着，当家长开始意识到某些脆弱性可能会伴随孩子一生时，他们往往会面临失落和哀伤的情绪。这种哀悼过程需要时间，并将在后续的家长工作中被重新审视（见第7章）。

第8次会谈：与孩子分享重点阐述的内容，并过渡到治疗的早期阶段

在第8次会谈中，治疗师会以适应儿童功能水平的方式与儿童分享他们对儿童的优势和脆弱性的理解，特别是他们对自身作为人这一个体的一些心智化能力的理解。我们有意使这部分案例阐述的分享简洁、易于识别和理解，并将更多时间用于与孩子分享和讨论下一步的计划，以缓解孩子最紧迫的痛苦（重点阐述）。

“那么Jemal，如你所知，我已经和你以及你的父母见了面来了解你，看看我们是否能帮助你的家庭解决一些你正在面对的问题。所以，我们今天会谈一些这方面的问题。但我想先跟你确认一下，你是否愿意分享一下你来到这里的感受？”Jemal看着远方，耸了耸肩膀。“没关系，也可以稍后再说。我可以分享一些我对你的看法吗？”Jemal开始在纸上涂鸦，并点了点头。治疗师感到可以继续分享她的观点：“最让我印象深刻的是，你真的很想变得强大和坚强。这真的是一个非常优秀的品质。它帮助你在没有朋友的情况下也敢去参加冲浪夏令营。”Jemal再次点头。“你知道，有时候让我们变得强大的东西，也可能阻碍其他同样重要的事

情，比如成长。就像你说过，你讨厌承认某些事情很难，也不想让别人看到，你想自己解决它，有时候你会推开那些试图帮助你的人。”Jemal停下涂鸦，似乎在思考治疗师的话。然后他继续涂鸦，仿佛同意治疗师的观点。治疗师继续说道：“有时候，当你向别人表明事情很难时，他们可以用某种方式帮助你。还记得你怀疑自己是否有什么擅长的事情时，爸爸是能够安慰你的吗？”Jemal轻声哼了一声。“在成长过程中，我们偶尔感到弱小，承认有些事情很难，并寻求帮助，这是有益的，甚至是勇敢的……因为有些事情没有帮助的话确实很难。”Jemal耸了耸肩。“这不是一个容易的任务。”治疗师解读了这个动作。Jemal继续专注于涂鸦，一个男性形象出现在他的纸上。治疗师给了他一些空间完成画作。过了一会儿，她告诉他，这个游戏室是一个空间，孩子们可以通过玩耍、绘画和谈论来弄清楚他们对生活中某些事情的看法和感受。“你觉得每周来这里一次怎么样？”“只要我不需要说太多话，”Jemal回答。治疗师带着理解的微笑说：“也许我们今天已经说得够多了！不如看看我为你准备的抽屉？你知道的，游戏室里的所有东西都是为来这里的孩子准备的，但在你来这里的这段时间里，这个抽屉只属于你。我已经放了一些可以用来绘画和手工制作的东西。我们可以想想，你如何让其他孩子知道这个抽屉是你的，或者你希望它看起来是什么样子。”

在需要直接与孩子进行治疗的情况下，治疗师会仔细倾听孩子的任何想法，并与其讨论到目前为止来接受治疗的感受。尽管治疗师的目标是从评估阶段逐渐且相对平稳地过渡到治疗的早期阶段，但这种过渡仍需被明确标记，突出一些在设置和治疗关系方面的变化。首先，治疗师会向孩子解释他们在治疗的这一新阶段将在何时何地见面，以及成年人认为治疗可能需要多长时间。在治疗师的日程中，设定一个固定的时间（从预定的时间开始和结束）有助于界定治疗工作，并旨在“在孩子和治疗师体验和探索他们关系的动荡时，为双方提供抱持”（Blake，2008，p.193）。如果孩子对时间框架有疑问——这并不罕见，因为这一阶段通常比评估阶段长得多，可能超出了孩子的预期——治疗师可以说类似这样的话：

> “早年经历坎坷的儿童通常会发展出一些在当时很有用的反应方式。还记得你提到过，你觉得自己太“大”了，不需要父母帮助你处理一些事情吗？也许在你小时候，这是一个好主意，因为那时没有太多成年人可以依靠。但有时候，曾经的好主意现在可能不再那么有用了，但由于你已经习惯了，很难不以同样的方式反应。在治疗中，我们可以花时间去了解这些反应方式在你内心是如何运作的，并一起探索新的反应方式，这些方式现在可能对你更有帮助。这有点像学习骑自行车：如果你一直只学会右转，那么练习左转也需要一些时间，才能几乎自动地决定该转哪个弯，以便快速、安全地到达目的地。从与像你这样的孩子一起工作的经验中，我们了解到，治疗可能需要大约一学年的时间。”

此外，治疗师还会向儿童解释，这位同事（如孩子所知）还会定期与孩子的父母会面，试图帮助他们更好地理解和支持孩子，事实上，他们生活中所有重要的成年人都会定期会面，共同思考和讨论孩子的需求以及如何更好地满足这些需求。

正如案例片段末尾所示，每个孩子都会被提供一个可以上锁的个人抽屉或盒子，作为他们在治疗中个人创作的安全空间。这个用于存放孩子的绘画、写作和其他创作的空间，象征着治疗师涵容的心灵，其中孩子的想法、感受和经历将被整合存放。此外，提供一个可以填充的抽屉或盒子以及一本空白的素描本，象征着孩子生活中新体验的开始。在填充一个容器并保存其内容的过程中，孩子可以体验到历史的某些方面如何成长并结合在一起。最后，让孩子有机会个性化他们的抽屉或盒子以及素描本，有助于初步构建自我意识。

在这方面，治疗师还需要介绍一些关于“关系稍有改变的新阶段”的内容。由于评估阶段的结构化性质，治疗师采取了更加主动和指导性的立场，而从治疗的早期阶段开始，治疗师将尽可能跟随孩子的引导，以积极主动和真诚感兴趣的态度，“在那里接收孩子的沟通，并让孩子不仅能够将其内心世界投射到治疗室中的玩具上，还能投射到治疗师身上”(Blake，2008，p.200)。因此，治疗师邀请孩子探索、选择并玩治疗室中的材料，作为进入孩子内心世界的入口。

超出三轨道的工作方式：当有更多和不同的需求时

如第4章所述，我们始终认为，评估阶段的结果可能是：对于某个特定的孩子及其家庭而言，除三轨道治疗方案之外的其他方案可能更有帮助，或者除了目前的三轨道治疗方法可能提供的帮助外，儿童和/或家庭可能需要额外的支持（如药物治疗、基于家庭的家庭支持工作）。在任何情况下，我们都主张在为下一步做准备时，与相关成人（父母以及相关支持网络伙伴）和儿童公开、明确地讨论这个问题。

如果评估的结果表明，目前进一步治疗并不是解决这个孩子/家庭问题的最佳方案，那么需要与家长和孩子讨论并解释接下来会发生什么以及原因。这种情况可能出现在需要首先澄清与孩子功能相关的其他问题或议题时，例如在评估过程中发现可能存在学习障碍（如阅读障碍）、身体问题（如运动或感知问题）或潜在的“共病”(如自闭症谱系障碍)。在这种情况下，当对孩子的临床表现有更全面的理解时，心理治疗可能会在稍后阶段进行。在这个（些）对话中，治疗师会尝试探讨家长或孩子可能有的所有问题或担忧。此外，他们被邀请回顾过去的过程，并与治疗师分享这些经历。通过这种方式，我们旨在以包容的方式帮助家庭成员完成总结过程，希望这能够成为一个足够好的体验，尤其是在孩子之前经历复杂创伤、失落和分离的背景下。

总结性思考

在当前的治疗方案中，全面理解孩子在特定情境中的功能通常被认为是一项复杂甚至艰巨的任务。然而，在与有创伤经历儿童的家庭工作时，评估阶段同样被视为后续治疗轨迹“成功”所不可或缺的。首先，通过示范和搭建一种真诚、非评判性的好奇心的立场，探索孩子和父母的心理运作方式，为形成一个关注彼此内心世界的协作性心智化系统铺平了道路。此外，通过尝试创建一种关于儿童发展与过去及当前环境因素之间复杂互动的共同理解，评估阶段的“成果”，正如案例阐述呈现的那样，旨在为根据儿童和家庭的需求（重点阐述）定制进一步的治疗轨迹提供信息。正如Melandri（2017）所恰当指出的那样，评估工作的价值在于提供：

> 一个框架，从这个框架出发，我们可以开始与儿童患者及其父母相遇的过程。我们支持治疗的能力基于我们如何组织眼前的证据，目的是指导我们的干预措施和主要临床目标。（p.173）

换句话说，如果评估工作得到了应有的关注和时间，并以预期的方式进行[即从创伤和发展视角以及预治疗（pre-therapeutic）视角出发]，这将极大地指导我们找到满足特定儿童和家庭心理健康需求的最佳的下一步措施。

参考文献

Allen，J. G.（2013）. *Mentalizing in the development and treatment of attachment trauma*. Karnac.

Blake，P.（2008）. The setting，physical and mental，and limits. In P. Blake（Ed.），*Child and adolescent psychotherapy*（pp. 193-209）. Karnac Books.

Catty，J.，Cregeen，S.，Hughes，C.，Midgley，N.，Rhode，M.，& Rustin，M.（2017）. *Short-term psychoanalytic psychotherapy for adolescents with depression：A treatment manual*. Karnac Books.

Davids，J.，Green，V.，Joyce，A.，& McLean，D.（2017）. Revised provisional diagnostic profle：2016. *Journal of Infant，Child，and Adolescent Psychotherapy*，*16*（2），149-157. https：//doi.org/10.1080/15289168.2017.1309208

Ensink，K.，Leroux，A.，Normandin，L.，Biberdzic，M.，& Fonagy，P.（2017）. Assessing refective parenting in interaction with school-aged children. *Journal of Personality Assessment*，*99*，585-595.

Fonagy，P.，Luyten，P.，Allison，E.，& Campbell，C.（2019）. Mentalizing，epistemic trust and the phenomenology of psychotherapy. *Psychopathology*，*52*，94-103. https：//doi. org/10.1159/000501526

Freud，A.（1965/1980）. Diagnostic profle. In assessment of pathology. Part 1. Some general considerations. In *Normality and pathology in childhood：Assessments of development*. The Hogarth Press and the Institute of Psychoanalysis.（Original work published 1965）.

Greenspan, S. I., & Thorndike Greenspan, N. (2003) . *The clinical interview of the child* (3rd ed.) . American Psychiatric Press.

Haugvik, M., & Johns, U. (2008) . Facets of structure and adaptation : A qualitative study of time-limited psychotherapy with children experiencing difcult family situations. *Clinical Child Psychology and Psychiatry*, *13* (2), 235-252.

Henderson, S. W., & Martin, A. (2014) . Case formulation and integration of information in child and adolescent mental health. In J. M. Ray (Ed.), *IACAPAP e-Textbook of Child and Adolescent Mental Health.* International Association for Child and Adolescent Psychiatry and Allied Professions.

Hofman, L., Rice, T., & Prout, T. (2015) . *Manual of Regulation-Focused Psychotherapy for Children (RFP-C) with externalising behaviors*. A psychodynamic approach. Routledge.

Hurry, A. (Ed.) . (2018) . *Psychoanalysis and developmental therapy* (*Psychoanalytic Monograph No. 3*) . Routledge.

Jafrani, A. A., Sunley, T., & Midgley, N. (2020) . The building of epistemic trust : An adoptive family's experience of mentalization-based therapy. *Journal of Infant, Child, and Adolescent Psychotherapy*, *19* (3), 271-282. https : //doi.org/10.1080/15289168.2020.1768356

Maurer, J., & Westermann, J. (2006). *Beter communiceren in de hulpverlening : Het dialoogmodel als leidraad. [Enhancing communication in mental health care : The dialogue model as guideline.]* Bohn, Stafeu & Van Logum.

Maurer, J., & Westermann, J. (2018) . *Praktijkboek gedeelde besluitvorming in de GGZ. Kracht van verhalen, beeld en dialoog. [A practical guide for shared decision making in mental health care. The power of narratives, images and dialogue.]* Bohn, Stafeu & Van Logum.

Melandri, F. (2017) . Milk and tears : A very difcult beginning : The assessment and treatment of a young boy with atypical presentation. *Journal of Infant, Child, and Adolescent Psychotherapy*, *16* (2), 158-174. https : //doi.org/10.1080/15289168.2017.1309133

Midgley, N. (2011) . Test of time : Anna Freud's Normality and Pathology in Childhood (1965) . *Clinical Child Psychology and Psychiatry*, *16* (3), 475-482.

Midgley, N., Ensink, K., Lindqvist, K., Malberg, N., & Muller, N. (2017) . *Mentalization-based treatment for children. A time-limited approach*. American Psychological Association.

Muller, N., & Bakker, T. (2009) . Oog voor de ouders. Diagnostiek van de hechtingsrelatie tussen ouders en kinderen en het mentaliserend vermogen van ouders. [Keeping an eye on parents. Assessment of the parent-child attachment relationship and parental mentalizing capacities.] *Tijdschrift van de vereniging voor Kinderen Jeugdpsychotherapie*, *39*, 65-79.

Muller, N., & Midgley, N. (2015) . Approaches to assessment in time-limited Mentalization-Based Therapy for Children (MBT-C) . *Frontiers in Psychology*, *6*, 1063. https : //doi.org/ 10.3389/fpsyg.2015.01063

Muller，N.，& ten Kate，C.（2008）. Mentaliseren Bevorderende Therapie in relaties en gezinnen. [Mentalization-Based Treatment in relationships and families.] *Tijdschrift Systeemtherapie*，*20*（3），117-132.

Sameroff, A. J.（2004）. Ports of entry and the dynamics of mother-infant interventions. In A. J. Sameroff, S. C. McDonough，& K. L. Rosenblum（Eds.），*Treating parent-infant relationship problems*（pp. 3-29）. The Guilford Press.

Stern，D.（1995）. *The motherhood constellation. A unifed view of parent-infant psychotherapy*. Basic Books.

Winnicott，D. W.（1971）. *Therapeutic consultations in child psychiatry*. The Hogarth Press and the Institute of Psychoanalysis.

6

与儿童直接开展工作

在帮助儿童从由复杂创伤经历造成的发展后遗症中恢复的过程中，直接与儿童开展工作发挥着至关重要的作用。它为解决评估阶段所确定的导致儿童家庭寻求专业帮助的潜在动因提供了充足的机会。在本章中，我们将描述如何将当前治疗方法所依据的基本原则和态度应用于与儿童的直接工作中。具体来讲，在第一部分，我们将讨论旨在实现以下治疗目标的治疗态度：(a) 建立并维持一个稳固但灵活的治疗框架，这是进一步成长和发展的先决条件；(b) 支持儿童与照料者建立并维持更安全、更积极的关系；以及 (c) 始终将心智化立场置于核心位置（见表6.1）。在本章的第二部分，我们将描述旨在促进儿童在四个发展领域（在第2章中提出的）恢复的治疗师的干预措施。

表6.1　直接与儿童开展工作的核心态度和相关任务

稳固但灵活的治疗框架	● 通过一个（相对）稳定的框架——时间、空间和治疗小节频率——提供可预测性和连贯性 ● 提供一种关系，这种关系以对儿童的内在世界抱有善意且真诚的好奇为特征，并且要与儿童偏好的沟通方式同调 ● 特别关注分离的时刻和经历是如何被协商的 ● 特别关注儿童是如何使用他们个人的抽屉或盒子的 ● 在考虑对治疗框架进行“调整”时，要格外谨慎

续表

持续关注人际联系	• 警惕儿童对照料者的心理表征如何呈现在家庭关系中，并对其产生影响 • 在处理和回应关于“糟糕”的照料的故事时，要格外谨慎
始终将心智化的立场置于核心位置	• 在促进心智化能力（过程）与促进叙事（内容）之间保持平衡 • 在支持与探索之间保持平衡 • 根据需要，积极地建构或提供言语和图像

将治疗内外的专注关系作为发展性恢复的背景

一个稳固但灵活的治疗框架：创造时间和空间，以与一个人的内在世界建立联系

建立一个“足够好”的治疗框架，以接触“糟糕”的照料表征

在一个小节又一个小节的治疗中，Lisa想玩“理发师”的游戏。她完全沉浸在假扮游戏中：她手里拿着钱包走进理发店，让理发师（治疗师）对她的头发一遍又一遍地洗、剪、上色。理发师（治疗师）小心翼翼地试图满足Lisa看似无休止的要求：再短一点，再黑一点。然而，一次又一次，Lisa觉得这还不够好，并要求接受新的“治疗”。这样的游戏持续了几个小节，身在其中的治疗师感到被做错事和永远无法满足Lisa的需求所带来的不确定感和无能感所淹没了。

每周的治疗会谈持续大约50分钟，儿童与治疗师在同一时间、同一游戏室、使用相同的玩具材料进行互动，目的是培养可预测性和连贯性的体验。在这个客观设置中，治疗师通过游戏和玩耍性的对话（Winnicott，1971）来邀请儿童玩耍、绘画以及谈论他们内在世界中重要的事情。在此过程中，治疗师努力适应儿童偏好的沟通方式，这既取决于儿童的发展年龄，也取决于那些对儿童而言有意义的图像和隐喻。因此，这一设置旨在成为一个让治疗师和儿童都能感到足够舒适的物理及心智的空间（Blake，2008），从而使治疗过程及变化得以发生。正如Jenkinson（2001）所表达的，“必须有一个玩耍的空间，一个‘神圣的空间’（无论多么小），以

及时间”(p.137)。

虽然这些原则适用于所有前来接受治疗的儿童，但可预测性和连贯性的体验，以及愿意为特定的儿童寻找一种“量身定制”的沟通“语言”，对于那些很少体验过在心智、时间和空间上被抱持的儿童来说，或对那些在心智、时间和空间上经历过充满着情绪和关系的冲突的儿童而言，显得尤为重要。其中一些儿童可能需要很长时间来测试治疗框架的稳固性，然后才允许自己开始信任治疗师的善意的意图，并开始接触和修通他们对外在世界的不信任感或自己“不重要”或被遗忘的恐惧感。在Lisa的案例中，据她的寄养父母说，她完全避免与他们有任何身体接触；而只有在持续一致的治疗框架内，对Lisa而言，开始玩“理发师”的游戏才成为一种可能。这个框架为她提供了一个时间和空间，让她能够和一个成年人在一起，而这个成年人愿意进入她的世界并使用她的沟通方式（即通过假扮游戏）。这使得Lisa能够将游戏室当作一个社交和情感实验室，带着会被糟糕照料的强烈恐惧，冒着风险，开始练习展现她想被细心照料的渴望。对于经历过复杂创伤的儿童来说，正是与治疗师和治疗框架（的一些方面）建立依恋的过程，让他们有机会尝试一个情绪、情感的实验，那些情绪、情感包括在他们内心深深扎根的关于被看见、被涵容、被遗忘、被包含或被排斥、被照顾得好或不好的感受和期望。正如在Lisa这个案例的治疗片段中所示，允许自己被照料往往会立即引发无数复杂的感受。这让儿童接触到他们内心深处对被持续照料的强烈渴望，同时也唤起在他们心智中占主导的被糟糕照料的表征，就如在Lisa这个案例中，照料者从未做对过任何事情，这使得作为孩子的她不得不处在一个控制和惩罚的位置上。

进与退，有与无：框架作为体验分离感的舞台

治疗之初，在Mei-Lan与治疗师在游戏室时，她非常明显地表现出与养母分离的极度的焦虑，她始终关注着母亲是在等候室里待着还是离开。治疗师观察到，Mei-Lan无法放松下来，她无法相信母亲会像承诺的那样留在等候室：她不断地看向门口，无法将注意力和思绪转移到她在游戏室里可以做的事情上，持续地担心母亲“会像在家时一样总会”离开她。考虑到Mei-Lan的分离焦虑程度以及这种焦虑如何使她甚至无法开始参与治疗过程，治疗师尝试通过共同调节来降低她的焦虑，允许Mei-Lan不时地去确认“妈妈是否真的还在那里”。过了一段时间后，治疗师注意到这有助于Mei-Lan稍微安定下来，但同时也意识到，在相当长的一段时间里，Mei-Lan可能还需要这种“确认”。

许多经历过创伤的儿童，由于经历过不可预测或中断的照料，他们对任何微小的连续性的中断或哪怕是最轻微的不可预测性和误解的迹象，都极为敏感。进入或离开治疗室的时刻，以及从照料者到治疗师之间的转换以及反过来的转换，这些“小”的分离体验常常会引发分离焦虑的情绪。有时，治疗师可能会遇到一个不想进入治疗室的孩子，这通常源于孩子害怕与照料者分离，或者害怕被与治疗师相处中的情绪淹没；反之亦然，有些儿童则拒绝停止玩耍，到时间也不肯离开治疗室。通常，经历过创伤的儿童会在父母和治疗师之间转换时反复玩躲猫猫游戏。治疗师需要根据对儿童行为背后含义的推测，以及考虑到父母与儿童的关系，来处理这些情况（详见后文讨论）。这意味着治疗师首先需要为孩子及父母言语化“孩子需要确认父母是否真的还在那里”这一情况，以便能够在随后的玩耍或对话中探索这一主题。

同样地，治疗固有频率和连续性的小中断，无论是计划内的（例如假期）还是计划外的（例如生病），对经历过复杂创伤的儿童而言，都往往会引发他们深切的分离焦虑和被遗弃感。在这个意义上，这些关系上的危机可以被视为治疗师理解分离对孩子意味着什么的机会，并帮助孩子接触、理解，并在理想的情况下最终修通并整合他们的感受。

孩子的抽屉或盒子：层层的涵容

在后续的治疗过程中，Mei-Lan画出了她内在世界中一些重要的元素：一场噩梦，她的养母外出参加几天会议时的一个艰难时刻，以及她的狗和猫……她的抽屉很快就被手工制品和画作填满了。偶尔，她会想要“整理”一下抽屉。在“整理”的过程中，每一件作品都会得到很多关注，并引发了她对“什么时候做了或画了这些”以及“他们是关于什么”的思绪，比如“我当时好害怕”，这指的是那幅关于噩梦的画作（见后面的示例）。

作为治疗框架的一部分，我们为儿童提供一个属于他/她个人的抽屉或盒子以及一本素描本，儿童的创造性表达可以被抱持其中，这旨在培养被涵容、被接纳以及被铭记于心的感觉（见第5章）。每个儿童都会以自己的方式使用治疗框架中的这一部分。密切地观察这一点，将为治疗师提供一个窗口，通过这个窗口，治疗师可以了解到孩子如何与治疗关系和治疗过程建立联系。例如，孩子可能会想要装饰盒子的外部，也可能不想；他们可能会把东西放进去以安全地保存它们，也可能不想；他们可能会保持盒子的整洁，或者相反，可能会破坏它。在Mei-Lan这个案例的治疗片段里，抽屉似乎起到了一个涵容“她脑海中零碎片段”的容器的作用。情感和关系体验，只有通过缓慢而艰难地将之前不相关的碎片拼接在一起，才能被感受、被传达以及被消化。在这个过程中，抽屉似乎起到非常重要的作用，它帮助Mei-Lan体验到所有这些碎片如何归属于她这个人；以及，帮助Mei-Lan体验，在她的内在，这些体验之间的联系比她之前所能感受到的更为紧密。

综合来看，为了让治疗框架真正具有治疗意义，治疗师需要思考儿童发出的信号及交流所表达的意图与所提供的治疗框架的各方面之间的可能的关联，并以治疗性的方式做出回应。这往往归结为找到一个平衡：一方面，在必要时坚持（治疗框架的）某些方面以保障孩子的治疗进程；但在另一方面，当治疗师评估认为这将更好地服务于孩子的发展性恢复时，灵活地满足孩子的愿望、欲望或需求。Mei-Lan的治疗师目睹了Mei-Lan因为不能安心地相信“妈妈在那儿”而无法留在治疗室，于是决定给她空间去练习与养母保持亲近和远离的交替过程。而对于一个在依恋关系上感到更安全的儿童，治疗师就可以更信赖儿童能保持父母在心中以及更确信治疗关系能涵容任何分离焦虑的迹象。在其他情况下，可能需要治疗师做出类似的、影响治疗框架的考虑。例如，当Youri终于找到一件他可以投入其中的事情——用肥皂和水制成黏液，并在感官上享受它——在进入游戏室后发现这周的肥皂已经用完了，他会感到沮丧。治疗师需要考虑是专注于帮助Youri处理找不到他渴望的东西时的沮丧情绪，还是满足Youri“对肥皂的需求”。在这个阶段，Youri的游戏还很稚嫩且脆弱，治疗师判断这是一个关键的时刻，需要支持他保持“对某事充满热情”的状态。因此，她决定满足Youri的需求，允许他从治疗中心其他地方的厕所里拿一些肥皂；而她会帮助更成熟的儿童留在游戏室并使用现有的材料。治疗师心里清楚，帮助Youri承受总是无法得到自己想要的东西的沮丧情绪，那是以后的事——当他有机会更好地了解自己是谁以及自己想要什么的时候。无论如何，对于许多经历过创伤的儿童来说，治疗关系是学习认识新关系并开始拥有在新关系中被唤起的情感和想法的绝佳场所，并且，在其中他们尝试新的、更具适应性的人际关系策略和能力，这些最终会运用到他们治疗室外的“真实”生活中。

持续关注人际联系：谨慎倾听关于照料的故事

Lisa和寄养家庭度过了一个非常愉快的下午，他们在后院劳作并玩得很开心，之后，她的寄养父母决定买薯条并和三个孩子——他们的两个十几岁的亲生女儿和Lisa——在露台上共进晚餐。Lisa积极参加了下午的家庭活动，似乎感到非常满足；但在晚餐时，她突然间生气了，拒绝吃薯条。在治疗中谈到这件事时，她怒吼道：“他们不想让我吃薯条，我能从他们的脸上看到！这就是为什么我不再想要薯条了，因为我从他们的脸上可以看到他们不想为我买薯条！”在这个进阶的治疗阶段，治疗师可以依靠之前与Lisa就她被排斥的感受所做的工作，以及与父母工作者进行过的讨论，她保证Lisa的寄养父母会尽力提供“良好”的照料。首先，治疗师确认她的感受：“天哪，一个愉快的下午以如此糟糕的事情结束，真是太可怕了。”Lisa的脸上流露出的宽慰让她深受鼓舞，她继续问道：“现在回想起来，你真的相信他们不想为你买薯条吗？或者，这可能是那个声音又告诉你他们不是真的爱你吗？”Lisa耸耸肩说：“我其实不属于那里，他们凭什么要照顾我。”在进一步讨论中，她叹息道：“其他人的生活要容易得多，他们才是他们真正的孩子。”

如前所述，经历过复杂创伤的儿童带着之前形成的照料者的心理表征进入新的家庭生活，这些内在照料者在不可预测方面是做的“最好”的，而且最“擅长”拒绝/抛弃和/或过于严厉且实施惩罚。这些照料者的心理表征驱使他们不知不觉地以相同的方式体验和感知新的照料者，而他们通常是善意的，比如他们的养父母或寄养父母，以及他们的老师或治疗师。通常，像Lisa一样，这些儿童深信他们能在照料者的脸上看到拒绝，或者照料者有意伤害或排斥他们。而且，当他们向其他人讲述这些“困难”经历时，他们有时会“成功”地说服其他人相信他们的父母或照料者提供了“坏”的照料。治疗师在直接与遭受创伤的儿童工作时，可能会面对儿童讲述当前被忽视或遭遇虐待性照料的故事，就像Lisa的治疗师所经历的那样。这因治疗师事先不清楚儿童的讲述是否反映了实际的情况而变得复杂。所有这些情况都要求治疗师在处理和回应儿童的讲述时，始终留意儿童和重要他人的关系。

很明显，除非有充分的理由相信新的照料者没有适当地照顾好儿童，否则治疗师应该警惕自己从表面上解读儿童的故事，以免损害他们对新照料者的认同。儿童治疗师很自然地会先认同儿童和他们的痛苦，这也是遭受过创伤的儿童在治疗最初所需要的：倾听或体验他们对重要他人的负面感受、焦虑和幻想，而这些可能源于过去的困难经历。这不可避免地会引发对儿童和父母的反移情感受，通过这种感受，治疗师可以与儿童的感知产生共鸣，包括对提供照料的成年人感到失望、愤怒或愤慨。然而，这也使得治疗师容易过度认同儿童的视角，而在心智上无法接收其他的可能性（例如，父母没有提供糟糕的照料，而是就像治疗师一样，受到儿童负面期望和心理表征的移情性的投射）。在这种情况下，有效的做法是，像Lisa的治疗师那样，和父母工作者坦露担忧并咨询他们的意见。如果父母工作者感知到寄养父母为提供“良好”照料做出了努力，这一背景可以帮助儿童治疗师继续将儿童关于照料的讲述视为儿童内在的心理表征。儿童治疗师需要与父母工作者确认，即孩子的视角确实不是真实的经历；又或者，万一破坏性的照料正在发生，而这都将在父母会谈中处理。儿童治疗师通过与父母工作者的交流，了解父母与儿童相处的经历以及父母工作者自身对家庭动力的看法，促进他/她与儿童的治疗工作。反之，如果治疗师忽视了真实的家庭关系质量，那么，他/她将面临被卷入轻度或重度分裂过程的风险（例如，“可怜的”孩子与“坏的”父母分裂对立）。

因此，治疗师的核心任务是在表征层面上认真对待儿童的讲述，将其视为儿童内在真相的反映，即他们如何体验和感知他人，而不是在事实层面上，将其视为对他们在现实中所受遭遇的反映。在治疗的进阶阶段，治疗师有机会帮助儿童将当前实际的人际关系体验与“旧的”关系预期和模式区分开来。

在其他情境中，问题并不在于儿童讲述了一个关于“糟糕的”——忽视或虐待——父母照料的故事，而是讲述了一个自己试图独自解决问题的故事，而完全没有意识到或许可以向成年人寻求安慰、支持或帮助。例如，Lisa曾经讲述了一个在学校完全迷失方向的故事——她找不到上体育课的新教室，在这个过程中她还受伤了（见第2章）。在倾听她的故事时，令治疗师感到惊讶的是，Lisa在寻找过程中从未想过可以向老师或行政人员求助。像Lisa这样遭受过创伤的儿童，由于早期的不利经历，成长过程中没有任何关于可以依靠和求助成年照料者的心理表征。在治疗过程中，治疗师的重要任务之一就是从这个角度倾听儿童的故事，并积极促进更有帮助的成年照料者表征的出现。

保持心智化立场为核心：一种平衡的艺术

由于遭受过创伤的儿童的社交和情感能力发展不足，或者在压力下这些能力经常崩溃，因此在与这些儿童的直接工作中保持心智化“在线”并非易事。这要求治疗师同时保持多个平衡。

等待意义的形成——从让事物“变得可以被思考”开始

Mei-Lan反复做被养父母抛弃的噩梦，但她真的不想和她的治疗师谈论这件事。在一次联合的治疗会谈中，她的养母告诉治疗师，这周Mei-Lan频繁不断地做噩梦。Mei-Lan同意妈妈可以把噩梦告诉治疗师，但前提是Mei-Lan躲到木偶戏幕布后面。治疗师感到Mei-Lan目前不想直接参与讨论，就先和她妈妈谈论做噩梦有多可怕。她对妈妈说：“做噩梦带来非常强烈的可怕的感觉，这时候孩子很需要妈妈或爸爸安慰他们。在白天谈论做过的噩梦，孩子真的会再次感到恐惧。我想知道我们怎样才能帮Mei-Lan面对这些可怕的感觉。”Mei-Lan慢慢地从木偶戏幕布后面走出来，走到她的素描本所在的桌子旁坐下。她先画了一张床，接着画了一个孩子躺在床上，说道：“我躺在床上，感到非常害怕，我想让妈咪来。”

在之后的治疗中，Mei-Lan经常回顾这幅画，提到“那些让我非常害怕的噩梦”。在多次探索和重温做噩梦及从伴随的焦虑中幸存下来的过程之后，噩梦的内容——被父母遗弃——才成为Mei-Lan的治疗中可以讨论和探索的主题。

经历过复杂创伤的儿童在承受和应对困难经历的能力方面往往遭受双重剥夺（Henry，1974）：在他们的生活环境中，他们接触到了超出正常水平的难以承受和应对的经历，与此同时，生活往往未能为他们提供“坚实的臂膀”帮他们应对这些困难的经历。为了使儿童能够以富有想象力和有趣的方式修通（整合）艰难的生活经历，需要通过使儿童与艰难经历中淹没性的情感保持距离的方式进入其中的内容，让蕴含创伤体验的表征性图像和言语浮出水面。就像葡萄酒需要一个好杯子一样，所有的心智内容都需要图像和言语来涵容和表征，儿童必须面对的内容越有情感冲击力，越需要更好的能使他们忍受这些情感的表征技巧。因此，就如Mei-Lan的案例一样，对于治疗师来说，重要的是考量对过程的干预是否应该优先于对内容的干预，并在过程和内容之间、在培养心智能力和促进叙事之间、在“杯子”和“酒”之间灵活转换。对于 Mei-Lan，用谨慎选择的话语去触及她做噩梦时的情感体验是起点，这帮助她从木偶戏幕布后面走了出来，能够接受治疗师的话，并参与“讲述”“在床上真的很害怕，需要妈咪”的过程。

在支持和探索之间“走钢丝”

Mei-Lan第一次尝试使用玩具屋进行假扮游戏时，以失败告终。坐在玩具屋前，她似乎开始讲述关于住在那里的一个家庭的故事。但一旦她开始玩，“坏人”（一大群黑衣骑士）就会进入房子，所有人都必须躲起来。家庭成员和骑士们飞过玩具屋，甚至穿过治疗室。 Mei-Lan显然不知所措，但她不允许治疗师以任何方式帮助她，甚至不让治疗师靠近她。一秒钟后，当Mei-Lan说道“大家都睡着了”，所有的混乱突然结束了。治疗师谨慎但清晰地说道：“哇，Mei-Lan，里面发生了什么？好像太多了，不是吗？真好，又平静下来了。”Mei-Lan只是点头表示肯定。

经历过复杂创伤的儿童，首先需要支持来发展——或者重新获得——他们的适应性技能，以维持或恢复心智平衡，并应对引发兴奋的情境，然后他们才可能面对更具探索性的干预。平衡支持与探索的基本原则——“必要时提供支持，可能时进行探索”——在与遭受过创伤的儿童工作时尤其棘手（Bervoets et al.，2021）。治疗师通常可以靠一系列干预措施和技术，帮助儿童管理难以应对的情绪和想法，以及探索他们内在生活的更多层面。每一次干预都可以被置于支持性和探索性连续谱之中（de Jonghe et al.，1992）：在必要时，即在极度焦虑和/或失调的情况下，治疗师更积极地通过建构支持儿童；在可能的情况下，治疗师则探索儿童的内在世界，跟随儿童的引导和线索，与儿童在游戏、绘画和叙事中的隐喻和图像产生共鸣，同时对潜在的失调保持警觉。Lieberman 等人（2015）警告说：“时机虽然难以定义，但在临床实践中至关重要。同样的干预措施可能成功，也可能适得其反，这取决于实施它的时机和方式。”（p.100）在与遭受过创伤的儿童的工作中，这特别有挑战性，因为与其他儿童相比，他们的容错空间更有限。“不入虎穴，焉得虎子”的干预理念对这些儿童不那么适用。过早或过多地探索会威胁到他们脆弱的平衡。相反，过多地支持而不使用更具探索性的干预措施，虽然可能使他们在治疗中保持稳定，但并不能促进更实质性的发展性的恢复。例如，Mei-Lan 的治疗师该如何回应，是试图理解游戏内容的细节（例如，探索房子里的人是谁，以及到底发生了什么）；还是，试图阻止 Mei-Lan 呈现这样的场景（以防止失调），但这可能会中断 Mei-Lan 的治疗进程。目标是创造一个“安全但又不太安全”的治疗设置（Bromberg，2006；Ogden et al.，2006），这要求治疗师不断在支持与探索之间走钢丝，同时永远无法确定自己是否提供了“恰当的剂量”。

促进意义的形成：主动建构或提供言语和图像

Youri 还是婴儿的时候经常被饿着，尽管他对此没有任何记忆，但他的寄养父母注意到，他总是要在床边放一个三明治才会去睡觉。他们对此感到非常沮丧。他们觉得 Youri 是在控制，并且担心他可能养成不健康的饮食习惯。当他们与治疗师谈到这件事时，治疗师帮他们认识到，这不仅仅是一种控制行为，也是他无法用言语表达的婴儿期焦虑的反映。

治疗师和他们讨论出一个办法，让Youri的寄养母亲用故事来回应他的需求，故事里有一个小小孩，他曾经非常饿，只有在确保有食物的情况下，才能入睡。在治疗中，治疗师也努力主动为Youri的经历赋予言语。

一般而言，儿童治疗师尝试保持接受的姿态，即积极开放地接受儿童的交流并跟随儿童的指引。然而，对经历过复杂创伤的儿童来说，往往有许多经历塑造了他们，但他们对此没有言语或图像。因此，治疗师有时需要更积极、更明确地为他们的经历提供言语或图像。言语和图像有助于意义的形成，同时也有助于涵容不可预测的、“奇怪”或“疯狂”的经历，并将这些经历整合进正在形成的自我意识中。正如在Youri的案例中，找到言语来捕捉经历（片段）有助于Youri感到这些经历是有意义的，即使这个意义尚未清晰。治疗师有时需要向父母或照料者询问背景信息。随着治疗的进展，许多经历过复杂创伤的儿童会主动要求父母反复讲述他们（过去或现在）的经历，试图了解自己的某些方面。这样一来，这些故事就能成为共同的叙事。

有时，言语或图像是在儿童与治疗师共同创造的过程中被发现的。例如，在与Lisa谈论她的“偷窃行为”时——这种行为让她的寄养父母非常担忧（详见第7章）——出现了这样一幅画面：那些她渴望得到的“东西”非常大声地“呼唤”着她，以至于她听不到脑海中警告她不要做出这种“反社会”行为的声音，她感到无法控制自己的双手和行为。有时，源自创伤文学作品的言语或图像似乎与儿童的经历相契合。这些言语或图像让那些从未被捕捉和表征过的经历得以呈现，即他们揭示了创伤（“经历了许多事情”）对发展和功能的影响。例如，当治疗师用适合儿童的言语来谈论情绪调节和人际联系中战斗、逃跑及僵住的机制或创伤触发因素时，儿童能听明白，同时也感到松了一口气。比如，“狮子在任何威胁迹象下都会先发制人地攻击”和“鹿在感到焦虑和受到威胁时会逃跑”的画面，常常会受到那些容易产生这些反应的儿童的欢迎。对于遭受过创伤的儿童，这往往是他们第一次感到这些内在冲突被用正常化和富有共情的言语表达出来[关于图像和隐喻，参见Vliegen et al.，（2023）]。

至关重要的是，治疗师需要把握时机和平衡来积极地建构或提供言语和图像，以促进意义的形成。这些为体验寻找或提供“语言”的干预措施，只有在尽可能地契合儿童提供的线索及其发展年龄时才会有效。

带着创伤和发展的视角：四个干预领域

尽管评估阶段应该获得有关儿童在不同发展和生活领域的功能和心理动力的信息，但正如A. Freud（1965）最初提出的那样，这只是“临时”的案例阐述。一旦我们带着儿童进入治疗室，我们应该将之前知道的任何信息都打包留在治疗室外，以便在此时此地与儿童相遇。为了指导治疗师理解经历过复杂创伤的儿童在此时此地内心面临怎样的困境，四个发展领域（见第2章）可以作为治疗师理解他们的“透镜”。在下文中，我们将通过列举治疗师在治疗过程中密切观察儿童时可以问自己的问题来介绍每个领域。我们意在指导治疗师识别在治疗的任何一个特定时间，最先处理哪个领域中的发展困难。当然，这是一种人为的划分，因为发展问题在领域之间相互影响。比如，一个在情绪调节上失调的儿童往往不能以创造性的方式玩耍；反之亦然，围绕一个引发情感体验的主题的玩耍，比如在一段重要的关系中发生了困难，可能会破坏儿童的稳定，有时甚至会引发失调。因此，这些领域是教学性的“透镜”，用于帮助治疗师评估及做出临床决策。

跨领域的经验法则是，只要有迹象表明呈现临床内容对儿童来说很难时，那么，对过程层面的干预就要优先于任何对内容层面的干预。这些迹象可能包括：儿童突然让游戏中的所有角色入睡（“突然入睡”；Robinson & Mantz-Simmons，2003），以回避困难的主题；也可能是，儿童实际上停止了游戏，或开始“疯狂游戏”，或变得语无伦次；也可能是，儿童陷入真正的失调状态。在这些情况下，无论具体内容或所涉及的领域如何，在尝试内容层面的任何探索性干预之前，治疗师都要先帮助儿童恢复情感平衡。因此，在下文中，我们将讨论在儿童治疗中每个发展领域的问题的表现方式，并提出在过程层面和内容层面上处理这些问题的建议（见表6.2）。

游戏和叙事中呈现的表征能力

Lisa的“理发师游戏”（见前面的例子）为治疗师提供了一个了解她内在世界的窗口，包括情感、渴望、焦虑和被照料的经历；而整理铅笔是Mei-Lan在早期治疗中主要做的活动（见后文）。治疗师在游戏室遇到的首要问题之一是，儿童是否有能力通过玩耍、画画和说话来进行有趣的互动和活动，以表征、表达、探索并最终处理他们内在世界的某些方面。以下问题可以协助治疗师判断。

儿童是否参与并享受游戏：

1. 在基本的积极的趣味性活动中？还是根本就没有趣味性？

2. 在创造性或有趣的活动中，与自己内在的部分（小但重要）联结和/或交流？还是游戏过于重复和僵化？

3. 在假扮游戏中，故事内容是否既包含非创伤性经历，又涉及创伤性经历？还是这种假扮游戏是支离破碎且脆弱的，容易被打断？

如果儿童在进行有趣和象征性的游戏，治疗师可以进一步巩固和拓展这个游戏，帮助儿童与内在世界保持联结，并进一步探索和交流游戏的内容。如果儿童没有这些能力，那么就需要判断这是源于他们发展不全（如严重忽视的情况），还是创伤经历带来的抑制性影响。然后，治疗重点需要放在建构这些能力和/或化解抑制这些能力的影响上（例如，抑制的目的是将困难的情感和经历“圈禁”起来）。因此，这一领域的治疗干预植根于对儿童游戏（内容和过程）的理解以及对它如何受到创伤经历的影响或改变的探察。这一思路是治疗师一系列临床反思的出发点——如何进一步巩固和加强游戏能力的发展，如何利用这些游戏能力来促进情感和关系能力的发展，何时以及如何探索内容，以及何时该关注游戏内容又或是何时关注游戏过程。

基本的积极的玩要性活动：享受玩要和趣味性

在治疗之始，Mei-Lan经常坐在孩子们画画和做手工时使用的小桌子旁。她看起来像要开始画画或做手工，但她从未真正开始过。她的活动仅限于一遍又一遍地整理铅笔。治疗师的任何问题或动作似乎都会打扰她，她会大喊道“别这样做！”或者“别再问问题了！”这使治疗师内心陷入艰难的思考。一方面，治疗师要思考“如何在游戏室里、在一个成年人（治疗师）在场的情况下，给予Mei-Lan足够的空间和控制感，而让她不会被恐惧和愤怒所淹没”，另一方面，又要思量“在哪里挑战她的充满分类和组织的世界，帮助她体验新的趣味”。当治疗师低声说“我想我知道一个Mei-Lan也许喜欢的游戏，也许，只是也许”，第一次“新体验”出现了。Mei-Lan带着疑惑的眼神抬起头来，治疗师觉得是时候向Mei-Lan介绍涂鸦游戏。“在这个游戏中，我们每个人画一条线——它不必是直的，也可以是弯曲的，或者可以是你喜欢的任何形状，然后我们可以试着找出我们在线条中看到的东西。”起初，为了感到有掌控感，Mei-Lan说出了她在治疗师的线条中看到的东西，以及她希望治疗师如何完成这幅画：一只鸭子、一个气球、一条蛇。渐渐地，Mei-Lan可以拿着自己的铅笔和治疗师轮流画画，能慢慢地放下一点对治疗师和局面的控制。在后来的治疗小节中，参与和享受画画及做手工成为她主要的游戏方式（见后文）。

一些经历过复杂创伤的儿童无法参与玩耍性的互动，他们在这方面表现出严重的困难。对于一个不能玩耍的儿童而言，参与玩耍性的体验——无论内容如何——非常重要，这是恢复的第一步。当没有任何游戏活动时，治疗师可以发起玩耍性的互动，并且聚焦于玩耍性的交互接触，例如，把球或玩具滚给孩子，等待孩子的反应。孩子或许会探索玩具，仅仅将其滚回给治疗师或开始一个表达重要内容的游戏。或者治疗师可以开启轮流画画的过程，比如使用Winnicottian式的涂鸦游戏（Abram，2007；Winnicott，1968），就像Mei-Lan的治疗师做的那样。有时，也可以哼唱或唱一首歌，或读一个故事。

只要儿童参与玩耍性活动或互动的能力仍然很脆弱，或者当关系上的不信任或创伤性内容使这种能力无法发挥时，治疗师就需要关注过程。由于儿童总是有充分的理由避免玩耍性的接触，需要考虑如何按照儿童的节奏和状况邀请他们参与玩耍性的互动。例如，治疗师可以通过邀请儿童在房间里选择一个安全的地方，让他有掌控感。还可以允许儿童控制与治疗师的距离，或指导治疗师参与/见证他们的游戏，或者相反，将目光从他们的游戏中移开。总之，当儿童处于非常脆弱的状态时，“杯子”（过程）比“葡萄酒”（内容）更值得治疗师的关注（见表6.2）。

表6.2　在基本的积极的玩耍性活动层面上的治疗性干预

基本的积极的玩耍性活动	当前：主要关注内容	缺失的、脆弱的或非典型的：主要关注过程
基线观察（baseline observation）	儿童参与并喜欢玩耍性的活动或互动	儿童几乎没有表现出能够参与玩耍性活动或享受玩耍性互动的迹象；当被邀请玩耍或画画时表现出紧张或焦虑，通过长时间的重复活动、整理物品来推迟玩耍
理解	儿童通过玩耍活动或参与游戏互动进行练习和尝试，谨慎地发现参与玩耍性活动或互动的好处和所体验的焦虑	发展不足的能力： 儿童发展出极为有限的能力参与玩耍性活动或互动 和/或受抑制的能力： 玩耍性活动或互动引起焦虑；儿童在参与玩耍时感到不安全和/或在玩耍和重复活动之间徘徊不定
治疗目标	加强和拓展玩耍性活动或互动，并在可能的情况下，关注共同构建玩耍性活动的意义	帮助儿童按照自己的节奏和情况参与玩耍性活动或互动
治疗性回应的重点	在玩耍性互动中以好奇和尊重的姿态邀请儿童并支持他们；可以谨慎地阐明并拓展游戏的内容（例如，通过引入新元素）	在积极地考虑儿童的节奏和情况的基础上，邀请儿童参与玩耍性互动；将儿童的每一个主动性表现都建构成玩耍性的互动或姿态；表达（例如通过命名）对孩子因难以保持平衡而克制自己不玩的理解

创造性与玩耍性活动：共同构建意义

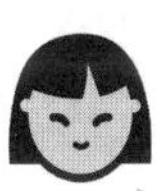

在治疗的下一个阶段，做手工成为Mei-Lan的首选活动。她尝试各种各样的材料：她用铅笔和记号笔画画、捏黏土、用不同的笔刷作画，还按照在橱柜里找到的日本折纸艺术样本折纸。在这一类玩耍性活动的早期阶段，她要求治疗师必须完全照着她的样子做，比如折同样的盒子，捏出同样的黏土形状。后来，治疗师需要参与同样的活动，但Mei-Lan能够容忍她做出不同的东西，这为更多的互动创造了空间：当Mei-Lan在捏一条蛇时，治疗师则在做一只带壳的蜗牛，并希望借此在没有明确命名的情况下，初步引导她理解脆弱与保护的概念。在这个阶段，Mei-Lan发现了“创作”这一活动对她意味着什么。她画画、涂色、缝纫，还搭建弹珠轨道。

对于遭受过创伤的儿童来说，他们不太能利用创造性与叙事性的玩耍性活动来表达他们内在世界的元素，能够创作图画、手工艺品以及开始讲述故事意味着巨大的进步。找到初步的图像和言语，有助于之后将经历整合到一个有意义且连贯的叙事中。因此，在假扮游戏帮助处理创伤经历之前，玩耍性活动是一个重要的发展领域，它为儿童提供了与内在状态联结以及接触内在冲动、想法或欲望[这是外在（创造性）活动的源泉]的机会："今天，我想搭建一个弹珠轨道，我喜欢看着彩色的弹珠滚下来。"此外，玩耍性活动不可避免地嵌入在人际关系过程中（详见后文——关系领域）：儿童在一个成年人平静且无威胁的陪伴和关爱中，两者共同构建和深化意义的过程。为妈妈做一颗心，在争吵后表达修复的意图；捏一只企鹅，接着是一顶温暖的帽子、一条围巾，最终为企鹅一家造了一个窝（详见后文）——所有这些都可以被视为创造性与玩耍性活动，它们可能成为早期表征能力的重要基石。

在这一层面感到挣扎的儿童需要治疗师有意识地尝试共同构建有意义的游戏内容（见表6.3）。例如，当孩子用黏土捏一只企鹅时，治疗师可以这样回应：

> "哦，哇！你捏了一只企鹅。你觉得像这样的企鹅可能需要些什么呢？……是的，当然，这是个好主意！它需要一顶暖暖的帽子和一条围巾。那你打算怎么做呢？……好的，你想做帽子，那我来做围巾吧？……哦，现在它们已经准备好对付寒冷的天气了。你觉得它们还需要些什么吗？……一个窝？"

又如在Mei-Lan的案例中，治疗师找到了办法，在Mei-Lan画的刺猬旁添加了一棵树，并开始讲述一个关于刺猬和树的故事。对于经历过复杂创伤的儿童来说，在一位用心的治疗师的陪伴下与之共同体验创作带来的好处（治疗师会尝试从任何微小的起点进行拓展），为孩子提供了一个重要的基础。因此，在游戏室以及与治疗师的关系中寻找和发现表达情感和经历的图像和言语，是发展性恢复的一部分。

表6.3　在创造性和玩耍性活动层面上的治疗性干预

创造性和玩要性活动	当前： 主要关注内容	缺失的、脆弱的或非典型的： 主要关注过程
基线观察	儿童可以投入创造性和玩耍性活动的活动与互动（哪怕只是短暂片刻）	儿童几乎没有表现出能够参与创造性及玩耍性活动的迹象，初次尝试很容易中断（画作最终被扔进垃圾桶），当孩子试图玩耍或创作时，氛围会变得消极起来
理解	在成年人的陪伴下儿童进行练习，通过探索游戏材料来表达内在世界的元素，小心翼翼地发现这样做的好处以及由此产生的焦虑	发育不足的能力： 儿童很难利用玩耍性活动来表达关于自己的内容 和/或受抑制的能力： 游戏活动引发焦虑，唤起负面情绪或记忆，以及/或游戏带来的愉悦感稍纵即逝
治疗目标	加强并深化玩耍性活动；共同构建意义并丰富游戏活动的内容	涵容浮现出的负面情绪；帮助儿童发展或重新将玩耍性活动作为一种表达和沟通他们自己的方式；探索共同构建意义的可能性；警惕那些威胁到儿童进行创造性与玩耍性活动能力的游戏内容
治疗性回应的重点	在孩子探索材料并进行早期创造性或叙事性表达时提供支持；适时参与对意义的共同构建或探索，并在需要时帮助管理焦虑	敏锐地观察儿童的活动，对孩子每一个趋向创造性活动的尝试予以支持；在可能的情况下，对这些尝试进行拓展；参与其中并创造机会共同构建意义和故事，用适当的言语命名观察到的紧张和焦虑

假扮游戏：表征和处理内在世界的各个方面

Mei-Lan在娃娃屋里第一次尝试"笨拙的"且毫无成果的假扮游戏之后（参见前面的案例片段——支持与探索），她打扮成一只小猫，要求治疗师照顾这只弱小且依赖的小猫："给我一个拥抱""给我喂奶"。她一次又一次地重复这个游戏。治疗师在这种重复且伴随强烈要求的游戏中，无法感受到任何乐趣。任何问题或者尝试加入一些新的内容，都会让Mei-Lan喊叫："不不不，你不能问这个！"有时，她会命令治疗师"开始吧，一切都准备好了，你开始玩吧"，然后却又评论说——不管治疗师做了什么——"都是错的"。她尖锐的声音暴露了与这个游戏相伴随的紧张情绪。

在随后的阶段里，"小猫游戏"被转移到了娃娃屋中。起初，Mei-Lan的大部分注意力都放在"布置场景"，她用了所有的成人玩偶、猫和小猫，拿走了所有的儿童玩偶。她以同样的方式重复玩着成人照顾猫和小猫的游戏。她让治疗师坐在指定的位置，也会命令治疗师做事。治疗师任何微小的个人尝试都会引发Mei-Lan的强烈反应，例如，治疗师以其中一个成人玩偶的身份假装问道："我可以问一下，你的孩子们去哪里了吗？"Mei-Lan大声回答："不不不，你不能这么说，你不能那样说话！"她把所有儿童玩偶都拿走并扔掉。有时，她会用威胁的语气对治疗师说："我会非常非常生气。我想你不知道我会变得多生气。"

再后来，她的假扮游戏中出现了新的碎片化的图像：在一次治疗小节中，小猫被送到了收容所；在另一次治疗小节中，一辆"满载被领养的孩子的卡车"来到房子前，成人（玩偶们）不得不为所有孩子买婴儿车；在又一次治疗小节中，成人带着所有坐在婴儿车里的被领养的孩子去动物园，但随后出现了一条蛇，所有孩子都感到害怕和受威胁。渐渐地，Mei-Lan才允许这些主题在假扮游戏中得以拓展。尤其是"动物园游戏"，它成为Mei-Lan演绎关于孩子被遗弃、走失与被找到、受到威胁与被安抚等主题的核心场景。它变成了一个生动的场景，让困难的主题和情绪开始得以处理。

随着因复杂创伤而痛苦的儿童发展出假扮游戏的能力，源自创伤经历的元素必然会浮现出来并渲染他们的游戏。在Lisa的游戏中，治疗师扮演的理发师觉得她永远无法达到Lisa对被照料的期望：无论她做什么，都不够好。对于遭受过创伤的儿童来说，尝试参与假扮游戏常常导致创伤经历不由自主地活现。治疗师可能会发现自己在扮演一个淘气的孩子，做着一项困难的练习，而愤怒的儿童扮演的老师则对他们大喊大叫。或者，孩子可能会让治疗师重复令人不适的经历，比如让治疗师扮演一个可怕的伤害和虐待儿童的医生，或者扮演一个抛弃儿童的成人照料者。这要求治疗师仔细考虑何时为孩子的游戏提供支持，保护它免受仓促出现的创伤性内容或侵入性的创伤经历的影响；以及何时创伤内容成为假装游戏的核心，治疗师需要警觉且敏锐地帮助孩子从创伤活现中"活"下来并修通这些经历。当儿童谨慎地试图在参与及享受促进成长的游戏与为表达及处理创伤相关议题和图像腾出空间之间找到平衡时，治疗师需要在为内容提供言语和为过程提供言语之间取得平衡。对内容的工作——如在Lisa的理发游戏中所见——可能涉及思考儿童的游戏可能意味着什么，整合那些难以整合的部分，为主题和内容提供言语。另一方面，对过程的工作可能涉及识别儿童的叙事何时突然停止或沉浸在某个主题里，思考这可能具有某种意义，帮助儿童认识到正在发生什么。

在Mei-Lan的案例中，她的“假扮游戏”带有创伤特征，显得相当刻板和重复。似乎参与假扮游戏立即使她触碰到创伤性图像（奄奄一息的人，需要照顾的小猫、满载被领养的孩子的卡车，吓人的破坏孩子们动物园之旅的蛇），以及与之相伴的焦虑和痛苦情绪，而这些情绪引发了僵化且具有控制性的防御机制。Mei-Lan的游戏更像是“噩梦般的”：图像以“碎片化”的形式出现，并立即引发强烈的焦虑和对控制的需要。对于治疗师而言，这些看起来像是不断重复的一组主题和话题，像是本应展开却从未真正展开的叙事。在这个层面上，假扮游戏还处于初级阶段，尚未达到能够作为处理创伤性和淹没性经历的先决条件。使治疗工作如此艰难的原因有两方面。一方面，似乎治疗师只能目睹这种令人痛苦和焦虑的游戏，而没有任何机会去改变它，去推动叙事的发展，去帮助儿童以更具连贯性和建设性的故事线、通过生动的叙事来处理创伤性内容。另一方面，创伤内容不仅可能对假扮游戏产生破坏性影响，关系性焦虑也会迅速从表面之下沸腾起来，迅速变得过于真实（“我想你不知道我会变得多生气”）。孩子处于这种噩梦般的内在世界的碎片的摆布之下，仍然缺乏将这些碎片整合或处理的能力。因此，在尝试探索或处理创伤内容之前，治疗工作通常需要专注于涵容由创伤触发因素和/或关系性焦虑触发的淹没性情绪，并促进假扮游戏的过程（见表6.4）。治疗师可能需要长时间忍受被孩子控制，暂时无法探索创伤性游戏的意义，同时又不能放弃谨慎地尝试挑战孩子的游戏，例如，通过引入一个“挑战性”的元素，如一个成人照顾者的角色。通常，这会是一个相当大的挑战，正如Mei-Lan的治疗师在一次团队会议中所说：

“她非常控制，我无法做出哪怕一丁点儿的个人尝试，当我试着说些什么或问些什么，她都试图让我闭嘴。她对我是来帮助她的这件事毫无信心。有时候，我甚至觉得我应该感到高兴，至少她能容忍我坐到她身边。”

最终，无论是过程还是内容，都需要被处理，使儿童能够以稳定、连贯、整合且有意义的方式表征经历。经历过复杂创伤的儿童需要时间发展这种能力（Slade，1994），“一个想法往往通过一个逐渐且缓慢的过程才变得可以被思考，这个过程是无法被加速的”（Alvarez，1992，p.153），这也需要治疗师作为发展性客体的支持。（Greenspan，1997；Hurry，1998）在治疗师提供的安全且涵容的关系中，创伤经历的活现使得孩子能够逐渐地、有时是间接地表达和掌控强烈的情绪、焦虑以及淹没性的体验，从而实现对创伤经历的整合。

表6.4　在假扮游戏层面上的治疗性干预

假扮游戏	当前： 主要关注内容	缺失的、脆弱的或非典型的： 主要关注过程
基线观察	儿童参与假扮游戏，其中包含更中性的以及与创伤相关的内容（例如，被遗弃、被虐待）或关系性焦虑	儿童无法进行假扮游戏，或者故事线支离破碎、不清晰，从一个主题跳到另一个主题；僵化/重复；引发焦虑或导致游戏中断或崩解
理解	儿童通过假扮游戏练习，体验这种游戏带来的益处（例如愉悦、幽默、解脱）以及伴随的焦虑情绪；儿童展现出应对和处理（创伤性）生活经历和问题的能力，并能够承受由此产生的痛苦和焦虑	发育不足的能力： 儿童尚不具备通过假扮游戏来处理（创伤性）生活经历的能力 和/或受抑制的能力： 儿童尝试假扮游戏，会引发焦虑，或触发创伤性反应，很容易被痛苦、焦虑、愤怒等情绪所淹没……；儿童尚未发现假扮游戏的乐趣和益处
治疗目标	加强现有的假扮游戏能力，以促进对生活经历的处理	帮助孩子发展或重新联结假扮游戏的能力，使孩子使用它表征和处理生活经历；并帮助他们承受与之伴随的困难情绪
治疗性回应的重点	保持好奇，帮助孩子在假扮游戏中拓展主题和沟通的范围；为儿童提供空间并给予支持，让他们能够详细阐述（创伤性）内容，同时保持警觉，留意儿童被情绪压倒的时刻；在假扮游戏中接受孩子分配给你的角色（角色定位），同时对内容和过程保持反思	帮助儿童保持在假扮游戏的模式中，同时协助管理焦虑情绪（“安全但又不过于安全”）；专注在困难的想法和感受是如何浮现的过程，并帮助孩子应对侵入性或淹没性的想法/情绪

情感发展与调节策略

治疗师与创伤儿童工作时观察到的另一个重要功能领域涉及儿童表现出的基本情感基调和表达范围、他们的情绪平衡状态以及在失调时恢复情绪平衡的能力。在与经历过复杂创伤的儿童工作时，不可忽视的是治疗师需要帮助孩子发展或恢复调节平衡（regulation）和调节能力（regulatory capacity）。只有当孩子能够找到最低限度的平静、活力和调节的平衡时，心理治疗才有可能以儿童参与叙事和心智化过程的方式开展，儿童和治疗师才能开始发现并理解儿童的内在正发生什么，并以此为基础寻找更具适应性的应对方式。对容易失调的儿童，治疗关系可以从一系列被抱持、被安抚或被重新唤回的经历中发展出来。情感上在场的治疗师以与其需求和能力同调的方式充分地与儿童（共同）调节他们的情感，这种经历嵌入语言之中，并在儿童和治疗师之间形成共同的历史，由此作为儿童走向发展性恢复的道路上的第一次治疗性和治愈性的体验。在Mei-Lan的案例中，她开始将她所有的彩色画、铅笔画和手工作品都保存在她的个人的盒子里，这些物质呈现抱持了她内在世界正在发生的事件。

关于调节问题和调节能力，治疗师可以问自己以下三个问题：

1. 儿童当前的情感基调和（失调的）调节状态是怎样的？儿童是否足够平静，或者有足够的活力，能和治疗师在一起并专注于内容？还是出现了或即将出现失调的迹象？儿童能否运用策略来调节自己？

2. 儿童故事中的核心主题是否呈现了儿童在现实和最近的生活里的情感状态和调节困难？

3. 情感状态和调节问题及过程是否是儿童（假扮）游戏或绘画的核心内容？

当调节问题以之前提到的方式出现在当下时，治疗师可以观察儿童在多大程度上能够保持（相对）稳定，或者他们需要什么来恢复调节上的平衡。当治疗师已经帮助儿童建构了调节能力时，关注点可以转向儿童在游戏中表达的内容。相比之下，当观察到经历过复杂创伤的儿童即将失调或已经失调时，那么治疗重点需要放在调节过程以及帮助构建调节能力上。

当前情感状态：处于专注的状态

Mei-Lan坐在等候室里，带着一脸怒气和防御的态度，说她不想在这里。她养母解释说，Mei-Lan这几天睡得不好，很容易生气，同时反应也很激烈。妈妈说了最近在一个繁忙的市场中发生的一件事，那时Mei-Lan愤怒地逃跑了。治疗师回应说，这对Mei-Lan来说一定是一个艰难的时期。Mei-Lan不情不愿地跟着治疗师来到游戏室，坐在离治疗师最远的地方。治疗师试图重新建立联系，询问Mei-Lan在这些困难时最让她感到危险的是什么，并建议Mei-Lan做一些通常能让她冷静下来的事情，比如给图片上色或折一只动物。但Mei-Lan只是愤怒地大喊："闭上你的嘴，我不想在这里！我会逃跑，没有人会找到我。"治疗师感到无法联结到Mei-Lan，并开始感到不安和焦虑，担心Mei-Lan可能无法恢复足够的平静，无法忍受和她在同一个房间里。她意识到她必须防止自己和在Mei-Lan相处中失调，因此拿起了一张纸开始画画。她在脑海中寻找一个有调节功能的图像，画了一只刺猬在他舒适的地下洞穴里（一个在早期治疗阶段变得有意义的图像）。她用刺猬周围的东西填补了这个洞穴，都是她知道的在Mei-Lan的生活中所有的重要的东西：一只猫、一只毛绒狗、一把吉他、一张家人的照片。治疗师一边画画，一边看看Mei-Lan，Mei-Lan沉默不语，但似乎平静了些。过了一会儿，治疗师注意到Mei-Lan在看她在做什么，她问道："我在画画，你想看看吗？"Mei-Lan犹豫了一下，慢慢点了点头。"现在你感觉能靠近点儿看看吗？"Mei-Lan又点了点头。紧张感在一点点地降低，治疗师——她感到仍然需要保持警觉——把目光固定在她的画上，以便给Mei-Lan尽可能多的空间。Mei-Lan慢慢走近，在治疗师旁边坐下，看着画。治疗师问："你想让我谈谈我的画吗？"Mei-Lan再次点头回应。"这是小刺猬，他感到焦躁不安，他试图冷静下来。为了做到这一点，他需要自己的房间和所有他喜欢的东西。看，这是他的小狗，如果他愿意，可以拥抱它；这是他的猫，她正在为她的朋友刺猬发出咕噜声，还有他的吉他，还有一张他爸爸、妈妈和弟弟的照片。被他所爱的一切人和事包围时，小刺猬可以平静一点儿。”Mei-Lan慢慢地走到抽屉前，找了一张公主的图片，开始涂色。剩下的时间里，她一直默默地涂色。治疗师仔细观察，没有打破沉默。在小节结束时，她说：“我很高兴我们今天能在一起，现在我们去找你妈妈吧。”Mei-Lan拿起她的画，放进抽屉里。在等候室里，Mei-Lan搂着妈妈，他们一起离开了。幸运的是，这位母亲擅长处理养女的失调状态，也知道她现在需要什么：她什么也不说，什么也不问，只是用手臂搂住Mei-Lan，小心翼翼地在她的头发上吻了一下。在后来的治疗小节中，Mei-Lan经常看着这幅画说道，当小刺猬身边有他喜爱的东西时就会平静下来。

有时，儿童会以不太明显的方式处于严重的失调状态，并且是“无缘无故”地被唤起，就像Mei-Lan的情况一样；或者，由于某件事情的发生而感到焦虑和/或愤怒。失调也可能表现为孩子“疯狂玩耍”，例如，毫无意义地大笑、爬来爬去，或者“无法控制地”洒出颜料，以至于无法形成有意义的叙事。失调也可能表现为孩子过度调节、受到抑制，甚至麻木、难以触及。在经历过复杂创伤的儿童中，失调还常常表现为在不同唤起/情感状态之间迅速波动。

在失调的时刻，治疗师需要立即做出调节反应：儿童需要治疗师保持冷静，帮助他们恢复平衡，了解他们的身心发生了什么。这通常包括（共同）调节距离和亲密度，以找到一种安全和减轻焦虑的相处方式。对Mei-Lan，治疗师需要保持身体和情感上的距离，以防止她完全不知所措，跑出房间。治疗师意识到她可能被体验为侵入的、压倒性的客体，因此她需要试图克制和等待。Mei-Lan在远处的椅子上安静下来后，治疗师观察到她有兴趣和渴望靠近的迹象。Mei-Lan在感到能控制距离的情况下，能够谨慎地重新参与，并通过对治疗师正在做的事情表现好奇和兴趣，重新与治疗师建立联系。

有时，（共同）调节涉及帮助孩子参与一些能够释放紧张和消极情绪的活动，从而让他们感到更加平静和积极。对Mei-Lan，这意味着重复性的精细运动活动，从而减缓身体反应（例如，涂色或折纸）；对于其他孩子，可能意味着紧张的、粗放的运动活动（例如，扔球、跳绳、体育运动）。还有一些孩子需要特定的感知或创造性活动，比如听音乐或创作音乐。

有时，想象一个安全的地方会对处于痛苦中的儿童产生调节作用。在前面的案例中，治疗师的绘画有双重目的。她首先开始画画，以调节自己开始感受到的紧张情绪，同时也将注意力从Mei-Lan身上转移开。但画“刺猬和所有珍贵的东西都放在安全的洞里”变成了想象中的安全的方式，帮助Mei-Lan冷静下来，并在自己的脑海中找到安全的图像。对于“疯狂玩耍”的孩子而言，帮助他们重新集中身体能量，例如通过着陆技术（grounding）或呼吸练习，可以帮助他们恢复一些平静。对于那些思绪游离得太远而无法与自己和周围环境保持联系的儿童来说，使其振奋和唤回意识的干预措施（Alvarez，2012）通常是有帮助的，例如明确地用孩子的名字称呼他们，并构建“生命的火花”。

旨在培养情感调节能力的干预措施可能位于一个连续体上，即连续体的一端是在必要时完全接管调节，以防止破坏、伤害或危险的情况（如逃跑），或者更确切地说，防止儿童陷入冷漠和麻木的状态；另一端则是基于治疗过程中形成的关系和相互的期望进行共同调节。例如，当一个孩子处于高度唤起的失调状态，局面变得具有破坏性或危险性时，治疗师显然需要完全接管，直到危险消退。然而，对于一个没有完全失调、“玩得很疯狂”或退缩到麻木状态的孩子，治疗师可能会试图通过言语（例如，直呼孩子的名字）或身体干预（例如，触摸孩子的手臂以吸引注意力）来共同调节孩子，而不会完全接管。在这方面，治疗师试图保持孩子可以承受的唤醒和紧张程度，即“安全但不太安全”（Ogden et al.，2006）。只有当孩子受到足够的调节，他们的调节平衡不再受到威胁时，儿童和治疗师才能参与更具探索性的干预，以促进理解和反思（见后文）。换句话说，当当前的失调是一个问题时，正如Mei-Lan的案例所示，我们试图在最激烈的时刻处理失调，帮助孩子恢复足够平静的心智状态，或者更确切地说，必要的平静。然而，这并不意味着治疗工作到此结束：在后来更调协的情境下，我们经常试图谈论这些事件和/或将其称为治疗过程中的标记性体验（见后文）。因此，在失调时以冷静的方式（共同）调节孩子，并在更稳定的时候谈论危急关头发生了什么，可以进一步促进孩子的情感发展和培养调节能力（见表6.5）。

表6.5 针对儿童当前情感状态的治疗性干预

当前的情感状态	平静抑或富有活力，足以集中精力： 主要关注内容	（即将发生的）失调： 主要关注过程
基线观察	儿童平静抑或富有活力，能够集中注意力处理情感主题和经历	儿童目前处于失调状态（过度唤起或低唤起，或者在过度唤起和低唤起之间快速波动；被攻击性、愤怒、焦虑、情绪麻木或解离所淹没）
理解	儿童目前能够调节自己的唤起状态和感受；此时此刻，没有任何经历或感受过于强烈而无法承受	发育不足的能力： 孩子尚未发展出足够的能力来调节自身的唤起的状态和感受 和/或受抑制的能力： 当前的经历淹没了孩子，以至于他们无法调用自己的调节能力来保持足够的调协的状态
治疗目标	阐明叙事内容	重新获得基本的调节水平，回到一个可以专注的状态
治疗性回应的重点	支持儿童拓展叙事性交流和游戏的内容	管理当前的失调，接管或提供共同调节，以优化发展或重新联结调节能力的机会

近期现实中的情感（情感性动力）：共同谈论和思考现实生活中的感受与经历

Youri进入游戏室时非常焦虑，开始语无伦次地谈论在学校受到不公平的惩罚。当治疗师努力理解并邀请他告诉她到底发生了什么时，Youri变得更加沮丧。治疗师建议："也许你可以试着边画边告诉我发生了什么，这样我才能真正理解是什么让你这么难过？" Youri急切地希望治疗师能理解他遇到了什么事，于是立即开始画学校的操场。当谈到一场打斗，而他是唯一一个受到惩罚的人时，他再次感到沮丧："你知道吗，这太不公平了！"

治疗师："Youri，让我们停一下。为了确保我真的理解，你能把发生的事像放电影一样回放一下给我吗？我真的很想了解是什么让你感到沮丧和受到不公平的惩罚。那么，你能告诉我，当你在操场上时，首先发生了什么吗？"

Youri：“Ahmed、Idriss和我在这里打球（在操场的一部分画一个圆圈），Kenneth、Alan和Bryan从那边过来（指向操场的另一边），他们想加入我们……我就揍了他一顿！”

治疗师：“那么，是因为争球吗？”

Youri：“不，起初，一切都很好。我们开始一起打比赛，我们真的玩得很开心。”

治疗师：“所以，起初，你们都在一起玩，很有趣。你还记得当事情开始变得不那么有趣时的感觉吗？”

Youri：“我们本来就要输了，我不想输，我讨厌输！……然后，我叫Kenneth‘红脑袋’，然后Kenneth捏了捏鼻子，看着他的朋友们说：‘你闻起来和我一样吗？你闻起来有棕色猩猩的味道。’，他们都开始笑了。然后……我看着Ahmed的脸……一拳打在Kenneth身上！”

治疗师：“哇，感觉事情发生得很快，从你觉得你们会输掉比赛，直到你打了Kenneth！当你看到Ahmed的脸时，你内心一定发生了什么事，就在你向Kenneth挥拳之前，我想知道那是什么？”

Youri：“只是，我知道Ahmed脸上的表情，他看起来很受伤！我知道我必须做点什么！然后事情发生了：我一拳打在Kenneth的脸上，他流血了！他开始大喊大叫。然后老师只惩罚了我。他没有听到Kenneth对我们说的话，当我试图告诉他时，他也不在乎！”

有时，儿童会想向治疗师讲述他们在治疗室外经历的充满情感的事件。这种“讲述”过程通常是正常发展中的孩子更好地理解到底发生了什么的方式，从这个意义上来说，也是孩子拥有一段经历的过程。然而，对于经历过复杂创伤的儿童，治疗师会发现自己面对的是一个急切地想谈论家庭或学校中某个情景的孩子，但当他们开始讲述事件时，很容易再次变得心烦意乱。这就要求治疗师更积极地帮助孩子恢复足够平静的心智状态，以便能一起弄清楚到底在外部现实和孩子的内在现实（见表6.6）中发生了什么。为此，治疗师可能会使用一些特定的技术。例如，Youri的治疗师所采用的“暂停并倒带”过程，通常与“绘画和讲述”方法相结合（Driessnack,

2005，2006；Vliegen et al.，2014)，或者利用玩具道具，支持儿童讲述内外发生的事情。如果儿童还无法找到自己的言语和图像来表达，那么心理教育可能是必要的。心理教育干预的目的是提供一些图像，帮助儿童用言语表达他们的经历，这些也基于治疗师对儿童内在世界的利害关系所做的评估。对于一些受创伤的孩子而言，最有帮助的体验是能够用言语表达那些艰难的经历。因此，重要的是提供接受、涵容且不带评判的言语，来描述正在发生的事情以及什么可能是有帮助的。一个容易情绪失调的孩子非常需要得到一再的确认——他们的情绪失调是对他们难以应对的情况的正常反应。正常化和确认的话语可以抵消儿童对自己是“疯狂的”或“坏”孩子的严厉的信念，减少羞耻感或内疚感，并促进关于对艰难经历的表达沟通，否则这些经历可能会被遭受创伤的孩子忽视或独自承受。因此，心理教育始终是一种手段，而不是目的：如果没有帮助孩子理解内在世界中各类利害关系的言语或图像，他们就缺乏理解、探索和处理内心混乱的思绪和感受、渴望和需求、焦虑和担忧的必要工具。

表6.6 近期现实中儿童情感（动力）的治疗干预

近期现实中的情感（情感性动力）	平静抑或富有活力，足以集中精力：主要关注内容	（即将发生的）失调：主要关注过程
基线观察	儿童谈论最近现实生活中的事件，且没有被情绪淹没	儿童试图谈论最近现实生活中的一个事件，但讲述的故事让人难以理解，或者讲述事件似乎再次让他们在此刻感到不安
理解	儿童能够找到言语和图像来表达和反思事件中的情况，以及他们当时的想法、感受等	发育不足的能力： 儿童尚未发展出通过谈论情感体验来调节唤起和感受的能力 和/或受抑制的能力： 儿童试图表达和反思所发生的事情，但故事的内容引发了过于强烈的唤起或感受，导致他们在自我调节以及继续寻找言语和图像方面遇到困难
治疗目标	丰富叙事内容	恢复到一个基本的调节水平，以便能够表达和反思这段经历
治疗性回应的重点	支持儿童详细阐述、探索和反思外部现实以及内部现实所发生的事情，以及两者之间的关联	积极帮助儿童找到能够充分表达他们内心体验的言语和图像

对于那些容易失调的儿童而言，能够与治疗师这样具有支持性和反思性的成年人共同探讨他们生活中的事件——趁“铁”冷却时敲打（或者至少不再那么滚烫时）——这种能力在遭遇更“炽热”的情境时尤为重要，可以成为他们的重要依靠。这将成为孩子思考内心世界发生的事情、更好地理解自己行为动机以及找到更具建设性地处理困难情境或人际关系冲突的方式的基础。在Youri的案例中，正是在治疗师的支持下，他最终成功地厘清了他保护朋友的“良好初衷”与他“像狮子一样战斗”的反应之间的区别，而后者使他陷入了麻烦。在随后的治疗中，Youri能够与治疗师一起讨论和思考——如何更早地察觉到“自己正在变成狮子”的时刻，他可以使用什么或向谁寻求帮助以“避免像狮子一样反应”，以及比“像狮子一样战斗”更好的反应方式是什么。

（假扮）游戏中的情感（情感性动力）：表征和处理情感主题和经历

Mei-Lan正在相当安静地玩她的一个动物园场景——一只小长颈鹿出生了。在治疗师的支持下，通过反复的对话，游戏展开了。其他动物也来看，夸赞宝宝。关于正在发生的事情的对话引出了一个新的场景：长颈鹿妈妈让一头大象在她寻找食物时看着她的宝宝。然后Mei-Lan的游戏节奏加快了，小长颈鹿突然消失了，每个人都在疯狂地寻找小长颈鹿。Mei-Lan不安地快速移动着动物。所有的动物最后堆成了一大堆。Mei-Lan说：“我认为是时候收拾这个烂摊子了。”Mei-Lan演绎的速度之快让治疗师大吃一惊。她找不到任何方法来干预和减缓事件，也无法对游戏内容保持更具探索性的好奇的姿态。由于停止游戏和清理现场似乎可以防止Mei-Lan完全失调，治疗师决定为Mei-Lan建构她的自我保护和防御的机制，她说：“当事情变得激烈和困难时，你现在开始明白什么对你最有帮助了。让我们把动物收拾干净吧。”在靠近游戏材料并帮助Mei-Lan整理的同时，她即兴地补充道：“也许下次你可以给我看更多关于小长颈鹿的事情。”

在创伤儿童的游戏中，可能会出现一些图像，这些图像捕捉了他们以往经历的表征中强烈的、淹没性的且引发焦虑的情绪元素。例如，一个孩子在半夜醒来，独自一人感到不安，因为房间里有一个怪物；一只熊或僵尸在追赶孩子，而孩子不知道该躲到哪里；孩子变成了一个雪人，被冻住了，以至于无法动弹。这些图像是感到失调或被情绪淹没的表达，可以用来帮助孩子处理经历。然而，通常只有在治疗的进阶阶段，孩子才能利用治疗情境，真正开始在假扮游戏中处理内心的动荡、失调以及难以承受的经历。正如前面的案例片段所示，这种情绪淹没性的图像往往是极其短暂的，很快就会引发即发的失调，这体现在游戏的加速、可以观察到的运动性不安以及游戏材料被弄得一团糟。这再次要求治疗师密切观察孩子是否处于足够平静——或足够有活力——的状态，以专注于并扩展在假扮游戏中表现出来的内容，或者，是否应该认为这在当前时刻过于失调，首先需要帮助孩子恢复基本的情绪平衡状态（参见表6.7）。有些孩子能够在游戏中（例如，突然让所有游戏角色都睡觉，或者给他们的故事一个意想不到的转折）或在游戏内容之外，像Mei-Lan那样，通过中断游戏并表示现在是收拾的时候，或者突然想做别的事情，来发出失调即将发生的信号。在其他情况下，失调会完全淹没孩子，这要求治疗师果断地先对孩子进行共同调节。

表6.7 （假扮）游戏中儿童情感（情感性动力）层面上的治疗性干预

（假扮）游戏中的情感（情感性动力）	平静抑或富有活力，足以集中精力：主要关注内容	（即将发生的）失调：主要关注过程
基线观察	儿童能够在游戏、绘画或故事中表现出极度失调的情绪经历，例如攻击性、愤怒、焦虑、情绪麻木、僵硬、失控或被情绪淹没，而在此时此地不会（完全）被情绪所淹没	儿童在表现失调的经历或强烈情绪（如攻击性、愤怒、焦虑、情绪麻木、僵硬、失控或被情绪淹没）时，很容易被情绪淹没，或者中断游戏、绘画或故事
理解	儿童能够通过游戏、绘画或创作故事在隐喻层面处理失调的经历	发育不足的能力： 儿童尚未发展出调节由游戏、绘画或创作关于情感经历的故事引发的唤醒状态和感受的能力 和/或受抑制的能力： 儿童试图通过游戏、绘画或创作故事来处理失调的经历，但故事引发了极为强烈且失调的情感，并在此刻威胁到情感的平衡

续表

治疗目标	探索游戏以及困难情感经历的内容	利用游戏、绘画或故事，帮助儿童保持与内在体验的联系，同时帮助儿童涵容经历中失调的部分
治疗性回应的重点	支持孩子详细阐述、探索并反思作为儿童内在世界一部分的情感经历	积极帮助儿童涵容，找到言语和图像来表达并探索困难的情感经历

依恋发展和关系能力

对于和创伤儿童工作的治疗师而言，第三个观察视角（领域）与儿童在游戏室中所表现出的关系动力和依恋问题有关，这些又基于儿童对自我和他人的内在表征。在这方面，治疗师可以问自己以下问题。

1. 儿童与治疗师的关系是怎样的？他们能否耐受治疗师在场和/或依赖治疗师，并将治疗师视为安全基地和避风港？或者，儿童是否表现出对治疗师的不安全依恋表征或关系困难的迹象？

2. 在儿童的故事中，现实生活中实际的、近期的关系和依恋问题是否是核心主题？

3. 关系和依恋问题是否是这个儿童（假扮）游戏或绘画的核心内容？

第一个方面涉及儿童是否能够利用治疗师，作为一个可获得且可依靠的成年人。第二个方面关乎儿童谈论实际且近期现实生活中的关系和关系动力及问题。第三个方面指的是儿童能够通过游戏或绘画来表达关系动力的时刻，这表明儿童以更高级的方式处理关系经历。在每一个方面，治疗师可以观察儿童关系能力的存在与否或其脆弱性。如果其中一种或多种能力存在，治疗师可以帮助进一步巩固这些能力并扩展内容。如果这些关系能力缺失或显得脆弱，治疗的主要焦点则需要放在构建这些能力上，和/或放在处理关系过程上。

治疗关系：在治疗师面前感到（足够）安全地表现出关系的不安全

在Mei-Lan治疗过程的早期阶段，她与治疗师相处的方式是完全的控制，表现为大声喊叫“别那样做！”或“别问问题！”（参见之前的案例片段——调节领域）。在手工活动中，偶尔可以看到她的快乐和愉悦；然而，大部分时间里，深深的挫败感和愤怒充斥着整个房间。不止一次，

Mei-Lan正在使用的材料会飞到空中，因为她无法按照她想要的方式掌控它们。很多时候，她对治疗师保持着强烈的控制，命令她做事，并且当治疗师没有达到她的期望时，她会愤怒地做出反应。“坐在她身边，沉默着或者被她要求沉默”概括了治疗师与Mei-Lan相处的方式。似乎靠近治疗师会激发Mei-Lan想要控制她的欲望。

然而，正是在这里，变化首次发生了，尽管只是一小步。当Mei-Lan全神贯注地、脸上带着大大的微笑画“完美的心形”（因为明天是母亲节）时，她与他人建立联系的最初时刻显现了出来。她开始在一些小的时刻利用治疗师来帮助她：“你能帮我把心形的两边画得弯曲程度完全一样吗？”后来，治疗师甚至被允许在不被粗暴打断的情况下，用言语来描述一个令人沮丧的情境：“哦，Mei-Lan，你想要按照你想象的样子完成你的画，但今天我们的时间已经到了——这真是太难了！”或者当治疗师看到共同创造故事时第一次出现的共享快乐的瞬间：Mei-Lan画了一只刺猬，治疗师开始画一棵树，Mei-Lan问那是什么。治疗师谨慎地以一个小故事回应道：“这是一棵树，从前，有一只刺猬来到树下躲雨。”

正如任何治疗尝试一样，儿童的关系动力，根植于他们的依恋表征之中，这会在治疗关系中显现出来。因此，治疗性的成长和发展很大程度上是在治疗关系中发展起来的。对于经历过复杂创伤的儿童而言，强烈的关系性焦虑，源于根深蒂固的核心预期——即他们会被以负面方式对待，这主导了他们与治疗师的相处方式。有些儿童试图通过过度顺从或表现出退行和黏人的行为（例如，为最小的事情寻求帮助，从而阻碍了他们在自主性和独立性方面的成长）来让治疗师非常接近他们。在许多情况下，儿童的关系模式使他们几乎无法信任治疗师的可获得性、可靠性和善意。当这种关系性焦虑高到令人难以忍受时，儿童可能会陷入过度控制的行为中，就像Mei-Lan一样。其他孩子可能会回归到初级的逃避机制，试图减轻他们与治疗师相处时所经历的痛苦，比如想要跑出游戏室。或者，像Jemal那样，对成年人保持一种“反依赖”的姿态，试图独自解决所有问题，并在他挣扎时主动推开他人。这种逃避机制很容易被误认为是冷漠甚至傲慢，从而进一步复杂化人际关系，就像Jemal在学校与老师的关系一样。还有一些孩子可能不太有意识或主动地与成年人保持距离，但专注的治疗师可以观察到，他们真的没有任何概念，即他们可以依赖成年人，包括治疗师，来获得帮助或支持，就像Lisa的治疗师那样，听到她讲述在学校寻找正确的教室时受伤的故事（见前文）。

对于创伤儿童的这种关系动力做出治疗性回应，往往被证明是一项具有挑战性的任务，因为努力做一个有帮助的成年人并减少儿童的压力和不信任可能会适得其反。本意用来安慰的话语或意图以及与儿童（重新）建立联系的亲近举动，可能会被体验为更具威胁性，从而进一步削弱儿童将治疗师视作发展性客体的能力。通常，正如在Mei-Lan和Jemal的案例中，治疗师需要在一段时间内忍受被控制或保持距离，以便儿童能够感到足够安全和平静，从而专注于某项活动或接触内在印象和感受。此外，这样一层最初且脆弱的基本信任是必要的，不仅是为了儿童体验在他人面前感到安全和平静的感觉，而且也是为了让他们敢于展示创伤儿童常常为之挣扎的关系性焦虑和基本的不信任感。这通常需要一个试错的过程，其特征是关系中良好且甚至和谐的时刻与关系性焦虑或愤怒以及不信任的困难时刻之间快速，且往往是难以预测的——转换。治疗师可能需要花费相当长的时间并坚持不懈，才能感到他们正在开始了解孩子，并能够评估什么是可承受的和有帮助的——这类似于早期父母与婴儿经历的试错过程。因此，积极帮助儿童寻找与治疗师共处的方式，而不被关系性焦虑所淹没，可能需要成为治疗创伤儿童的首要目标，这远远早于他们能够在治疗师面前玩耍、绘画和/或谈论经历（见表6.8）。

表6.8 在治疗关系层面上的治疗性干预

（足够） 安全的治疗关系	当前： 主要关注在内容上	缺失的、脆弱的或非典型的： 主要关注在过程上
基线观察	儿童参与/利用治疗关系	儿童几乎没有表现出能够利用治疗师促进个人成长和发展的迹象；在与治疗师的关系中表现出过度控制、否认或攻击性，或者表现出不分对象且越界的行为
理解	儿童能够将治疗师当作发展性客体加以使用	发育不足的能力： 儿童尚未发展出使用治疗师作为可靠成年人的能力和/或处理充满冲突的关系的能力： 儿童渴望与成年人建立联系的愿望引发了焦虑和/或困难的关系表征

续表

治疗目标	帮助儿童理解他们的人际关系模式，并通过在治疗关系这一关系实验室中进行尝试，拓展他们的人际交往技能	帮助儿童接受治疗师的在场或与治疗师建立联系，将治疗师视为一个可靠的成年人，并相信其存在可以帮助成长，并解决人际关系问题
治疗性回应的重点	作一个反思性的成年人，通过与儿童的内心经历相协调并帮助探索这些经历，邀请儿童思考和谈论他们的关系动力，从而促进孩子的成长	作一个可控且不具侵入性的成年人，尊重儿童的关系性焦虑和防御机制；积极关注由创伤引发的负面或诱发焦虑的经历，并管理分离反应和“魔法时刻”的影响；同时，关注由创伤导致的过度积极/过于亲密的关系行为，并设定和维护适当的自我与他人的界限

在这方面，治疗为治疗师提供了充分的机会去了解儿童的关系模式和关系问题。分离焦虑，即儿童担心照顾者会抛弃他们的焦虑或信念，是大多数创伤儿童关系性焦虑的一部分。因此，从等候室到治疗室（反之亦然）的过渡时刻，可以被视为自然的“陌生情境程序”（Strange Situation Procedures）（Ainsworth & Bell，1970），以及由于计划中的假期或治疗师因不可预见的情况或疾病而意外缺席导致的分离的时间，是观察儿童分离反应的好时机，也是处理儿童关系动力的机会。在这方面，有些儿童需要帮助以保持跨距离的联系。那么，设置一个过渡性客体或现象可能是必要的。例如，将父母写的一张纸条带到游戏室，纸条上写着“治疗时间结束后见”，可以帮助孩子在治疗时间内呆在那里；或者在游戏室里编织一段绳子作为手链让孩子带回家，可以帮助他们记住治疗。

此外，用深思熟虑的话语来表达那些隐含的、通过行为表现出来的对关系的期望，也会很有帮助。例如，当儿童在手工材料上遇到困难并带着期待看向治疗师时，治疗师可以回应说：“我看得出来你可能需要一些帮助，我试试可以吗？”正如前面提到的，有些儿童可能会利用治疗关系来展示他们对成年照料者的负面体验，表现为突然对治疗师产生负面反应或偏执的预期。这些“魔法时刻”（the witching hour）（Dahl，1982）的实例表达了深层的负面照料者表征，这些表征被投射到了治疗师身上。然而，尽管对于治疗师来说，被感知甚至被当作一个忽视（“你从不给我我需要的东西”）或虐待（“你在伤害我！”）的照料者可能是一个巨大的挑战，但帮助儿童在没有道德评判的情况下识别并“度过”这样的时刻，对于最终能够处理这些根深蒂固的无意识关系预期至关重要。在这种情况下，治疗师需要容忍并一定程度上“承认”孩子的投射（“哦，天哪！我真的给你留下了我不在乎你的印象。这不是我的本意，但我现在明白它是如何传达出来的”）。目标是给予儿童表达和探索照料者表征的机会。同样重要的是，治疗师需要提供与儿童基于依恋表征的关系预期不匹配的回应（“表征不匹配”；Horowitz，1987）。这旨在支持儿童逐渐能够认清治疗师在现实中是什么样的，而哪些是他们内在世界关系焦虑的一部分。

在治疗关系中处理关系问题，通常是与创伤儿童治疗工作的核心内容。而且往往，这会是一个漫长的过程。例如，想要“太快太近”往往会增加孩子的关系性焦虑，这在建立可以被儿童体验为可信赖且有帮助的关系方面是一种倒退。只有当基本的信任水平已经建立时，治疗师才可以谨慎地、通过提出一个问题或增加一个替代的想法的方式开始命名、探索或挑战儿童与成年人（被视为可能有帮助和支持的）建立关系的能力。

同样的原则也适用于处于关系谱系“另一端”的创伤儿童：这些孩子似乎无法区分熟悉的、值得信任的成年人和陌生的成年人——那些“不分亲疏地友好”或“社交上不受约束”的孩子（参见“认知轻信”；Fonagy et al，2019）。或者，从更基础的层面来说，有些孩子表现出很少区分“我”和“非我”的能力，因此似乎与他人，包括治疗师，融为一体，过早地过于亲近，跨越了自我与他人的界限。这些表明关系领域中令人担忧的发展，并且需要治疗师进行坚定而审慎的管理。例如，治疗师可能会通过命名孩子想要拥抱或爬到治疗师膝盖上的愿望（“我看得出来你现在很想靠近我”），同时设定明确的界限（“但我们不会这样做，我们可以击个掌”）来回应。

近期现实中的关系主题：共同谈论和思考现实生活中的关系经历

在圣诞节期间，Lisa冲进游戏室，愤愤不平地大喊她的寄养父母故意选择她接受治疗的时间去参观圣诞集市（集市就在治疗中心的正前方）而“不带上她”。尽管寄养父母（治疗师并不知情）已经承诺在她的治疗时间结束后带她一起去，但这并不能抵消Lisa的偏执幻想，她仍然认为他们是有意要排斥她。治疗师首先承认了Lisa错过与他人共享快乐时光的感受。考虑到她与寄养父母的关系，治疗师接着试图探索Lisa是否能够向寄养父母表达她因为不能加入而感到的失望。Lisa只是简单地回应：“没有！但他们应该知道，不是吗！”很明显，尽管治疗师努力涵容她被唤起的情绪，但不良照料的表征仍然主导着她的内在世界。在治疗结束后，当她的寄养父母来接她时，Lisa继续发泄她的愤怒。治疗师了解到寄养父母原本打算现在带她去集市，但也看到他们在Lisa持续的言语攻击下，明显犹豫着是否履行他们最初的承诺。似乎Lisa的偏执焦虑和愤怒正在“污染”她与照料者的真实关系。

有时，一个受创伤的儿童会谈到他们在治疗室外的生活中正在经历或最近经历的关系主题。在努力区分实际的关系模式和“旧的”照料者表征时，他们往往对照料者关系中任何不完美的共情迹象极为敏感，有时甚至坚信自己被以负性方式对待。对于Lisa来说，不能和寄养父母一起外出只意味着一件事：她对他们来说不重要，因为他们不想让她和他们在一起。尽管这对寄养父母来说很难理解也很难处理，但从Lisa对被排斥的“极度敏感”来看（参见前文案例——晚餐吃薯条的故事），这是完全可以理解的。在其他创伤儿童的治疗中分享的故事里，治疗师可能会注意到儿童心中缺乏一种概念，即他们可以依赖附近值得信任的成年人提供帮助或支持，就像Lisa的治疗师在Lisa讲述试图找到新教室的故事时所感受到的（参见前文案例）。

在这样的情况下的首要任务是，通过找到能够充分捕捉儿童与重要他人经历的言语或图像，来承认儿童体验的主观“真实性”（例如，真正地感受到被排斥、孤独和不安）（见表6.9）。同时，治疗师要时刻注意不要将孩子的表征等同于实际现实（例如，不要和孩子一起谈论他们的父母或照料者，好像他们真的是糟糕的父母一样）。只有当孩子觉得自己被听见时，脆弱的窗口才能打开，治疗师谨慎地挑战孩子的关系表征，并帮助孩子区分实际的关系模式与以往的关系模式。

表6.9　在孩子近期现实中关系动力层面上的治疗性干预

近期现实中的关系动力	可以在保持足够平静和专注的状态下表达： 主要关注内容	当表达出来时，会立即引发（即将发生的）失调： 主要关注过程

续表

基线观察	儿童以连贯的方式讲述学校或家中最近发生的一起人际关系事件，而不会感到被情绪所淹没	儿童试图讲述最近发生的一起人际关系事件，但讲述的内容难以理解，或者讲述这件事似乎又让他们在此时此刻感到不安
理解	儿童能够找到言语和图像来表达和反思在特定关系中所发生的事情	发育不足的能力： 儿童尚未发展出足够的能力来调节因谈论关系性经历而引发的唤起状态和情绪 和/或受到抑制的能力： 儿童试图表达和反思发生的人际关系事件，但在保持足够的自我调节和继续找到合适的言语与图像方面存在困难
治疗目标	帮助儿童理解实际人际关系中发生的事情，从而找到新的或更好的关系态度或应对方式	帮助儿童找到与关系中所面临的问题相契合的言语和图像，从而能够反思关系模式；在心理治疗中，为建构对关系功能的意识提供支持和引导
治疗性回应的重点	支持儿童详细阐述、探索和反思关系性内容	积极帮助儿童恢复基本的调节能力，并找到能够表达关系中所发生事情的言语和图像

在（假扮）游戏中的关系主题：表征和处理关系性经历

在涵容的治疗关系的鼓励下，Lisa在多次治疗小节中详细地展开了她的理发师游戏。长时间地坐在理发椅上，让治疗师（扮演理发师）梳理她的头发并照顾她，这一场景在很长一段时间内成为游戏的核心。在这个游戏中，核心的图像是Lisa——她无法忍受寄养父母的触碰——将自己置于接受治疗师“无尽”的身体照顾的位置上，而治疗师则尽其所能地提供“好的”照顾。有时，Lisa明显地享受着这种照顾，并表达出强烈的渴望——希望这种照顾能够永远持续下去——它持续的时间怎么长都不够。然而，有时这种体验会转向负面，变成“永远不够好”的感觉。当Lisa带着批判的眼光照镜子，说她的发型不够短或不够黑时，就会出现这种情况。有时，她甚至会采取更主动的负面姿态，比如拒绝支付理发师的服务费用并跑出店外，她将自己这种行为称为“偷窃”。在其他时候，Lisa会反过来照顾治疗师（理发师），为她提供椅子和杂志，以及咖啡和“美妙的饼干”。

在这个治疗片段中，Lisa显然在假扮模式下尝试与（身体）照顾相关的不同角色和位置——这是一个对她来说深感冲突的主题，因为“对自己照顾不周”和“拒绝他人帮助照顾自己”已经成为她在家里的重要问题。

当创伤儿童能够在游戏、绘画或故事中象征性地表达与关系和依恋问题相关的主题时，治疗师需要以隐喻性叙事的方式处理这些问题。这将帮助治疗师和儿童更好地理解儿童是如何体验并试图与重要他人协商关系的，同时尊重游戏所提供的置换功能，避免直接提及与他们自己在过去的或当前的关系中有关的那些常常带有强烈情感的话题。例如，治疗师可以通过鼓励假扮游戏的发展，支持儿童探索他们依恋表征的不同（潜意识和无意识）方面，而这些方面与他们之前的生活经历有关。然而，对于许多创伤儿童来说，在治疗的进阶阶段到来之前是不可能做到的，因为对于他们中的许多孩子而言，关系主题可能已经变成了创伤触发因素，会扰乱并可能破坏儿童的情绪平衡。这就要求治疗师在儿童通过游戏或绘画表达关系时，对任何（即将出现的）情绪失调迹象保持关注，从而帮助儿童在重新关注关系性内容之前恢复情绪的平衡（见表6.10）。

表6.10　在（假扮）游戏中的关系主题层面上的治疗性干预

（假扮）游戏中的关系主题	可以在保持足够自我调节的状态下表达： 主要关注内容	当表达出来时，会立即引发（即将发生的）失调： 主要关注过程
基线观察	儿童能够在游戏、绘画或故事中表现关系动力，而不会在当下中断游戏或被情绪淹没	当出现困难的关系内容时，儿童会中断游戏、绘画或故事，或者感到不知所措
理解	儿童能够通过游戏、绘画或创作故事在隐喻的层面处理关系动力的某些方面	发育不足的能力： 孩子尚未发展出足够的能力来调节因游戏、绘画或创作关于关系主题的故事而引发的唤起状态和情绪

续表

理解	儿童能够通过游戏、绘画或创作故事在隐喻的层面处理关系动力的某些方面	和/或受到抑制的能力： 儿童正在试图处理关系动力，但内容引发的焦虑如此强烈，以至于扰乱或破坏儿童当下的情绪平衡
治疗目标	探索游戏中的内容，特别是特定的关系动力	帮助儿童通过游戏、绘画或故事保持与关系内容的联系，同时帮助儿童涵容由此产生的难以应对的情绪
治疗性回应的重点	支持儿童详细阐述、探索和反思内在关系动力	积极帮助儿童涵容、找到言语和图像来表达并探索困难的关系动力

自我意识与身份认同

创伤知情（trauma-informed）的治疗中，第四个至关重要且相关的主题或视角是孩子的自我意识和身份认同。留心的治疗师可以通过问自己以下问题，了解儿童如何看待和感受自己。

1.儿童是否表现出活力和生机，与内在的情感和思考的世界保持联系？或者，儿童是否显得冷漠、疏离，甚至麻木和缺乏生气？

2.儿童在多大程度上以及以何种方式体验和处理丧失和哀伤的情感？

3.儿童是如何参与讲述自己生活故事的过程的？包括应对作为寄养儿童或领养儿童的自我认知。

一些遭受过创伤的儿童在治疗中的情绪表现较为“平淡”，不知道自己想要什么或自己是谁，缺乏基本的活力感。这样的儿童可能难以体验，更不用说处理身体和情感上的感受了。而另一些处于人生不同阶段和/或治疗过程中的儿童，却清楚地知道自己现在是谁，自己喜欢做什么，以及将来想成为什么样的人。创伤儿童自我意识和身份认同发展的第二个重要方面是他们能够体验并处理生活中丧失和哀伤情绪的程度及方式。第三个方面涉及孩子是否有能力构建一个连贯且本质上积极的生活叙事。对于寄养和领养儿童而言，这包括（当然，不限于）他们如何在情感上应对作为寄养儿童或领养儿童的身份，以及这些元素如何融入到他们的生活叙事中。对每一个方面，治疗师可以观察儿童在自我意识和身份认同方面的能力是否存在、缺失或显得脆弱。如果其中一种或多种能力存在，治疗师可以帮助进一步巩固这些能力并扩展内容。如果这些能力缺失或显得脆弱，治疗的主要焦点需要放在建构这些能力上，和/或处理相关问题。

生机与内心世界的联系：感受到生命的活力并与内在世界保持联系

在治疗开始时，治疗师觉得Youri是一个“封闭”的孩子。他对任何问题或邀请的标准回答似乎都是“我不知道”。治疗师意识到，这是他用来阻断来自内在的每一个冲动、想法或感受的方式。“我不知道……我今天想做什么，复活节假期过得怎么样，故事里接下来会发生什么。”这需要治疗师有很大的耐心，因为治疗师自己也常常感到被排斥在外。这就好像她有责任去寻找与Youri 建立联系的突破口并不断推动他去触碰自己的内在世界。

最初的“联结”感受发生在一起制作音乐的时候。一开始，Youri对于治疗师——感觉到这可能是Youri的一个活力源泉——完全投入到与他一起制作音乐中，显得有些惊讶，但很快他允许游戏变得相互呼应，努力思考诸如“我们应该演奏什么节奏？”或“这场‘音乐会’将如何展开？”之类的问题。Youri开始谈论他为什么如此喜欢制作音乐，并允许治疗师询问他对某种节奏或乐器的感受。

在接下来的阶段，活动扩展到撞柱游戏和飞镖。在玩耍过程中，治疗师引入了关于Youri喜欢什么、什么让他感到快乐或愤怒的对话……他似乎常常在询问是否允许可以有某种想法或感受：“当……爸爸（指他的亲生父亲）忘记我的生日时，我可以感到生气吗？”

Youri的寄养母亲有时会利用带他来接受治疗的路上的时间来支持这个“讲述”过程。她会提到类似的事情，比如“上周六音乐老师给了你很大的表扬，他说你进步很大。这很不错，不是吗，Youri？”或者“昨天晚上很难熬，不是吗，Youri？你上床时很难过，但你又不想谈论这件事。”当治疗师提出“如果你愿意，我们可以画出来并谈论它”时，Youri会点头表示同意。“一起画画”在Youri的治疗中意味着他给出指令，希望治疗师来画。当她努力为他的经历找到合适的图像时，最初的对话是关于到底发生了什么，谁说了什么，以及什么很困难；但渐渐地，Youri也能够谈论他感到的快乐、悲伤或失望。

像Youri这样经历过复杂创伤的儿童，其自我意识和身份认同的发展受到如此严重的干扰，以至于他们处于麻木和失去活力的状态，几乎无法表现出能够识别、体验、处理和赋予身体或情感感受以意义或与自己的内在世界建立联系的迹象。在这种情况下，治疗干预可以考虑两个重要的焦点（见表6.11）。

表6.11　在活力和孩子与内在世界联系层面上的治疗性干预

活力和与内在世界的联系	当前： 主要关注内容	缺失、脆弱的或非典型的： 主要关注过程
基线观察	儿童参与（叙事性或玩耍性）活动，并与治疗师建立关系，表现出与内在世界保持联系	儿童表现出微弱的活力的迹象，似乎与冲动、渴望、想法和感受失去了联系，表现得冷漠或麻木
理解	儿童能够（并且这种能力逐渐增强）保持与感受、内在状态及经历的联系	发育不足的能力： 儿童尚未发展出基本的活力感，或者很少有能力去联结感觉、感受或想法（即内在世界） 和/或受到抑制的能力： 身体感受和内在状态引发的唤起状态和焦虑如此强烈，以至于儿童退回到阻断和麻木的状态
治疗目标	帮助儿童理解、表达并进一步发展他们的自我意识和身份认同	帮助孩子意识到/与内在的感受和经历建立联系，同时涵容伴随的焦虑，并帮助他们理解身体和心理中正在发生什么
治疗性回应的重点	帮助儿童信任并使用他们内在世界的某些方面来指导生活中的一些小的决定	积极调入活力以及与某种感受或想法（如微笑、目光）建立联系的迹象；明确地镜映并用言语表达假定的感觉和内在状态

首先，珍惜出现的“生命火花”。当儿童几乎没有给出他们身心中正在发生什么的线索，或者无法体验和展示他们生活中什么正在“萌发”时，治疗师需要采取更积极但仍然不具侵入性的态度。治疗师试图捕捉孩子提供的关于他们身体或内在状态的最小迹象，并明确承认这些迹象（“我可以看到你的鞋带开了，你想我帮忙系鞋带吗？”）。这些干预措施的核心通常是镜映并用言语表达假定的感觉或经历。例如，“哇，从你的表情中我可以看出，你真的很喜欢感受手中的沙子！”或者“我看到你

在看铅笔，你想用吗？哦，你在笑！这是否意味着你真的很想使用它们？”这些干预措施旨在帮助儿童意识到身体信号和行为线索，并且这些信号和线索不仅“碰巧”有意义，而且可以与内在状态或经历联系起来。

其次，积极帮助儿童与内在世界的各个方面建立联结，并利用这些方面找到生活的方向，拥有自己的生活。对于那些可能经常与自己的内在世界脱节的儿童，治疗师可以支持他们（重新）建立联系，帮助他们（再次）找到他们想走的方向，以及对他们来说重要的想要学习或想要做的事情。在支持儿童成为他们自己经历的作者和导演的过程中，治疗师帮助他们拥有自己的生活。治疗师可以通过帮助儿童信任并赋予内在状态价值和现实意义来做到这一点。随后，这些感受可以用来做出选择和指导生活中的小决策（“今天我更喜欢画画还是涂色？”“我更喜欢黄色还是红色的糖果？”）。因此，治疗师可以帮助儿童保持对未来的看法，能够并敢于梦想未来——一个与当前充满活力和积极的经历以及过去的丧失经历都相关的未来（见后文）。

作为生活一部分的丧失与哀悼

在进一步的治疗阶段里，Youri 能够表达为什么他的亲生父母不能照顾他的问题。他意识到他的许多同学，即使是那些父母离异的同学，仍然与至少一位亲生父母一起长大，这引发了他对为什么爸爸（他的亲生父亲）不能照顾他的质疑。在谈到他父亲的病情时，Youri 似乎能够理解他被安置在寄养家庭的必要性。然而，当他的父亲再次没有兑现他的承诺时（承诺会去那里，然后不露面，或者承诺给 Youri 一台游戏机作为生日礼物，然后不买），这显然让 Youri 一次又一次地感到不安：他退缩了，变得“难以接近”，也在治疗中退缩。治疗师对这些迹象保持警觉，耐心地试图重新吸引 Youri："我看得出来，今天说话对你来说很难。也许我们可以找到其他方法让你告诉我发生了什么，你在想什么？”；在下一次令人失望的对爸爸的拜访后："嗯，今天我似乎看到了几周前我也见过的那个 Youri，那个非常沉默的 Youri，似乎正在努力应对内心真正困难的事情。我想知道是否有什么特别的原因造成了这种情况？"。Youri 慢慢地、犹豫地开始谈论这些经历，并分享他的一些想法和感受。

由于遭受过复杂创伤的儿童在生活中经历了多次中断，因此不得不面对丧失和哀悼、脆弱和受伤的感受。过早承受的负担往往超出了他们正在发展的承受和处理悲伤、愤怒，感到脆弱、被遗弃或受伤的感受的能力，从而对其造成了压力。有时，身体上的疤痕会提醒他们那些他们宁愿忘记的经历。各种各样的叙述，无论是无意识的还是有意识的，有时甚至是不一致和不连贯的，都需要一个敏感的治疗立场，以便促进疗愈过程，和/或将困难的经历转化为促进成长的生活事件的过程（见表6.12）。对许多孩子来说，在进行关于生活中“更大”的丧失（例如作为寄养儿童或领养儿童的某些方面：见后文讨论）的治疗工作之前，需要先处理和整合那些“更小”的身体受伤或心理上感到脆弱的主题。在这种情况下，遭受创伤的儿童可能会在治疗中带来关于受伤或被遗弃的典型内容（Boston & Szur，1983）：无论是玩具被丢弃，还是儿童跳起来或危险地摔倒。通过突出这些主题，他们似乎在治疗关系中“练习”关于脆弱和丧失的议题，尽管没有明确提及他们个人历史的某些方面。这通常需要治疗师深入倾听关于较小的和较大的受伤的故事——无论是假扮游戏中的还是孩子现实生活中的——并有意识地留意这些内容。通过详细描述小伤害的感觉[例如，“看来（游戏角色）真的受伤了？”“哦，我看到你的手指割伤了；我们给它贴个创可贴好吗？还疼吗？你需要什么才能感觉好一些？”]，我们创造了治疗机会，探索疼痛、不适和受伤的感觉，以及这些感觉可能引发的情感；儿童需要疗愈什么；被安慰的感觉是什么样的，或者相反，独自面对内心的痛苦又是什么样的感觉。通过这些较小的、通常是身体上的伤害来练习被照顾，可能成为儿童将更大的、心理上的伤害托付给治疗师的垫脚石，就像Youri在治疗的后期阶段能够做到的那样。

表6.12　在“作为生活一部分”的丧失和哀悼层面上的治疗性干预

“作为生活一部分”的丧失和哀悼	当前：主要关注内容	缺失的、脆弱的或非典型的：主要关注过程
基线观察	儿童通过游戏、绘画或讲述故事表达关于脆弱、受伤、丧失或哀悼的想法和感受，而不会当下感到（完全地）不知所措/被情绪淹没	儿童否认任何关于脆弱、丧失或哀伤的感受，或者更确切地说，以一种令人困扰且具有破坏性的方式被脆弱和受伤的感受占据（例如，在游戏中加剧危险或攻击性行为）

续表

理解	儿童能够与丧失和哀悼的情感保持联系，并且需要有人倾听并帮助他们反思和处理这些情感	发育不足的能力： 儿童尚未发展出足够的能力去承受或处理感到脆弱或受伤的经历 和/或受到抑制的能力： 脆弱的想法和感受对儿童的情绪平衡构成了非常大的威胁，以至于他们陷入了深深的悲伤、愤怒、被遗弃或被拒绝的感受中……
治疗目标	帮助儿童接受他们生活史中的这一特定的部分，并将其整合到他们的自我意识和身份认同中	帮助儿童使丧失和哀悼的经历变得可以被承受和思考，同时帮助儿童应对伴随的焦虑情绪
治疗性回应的重点	提供一种开放、倾听且积极好奇的态度；帮助弄清楚作为一个有着这样特别经历（尤其是与丧失和哀悼有关的经历）的儿童意味着什么；同时保持警觉并尊重那些“需要忘记”的适应性时刻	积极地寻找合适的时机，以一种不具侵入性的方式引入这个话题；对受伤、悲伤、绝望等强烈情感保持开放态度，并帮助儿童管理这些情感；帮助儿童重新建立基本的安全感和情感平衡

拥有自己的生命故事：朝向连贯的生命叙事

Youri现在已经觉得在治疗师面前足够安全，可以表达他作为寄养儿童的感受：“为什么我这么与众不同？”“为什么事情总是在我身上出错？”“我其实并不属于那里”（指他的寄养家庭）。被寄养让他觉得自己和班上的任何一个同学都不一样，以至于Youri从未在班上提到过他生活在寄养家庭。

在这个阶段，Youri开始在治疗中更公开地谈论拉小提琴和在舞台上表演。在一次治疗中，Youri带来了他的小提琴，为治疗师进行了一场简短的表演。治疗师可以看出他既紧张又放松，而且表演结束时，他显得有些自豪地说：“我从未在我们乐团之外为任何人表演过！甚至没有在班上的展示课上表演过！”

几周后，Youri兴奋地谈论着国家爱乐乐团组织的一场比赛。乐团计划举办一系列音乐会，为寄养家庭筹集资金，他们正在为寄养家庭的音乐家组织一场比赛。五名寄养儿童将被选中在慈善音乐会上与管弦乐队一起表演。虽然Youri真的很想报名参加这场比赛，但他又犹豫不决，“因为这样我所有的同学都会知道我是个寄养的孩子”。Youri对报名和“暴露”自己“与众不同”的疑惑，在家里和治疗中都引发了关于“被寄养”对他意味着什么的对话和反思。Youri想做的第一件事就是制作两个家谱，一个是他的亲生家庭，另一个是寄养家庭。

对于任何儿童或成年人来说，（共同）创造个人生活故事对于发展健康的自我意识和身份认同至关重要。对于那些亲生父母无法给予足够照料和/或遗弃他们的儿童来说，这一发展领域严重受损，有时这种脆弱性会一直延续到成年（早）期。正如Wright（2009）所指出的，对于任何孩子来说——尤其是受创伤的孩子——生活故事的创作是一个永无止境的过程，需要一层一层地揭开，并根据儿童在发展和/或治疗过程中的能够面对的具体情境部分地重写。在前面的案例片段中，Youri真的在挣扎，不知道他想向周围的世界分享自己身份的哪些部分：他是否希望别人看到他拉小提琴并知道他渴望成为一名音乐家？如果这意味着别人会立刻知道他是一个寄养儿童，从而暗示他的亲生父母无法照顾他，他是否愿意在公共场合拉小提琴呢？这需要治疗师帮助孩子找到自己的节奏，找到自己的点点滴滴，并在时间和空间中对其进行整合，帮助儿童建立历史感和连贯性，并帮助儿童反思“别人可能知道你什么？”当儿童准备好时——对于受创伤的儿童来说，这通常要到治疗的进阶阶段——浮现的叙述片段可以汇集成一本书。即使关于现实生活的“历史感”还很遥远，通过将绘画、经历和游戏的片段整合到一本素描本中，儿童可能会首次体验到治疗过程中的涵容感、历史感和连续性。

寄养和领养儿童尤其需要应对他们生活中独特的身份认同的部分：知道自己是寄养儿童或领养儿童。因此，对于那些与亲生父母一起长大的儿童来说是理所当然的事情——一种属于家庭的归属感，以及更广泛地，属于这个世界的感觉——寄养和领养儿童则需要在更明确的层面上去寻找。通常，他们需要帮助去碰触并表达他们对自己受孕、出生以及离家寄养环境的想法和幻想。正如在第2章中讨论的那样，对于那些经历了（多次）在（亚）文化中连续性中断的儿童而言，这实际上嵌入在一个更广泛、更深入的过程中——（通常是终生的）寻找一种能够提供足够自我连续性和一致性的整合水平的过程。特别是对于（国际）领养儿童，当然也适用于一些寄养儿童，这一过程涉及从感觉自己不属于任何（亚）文化（“掉落在文化之间”）到接受自己实际上属于几种（亚）文化的转变。毫无疑问，这是一个需要（大量）时间和（多次）回顾的过程。例如，在Jemal的案例中，当他开始能够接受与他的白人领养家庭分享埃塞俄比亚食物，并真正体验从中获得的快乐，非感到困惑不安时，他已经迈出了微小但重要的步伐。

经历过复杂创伤的儿童在发展自我意识和身份认同的过程中，必然会引发焦虑、悲伤、无价值感和绝望感，如果这些情绪没有得到关注，可能会阻碍适应性的身份认同的发展。不被爱的感受往往等同于不值得被爱。在与这些孩子进行治疗工作时一部分工作内容即是：帮助构建与儿童线索（包括症状、迹象、身体经历、父母的观察）相协调的叙事，同时对表明儿童在探索这些问题时感到焦虑和/或受到威胁的线索保持敏感，并支持儿童承受和管理这些情绪（见表6.13）。

表6.13　在儿童拥有自己生命故事层面上的治疗性干预

拥有自己的生命故事	当前： 主要关注内容	缺失的、脆弱的或非典型的： 主要关注过程
基线观察	儿童表达出个人历史的碎片，或者对他们自己是谁以及他们的生活是如何被塑造的（包括寄养或领养的事实）产生好奇	儿童从未表达过个人历史的任何方面，也没有表现出对自己是如何成为现在的自己的好奇
理解	儿童能够（并且越来越能够）面对并处理个人生活史的某些方面	发育不足的能力： 儿童尚未发展出足够的能力去思考自己的个人生活故事（包括与寄养或另养相关的方面） 和/或受到抑制的能力： 思考自己的个人生活故事对儿童来说是非常令人不安，以至于他们试图回避它，或者被情绪淹没
治疗目标	帮助儿童体验正在形成的个人历史感和连续性；帮助儿童接受他们生活历史的所有方面，促进连贯且本质上积极的身份认同的发展	帮助儿童使这一主题变得可以被承受和思考，同时管理相伴随的焦虑情绪

续表

治疗性回应的重点	积极地帮助儿童从他们的角度（包括幻想）整合个人生活历史的碎片；提供开放、倾听且积极好奇的态度；帮助孩子弄清楚作为一个有着这样特定历史的孩子意味着什么；同时保持警觉并尊重孩子的节奏	积极地寻找合适的时机，以一种不具侵入性的方式与孩子一起思考一些小的生活事件；提供一些方法，让儿童在游戏室中开始体验到历史感和连续性（例如，个人抽屉或盒子、素描本、命名连续性，或者更确切地说，在这种演变发生时，命名可观察到的发展变化）

总结性思考

对遭受创伤的儿童进行治疗工作通常是一个艰难且漫长的过程，这是由于儿童的发展困难具有复杂性和广泛性。因此，需要建立并灵活维护一个治疗框架和关系，从而为儿童提供展示其内在生活的契机。反过来，这应该允许创伤知情的治疗师观察和促成儿童的心智化，并以有利于相关发展领域恢复的方式进行干预。然而，需要谨记的是，与儿童的直接工作不仅取决于治疗师在治疗室中能够与儿童“实现”什么，也取决于——也许，更重要的是——这工作是如何嵌入到围绕儿童的心智化关系网络中，从儿童的主要照料者开始，但不仅限于此。建立和维护这样一个心智化网络，将有望使儿童能够在治疗之外的关系中延续任何治疗中的成果。

参考文献

Abram，J.（2007）. *The language of Winnicott. A dictionary of Winnicott's use of words*（2nd ed.）. Karnac Books.

Ainsworth，M. D.，& Bell，S. M.（1970）. Attachment，exploration，and separation：Illustrated by the behavior of one-year-olds in a strange situation. *Child Development*，*41*，49-67.

Alvarez，A.（1992）. *Live company. Psychoanalytic psychotherapy with autistic*，*borderline*，*deprived and abused children.* Routledge.

Alvarez，A.（2012）. *The thinking heart*：*Three levels of psychoanalytic therapy with disturbed children.* Routledge.

Bervoets，E.，Meurs，P.，Luyten，P.，Tang，E.，& Vliegen，N.（2021）. Walking the tightrope：Ego support and exploration with a child with complex trauma. *Journal of Child Psychotherapy*, *47*（3）, 415-432. https：//doi.org/10.1080/0075417X.2021.2014935

Blake, P.（2008）. The setting, physical and mental, and limits. In P. Blake（Ed.）, *Child and adolescent psychotherapy*（pp. 193-209）. Karnac Books.

Boston, M., & Szur, R.（Eds.）.（1983）. *Psychotherapy with severely deprived children.* Routledge & Kegan Paul.

Bromberg, P.（2006）. *Awakening the dreamer：Clinical journeys.* Routledge.

Dahl, R.（1982）. *The big friendly giant.* Jonathan Cape.

de Jonghe, F., Rijnierse, P., & Janssen, R.（1992）. The role of support in psychoanalysis. *Journal of the American Psychoanalytic Association*, *40*（2）, 475-499.

Driessnack, M.（2005）. Children's drawings as facilitators of communication：A meta-analysis. *Journal of Paediatric Nursing*, *20*（6）, 415-422.

Driessnack, M.（2006）. Draw-and-tell conversations with children about fear. *Qualitative Health Research*, *16*, 1414-1435.

Fonagy, P., Luyten, P., Allison, E., & Campbell, C.（2019）. Mentalizing, epistemic trust and the phenomenology of psychotherapy. *Psychopathology*, *52*, 94-103. https：//doi. org/10.1159/000501526

Freud, A.（1965）. *Normality and pathology in childhood.* Penguin.

Greenspan, S.（1997）. *Developmentally based psychotherapy.* International Universities Press.

Henry, G.（1974）. *Doubly deprived. Journal of Child Psychotherapy*, *3*（4）, 15-28. https：// doi. org/10.1080/00754179708257300

Horowitz, M.（1987）. *States of mind：Configurational analysis of individual psychology*（2nd ed.）. Plenum Press.

Hurry, A.（1998）. *Psychoanalysis and developmental therapy.* Karnac Books.

Jenkinson, S.（2001）. *The genius of play.* Stroud.

Lieberman, A. F., Ghosh Ippen, C., & Van Horn, P.（2015）. *Don't hit my mommy!：A manual for child-parent psychotherapy with young children exposed to violence and other trauma*（2nd ed.）. Zero To Three.

Ogden, P., Minton, K., & Pain, C.（2006）. *Trauma and the body. A sensorimotor approach to psychotherapy.* Norton & Company.

Robinson, J. L., & Mantz-Simmons, L.（2003）. The MacArthur Narrative Coding System：One approach to highlighting affective meaning making in the MacArthur Story Stem Battery. In R. N. Emde, D. P. Wolf, & D. Oppenheim（Eds.）, *Revealing the inner worlds of young children：The MacArthur Story Stem Battery and parent-child narratives*（pp. 81-91）. Oxford University Press.

Slade, A.（1994）. Making meaning and making believe：Their role in the clinical process. In A. Slade & D. P. Wolf（Eds.）, *Children at play：Clinical and developmental approaches to meaning and representation* （pp. 81-107）. Oxford University Press.

Vliegen，N.，Tang，E.，& Meurs，P.（2023）. *Children recovering from complex trauma：From wound to scar.* Routledge.

Vliegen，N.，Van Lier，L.，& Borgions，M.（2014）. *Naar de kindertherapeut. [My child psychotherapist.]* Acco.

Winnicott，D. W.（1968）. Squiggles. *Voices：The Art and Science of Psycho-therapy*，*4*（1），98-112.

Winnicott，D. W.（1971）. *Playing and reality.* Tavistock Publications.

Wright，J. L.（2009）. The princess has to die：Representing rupture and grief in the narrative of adoption. *The Psychoanalytic Study of the Child.*，*64*（1），75-91. https：//doi.org/10.1080/00797308.2009.11800815

7
与父母工作

正如第3章所述，照料一个经历过复杂性创伤的儿童是一项特别具有挑战性的任务。对于大多数抚养“正常”儿童的父母而言，努力保持开放去理解儿童的需求，并审慎地回应儿童的需求，这往往就能取得良好效果。然而，在照料一个创伤儿童时(在这里我们指儿童的主要照料者，包括养父母和寄养照料者)，心智化能力显得尤为重要，虽然仅靠这种能力可能不足以支持儿童的发展性的全部恢复，而且常常面临更大的压力。

在本章中，我们提出了一种基于心智化和创伤知情的工作模型，该模型适用于那些遭受过复杂性创伤儿童的照料者与父母；旨在帮助父母找到（更多）促进成长性的方式，既满足儿童的特殊发展需求，又能应对渗入其家庭生活中的创伤动力，正如Midgley等人（2017a）所述，

> 当我们能够理解他人（以及自己）的行为时，人际世界就变得更加可预测、安全和有意义。但是，当我们误读他人的意图，或难以理解自己的内在状态时，就可能导致困惑、误解和人际关系困难，从而造成冲突升级或是愤怒和

恐惧的积压。

（p.18）

首先，在试图支持儿童从创伤中恢复的过程中，父母的心智化能力极易崩溃，因此，我们强调父母工作的核心应聚焦于他们的心智。在此模型中，向父母提供心智化支持构成了父母工作的基石，这将使父母工作者有望朝着两个互补的干预“支柱”探索。因此，我们在此模型下构建父母工作，这要求治疗师在这三个干预“支柱”之间来回调整，我们会在本章的后续部分对此展开详细阐述。

心智化过程是重中之重

这部分的首要目的是概述心智化的基本原则如何在此模型中成为父母工作的核心（见表7.1）。为此，我们设定了父母工作的框架，将其视为在时间和空间中展开的心智化结构。接下来，我们讨论治疗师如何能够持续思考工作的聚焦点，即我们所称的干预的哪一个“支柱”。我们还阐述了治疗师如何通过心智化父母的“生活小故事”，来启动一个良性的拓宽与构建循环，从而支持父母发展其心智化能力。当然，这一切都需要治疗师（或有时也被称为“父母工作者”）密切关注自身的心智化过程。

表7.1　基于心智化父母工作的核心组成部分

稳固而灵活的治疗框架	• 通过（相对）稳定的框架提供可预测性和连贯性：时间、空间和会谈频率（即每三周或四周一次）；同时，在会谈之间，考虑酌情提供灵活的可沟通性 • 考虑平衡家庭的负担（创伤儿童和其他家庭成员的负担）和资源
态度和策略	• 承认并认可儿童成长过程中的特殊性和困难，以及这些对父母的要求 • 特别留意可能重新激活的“被评判和感觉被评判” • 在干预的三个“支柱”之间来回调整，这包括，帮助父母重拾心智化能力，帮助父母理解其心智化能力的波动，以及帮助父母密切关注孩子的心智能力 • 对父母与儿童的日常经历（“小故事”）表达真诚的好奇和兴趣 • 对自身的心智化过程保持觉知

一个稳固的治疗框架和一种无条件共情的立场

在对儿童进行直接治疗的同时，与父母一起工作，这可以说是“使得（精神动力学儿童）治疗起效的关键所在”（Novick & Novick，2011）。这一点对于创伤儿童的父母而言尤为重要，面对充斥着压力的家庭生活，他们经常容易卷入困境，有时甚至是陷入危机。因此，在目前的治疗体系中，我们会计划每三到四周进行一次父母访谈，这取决于治疗的阶段以及问题的紧迫程度。这种频率，以及随之而来的可预测性和连贯性，旨在时间上和空间上为父母提供一个稳固的外部框架，在这个框架内，可以思考和讨论重要的养育议题。正是通过这种渐进的治疗关系，父母才能够敞开心扉地谈论那些情感困境。在此过程下，父母常常会在家长会谈期间或之后发现看似显而易见的解决方案，这并不罕见，仅仅是因为他们的反思能力得到了重启，父母不禁疑惑，怎么没能在家庭处于水深火热时想到这些办法。这个过程为应对子女的问题创造了新的空间，这成为了推动家庭动力和生活发生改变的方式。

矛盾的是，在父母工作的初期阶段，治疗师为父母提供时间和空间来思考和谈论这些困难的情感动力，却很少会被父母体验为一份馈赠。当父母已经感到筋疲力尽或不堪重负时，他们起初可能会认为会谈的建议就是一种“额外的”负担。的确，在照料一个有严重困难的儿童时，父母亟需支持，同时，他们也苦苦挣扎于自身对儿童及父母身份产生的强烈情绪，有时甚至难以承受，这种特有的双重状态深刻影响着与创伤儿童的父母工作的“场景设置”。因此，治疗师需要耐心地投入，逐步建立并维系与父母之间的工作联盟，使他们能够切实体会到这种联盟的益处和帮助。

在这一背景下，治疗师需要从工作的开始就确保充分认可父母面对的异乎寻常的挑战，因为他们照料的是一个遭受过创伤的儿童，这不仅需要超越常规的养育技能，还会使父母更频繁且更长期地面对超乎寻常的困难体验。

Mei-Lan严重的分离焦虑把她的养母折磨得疲惫不堪：她需要母亲一直陪在她身边直到她睡着，而这个过程往往持续到很晚；在清晨，Mei-Lan醒来时，焦虑地尖叫着要找妈妈，在白天，只要有“轻微的”紧张或情绪波动，Mei-Lan就会尖叫哭喊，需要妈妈的耐心安抚才能重新平静下来。

在与父母共同探讨难以应对的情绪或心智化崩溃之前，治疗师需要明确认可并确认儿童发展过程中的特殊性和困难，以及这一切对于父母所提出的要求。有些父母在尝试与孩子严重紊乱的行为共处时，已发现了一些既有创意且有帮助的应对方式。有些家庭，比如Mei-Lan一家已经在不知不觉中为他们的孩子营造了“一个治疗性环境”，以看似无尽的耐心与关怀来应对“异常行为”，比如儿童长期表现出的退行性诉求，所有这些付出都值得治疗师的认可。

此外，当与父母一起思考为人父母的问题时，治疗师需要特别留意，如果被评判的体验曾是当事人成为父母历程的一部分，那么这种讨论可能会重新激活“被评判和感觉被评判”的心理体验。在安置儿童之前，养父母和寄养照料者通常已经接受了评估，看他们是否有意愿及能力养育一个非亲生的孩子，因此，父母工作可能会重新唤起他们在评估过程中曾面对的焦虑和其他负面情绪。正如Mei-Lan的养母提到的：“人们从未意识到，不仅仅是被领养的孩子始终不确定自己的位置和是否被无条件地爱着，作为一名养母，你总觉得必须证明自己值得养育这个孩子。”父母需要专家帮助来养育孩子，这可能会让他们觉得筛查结果终究有误，而且他们没有能力好好照料这个孩子。就这点而言，不得不咨询治疗几乎不可避免地加剧了矛盾和焦虑，即使是“正常”的父母也可能会感觉得到。这就要求治疗师仔细倾听那些“无能的”或“被评判的”感受，看它们是如何进入咨询室的，这可能会妨碍父母自由谈论他们养育孩子过程中的困难。要解决这些问题，治疗师将会通过明确传达一种真诚的好奇和非评判性的立场来应对这一问题，因为这样做有望对抗他们面对治疗过程可能提供帮助所产生的防御性“封闭”（另见“认知信任”；Fonagy et al.，2019）。

最后，当治疗师与创伤儿童的父母工作时，需要牢记的是，他们正试图“在房子着火时搬动家具”。这意味着，治疗师常常需要在咨询室外和咨询时间之外帮忙处理危机情况。当父母身处困境时，如果他们知道有人会随时与他们共同反思，可以帮助他们减少一些孤独感和压力感，这反过来又有助于他们保持心智化能力“在线”。此外，以深思熟虑的方式迅速化解困境，有时可能有助于避免发生更严重的问题。最终，当父母体验到他们能够以建设性的方式应对棘手问题，这可以增强父母的养育技能，并提升儿童对父母的信心。因此，除了基于规律会谈的稳固框架外，也许还不同于“常规的”父母工作，对于创伤儿童的父母而言，在会谈间隙（比如通过电子邮件或电话）与治疗师（及其心智化的头脑）灵活沟通可能是至关重要的（例如，父母发送邮件或电话留言，会在合理的时间内得到回复）。这正是当父母面临危机情境或不稳定局面时的状况，如果他们以非心智化的方式作出反应，就有可能引发危机。具体说来，当父母对于自发反应的帮助是否有效心存疑虑，但在没有治疗师协助的情形下又想不出更好的对策时，例如当孩子盗窃、离家出走、有自杀倾向或其他危险行为时。根据我们的经验，父母会适度使用这些疗程间歇的接触，也心怀感激，很少“滥用”这种机会。无论这种“按需”服务的具体安排如何，重要的是，治疗师建立并维持定期“预约”会谈的基本框架，而不是仅在危机发生时才开展父母工作。

父母工作中的过程与内容：在三种干预“支柱”之间来回调整

Lisa的养父谈到了学校里的一件尴尬事件。Lisa告诉她的新老师，自己把三明治扔掉了，因为她的养母用的是发霉的旧面包（事实并非如此，也可参见第3章和第8章）。这位年轻的老师主动与Lisa分享了自己的三明治；放学后，她联系寄养照料者，措辞小心地表达，如果家长负担不起学习用品或正常餐食，学校愿意提供帮助。养母感到难堪，不知该作何反应。当老师与他们交谈时，养父很生气，觉得自己被捉弄了，很丢脸。治疗师注意到，即便现在提起此事，养父仍然激动不已，因为他“无法理解Lisa究竟为何要在这件事上撒谎”。

在养育一个遭受过创伤的儿童过程中，一些特殊的挑战会显现出来，这些挑战既需要父母具备异乎寻常的心智化能力，同时相比“正常的”家庭生活，父母的心智化能力消耗也更严重。在这种情况下，试图和父母讨论“关于”某个具体问题（例如，父母和孩子在一起的某个困难）是没有意义的，除非他们处于能够与你共同思考的心智状态。

在治疗初期，父母的心智化能力往往是“离线”的。当父母面对孩子“怪异”、攻击性或破坏性行为时，他们感到无助、无力、焦虑、绝望或愤怒，或者当他们的焦虑情绪高涨（与儿童的未来发展受损有关）时，这种心智化崩溃可能会在治疗期间反复出现。在这种时刻，第一要务始终是帮助父母重拾心智化能力——这与其他基于心智化的干预方法（例如，Midgley et al.，2017b）一样，这构成了在这种模式中开展父母工作的基石。因此，重点在于心智化的过程（即父母在谈论和表现自我时所反映出的心理状态），而不是他们谈论的具体内容。目标在于帮助父母以心智化的方式思考和说话，既是对他们自身，也是对他们的孩子。治疗师能如何实现这一目标将在后文（“干预的支柱1”）中具体阐述。

只有当父母的心智化过程“启动并运行”时，治疗师才有意义去探讨父母在治疗过程中所谈及的“内容”（即内容本身）。这些内容可能涉及，儿童的创伤动力如何对父母的心智化构成特殊挑战。例如，前天晚上发生了一件事，这事情使大家都很不安，最终是以激烈争吵收场，这让父母不禁质问，事态是如何发展成这样的。明确地与父母讨论他们心智化的起伏变化，包括提供与主题相关的心理教育信息，有助于父母更好地理解，也更容易识别自身的内在状态。例如，治疗师可以试着暂停交流，注意并命名父母当下表现出的沮丧情绪，即使这些情绪是在回忆过往事件时产生的，治疗师需要共情理解他们的处境，并提醒他们在如此沮丧的状态下进行理性思考有多么困难。这在防止心智化崩溃对父母与儿童日常互动产生负面影响方面能起到重要作用，从而保护父母的幸福感以及儿童的发展轨迹。本章后续（“干预的支柱2”）将详细阐述，治疗师如何支持父母共同思考和探讨他们的心智化过程与养育儿童的关系。

另一方面，治疗的内容也可能是关于儿童的存在方式、人际关系和行为表现，这些方面时常使父母感到困惑难解。例如，父母可能将孩子的攻击性爆发解读为故意挑衅或是暴力的遗传特质；当儿童需要与他们保持距离时，父母会认为孩子是在拒绝他们的关爱，甚至是拒绝他们。帮助父母把这些行为重新构筑为创伤性反应——即将其视为童年早期创伤经历的结果——能够帮助他们更加好奇和理解儿童的内在体验。同样地，有时需要为父母提供心理教育的相关信息。当父母变得更加好奇自己孩子的内在世界时，他们可以考虑更多的具有创伤敏感性且促进儿童发展的回应方式。在后文（“干预的支柱3”）中将详细探讨，治疗师如何帮助父母牢记受创儿童特殊的心智状态。

因此，在与父母工作中，这种干预模式可分为三种干预类型：帮助父母重新获得心智化能力；在养育一个脆弱儿童的过程中，支持父母将自身状况心智化；最后，帮助父母持续关注受创儿童非常特殊的行为和需求。当思考这些干预措施之间的关联时，显而易见的是，相比任何可能涉及具体内容的干预措施，最优先的干预是帮助父母恢复心智化能力。换而言之，一方面，（基于心智化的）过程性干预与侧重内容的两种干预之间存在着一定的层级关系，另一方面，它们可能在不同的层面上发挥作用。不过，“层面”的标签可能暗示了，与受创儿童父母的工作比我们传达的更具线性特征。相似地，“类型”的标签可能被误解为，这些干预措施可以完全独立地使用。与受创儿童的父母工作，从保持其心智化能力“在线”，到理解他们自身与他们孩子的心理，以及能够应对孩子受创伤驱动的行为，这一过程如同所有心理成长的过程一样，并非简单地线性推进。在实践中，这更多是一个更具迭代性和循环性的过程，例如，当父母的心智化能力（有可能）崩溃时，治疗师需要重新审视该能力，或者在讨论父母的心智化与集中帮助父母重构对孩子行为的理解之间灵活调整。因此，我们决定将这个循环模型不同位置上的干预措施标记为干预的三个“支柱”。在这个循环模型的图示中（见图7.1），位于顶端的干预支柱是帮助父母重拾心智化能力，这绝非巧合。同样地，干预的三个支柱之间，我们特意选择了双头曲线，以尽可能准确地描述治疗师需要持续而灵活地在这些干预的支柱之间来回切换，旨在尽可能准确地展现治疗师需要根据对父母在每次治疗过程中特定时刻最紧迫需求的评估，持续灵活地在这三个干预支柱之间来回切换。

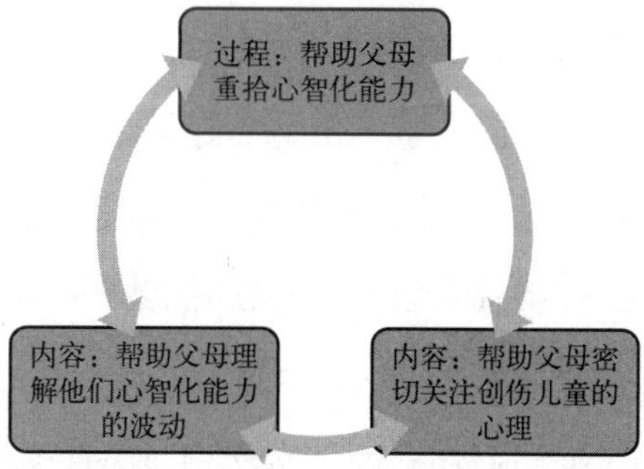

图7.1　基于心理化和创伤知情的父母工作中干预的三个支柱

为了帮助治疗师判断最需要迫切处理哪一“支柱”，接下来的部分提供了一个框架，从敏锐地倾听父母讲述“小故事”开始，到启动必要的过程，打开父母的思路，并且支持他们找到更多促进孩子功能发展的回应方式。

“生活的小故事”：开始“玩耍”所需的道具

近年来，关于复杂性创伤及其对儿童发展的专业知识迅速增长。在与创伤儿童的父母工作时，由于家庭问题的紧迫性，专业人员可能容易陷入专家的姿态，强烈地想要“单向传授”父母关于他们孩子以及孩子行为的知识。然而，仅仅通过割裂式的心理教育课程“自上而下”地灌输知识，很少能够带来家庭需求的改变。真正且可持续的改变始于家庭的核心体验和动力。因此，作为治疗师，我们设法对父母与孩子的日常经历传递一种真诚的好奇和兴趣。我们称这些为“生活的小故事”，并不是因为我们认为它们不重要。恰恰相反，在咨询室里，它们构成了我们需要讨论的鲜活素材，把我们带入父母真实、具体又不同寻常的体验中，这些体验由创伤驱动，并且构成了父母日常生活的底色。有时候，他们对此已经习以为常，以至于不觉得它们有（足够）必要去谈论。我们会标记或强调父母在家庭生活中日常体验的重要性，特别留意那些似乎让父母“卡住”的日常片段，例如，当他们感到困惑、“怪异”或不安时，我们帮助父母确认他们的体验，这也为我们提供了合作反思的起点。

当受邀讲述“小故事”时，大多数父母都会联想到许多日常经历，这些故事既展现出他们与孩子一起面临的困难，也流露出父母的心声。父母分享这些故事的内容以及方式，特别能向治疗师流露出他们心智化能力的“状态”。例如，这可能表明父母（一方或双方）即将出现心智化的崩溃。因此，这有助于治疗师判断，如何最有效地满足父母在心智化方面最迫切的需求：帮助他们重拾这种能力；协助他们面对孩子的动力时理解自身的心理反应；引导他们持续关注孩子的特殊需要、焦虑和行为表现。在脑海中带着干预的三个支柱去倾听这些生活小故事，可以引导治疗师考虑，此时此刻最重要的是什么，治疗师会在治疗过程中保持对支柱之间切换的敏感性，从而相应地调整干预措施。在Lisa寄养照料者的案例中（见前文），治疗师对照料者故事中沉重的情感负荷产生了共鸣，首先认可了他们受伤、尴尬和愤怒的深切感受，然后指出当他们视如己出地照料一个非亲生的孩子，却被看作连健康饮食都不愿提供的失职父母，这感觉该有多么的受伤。就此而言，治疗师首先要利用自己的心智化立场，帮助父母重拾心智化能力（见“干预的支柱1”部分）。

接下来的治疗中，Lisa的寄养照料者情绪稍稍平复了一些，因为他们得到了治疗师对其体验的认可，并真切体会到了治疗师的共情，于是，他们大声发问，Lisa为什么要这样做。此时，他们已不再深陷于羞辱和愤怒的情绪之中，而是真正地既好奇又困惑，想要探讨问题。治疗师决定和父母稍微谈谈，这些行为可能与Lisa早期的养育体验有关。她试探性地提出了这个想法，作为一个可能的视角来思考Lisa的行为。当养母开始理解Lisa仍然预期自己的基本需求会被忽视时，她问道：“这是否意味着，Lisa真的相信我们不愿意照顾她？”养父还回想起其他类似事件，Lisa会从储藏柜里“偷走”一整盒饼干，避开所有人的视线，躲在她自己的房间里偷偷吃完，可是“你知道，如果她想吃饼干，她大可以从厨房的橱柜里拿，没人会不准她吃的”。

当父母像Lisa的寄养者那样，开始想知道孩子行为背后的“原因”时，孩子的创伤动力就可能成为他们心智化讨论的话题。此刻，治疗师可以引入一些想法或观点，供父母思考。在心理教育的环节，治疗师可以讨论Lisa的关系动力：她预期别人不会满足她的需求，所以一个人如果真的有需要（三明治）或是想要某些（饼干），最好不要开口请求，而是自己设法解决。以此，治疗师聚焦于受创儿童的动力，帮助父母更好地理解孩子的功能，从而培养父母更深的同理心。父母一旦能够感同身受地思考孩子的行为，他们就能以此为基础，找到促进成长性的回应，从而应对孩子以前“无法理解的”行为（见“干预的支柱3”部分）。

在后续的会谈中，养父得出的结论是：“如果这真的不是她自己能控制的，她把‘旧的’预期投射到我们身上，但她并未意识到这一点，那么对她生气也毫无意义，不是吗？但我还是很生气，因为……因为我觉得，这真的很伤人，不是吗？我们如此努力，却似乎无济于事？”

养父的想法和感受对治疗师来说是一个很好的切入点，可以使这些父母在日复一日抚养像Lisa这样受创伤的孩子的过程中所经历的许多心理状态正常化。当父母的心智化能力“在线”，却似乎难以理解自身感受或想法时，治疗师会帮助父母来理解他们内在世界所面临的问题，并与他们共同思考和探讨，如何平衡他们的个人需求和家庭生活需求（见“干预的支柱2”部分）。

基于心智化父母工作中的“拓展－构建”循环

有了生活中的小故事作为垫脚石和路标，父母的治疗过程就可以启动了。然而，有时候与（比如，一些心理治疗的受训者）所想的不同，这并非是一个快速且线性的过程，即从治疗师向父母解释他们应该如何对待孩子后，父母就能神奇地将这些见解带回家，并改变对待孩子的方式。实际上，这一过程更接近于Lilliengrel（2014）提出的“拓展-构建”模型（见图7.2）。为了促进父母心智化能力的成长和家庭积极变化的良性循环，治疗师首先要共情且谨慎地倾听家庭生活的小故事，这些故事里蕴含着具有挑战性的、“怪异”甚至令人不安的经历。当父母感到自己的困境被倾听时，他们就会开始觉得被认可和被证实，这既能减轻他们的痛苦，又能为他们开启进一步反思的空间（另见“认知信任”；Fonagy et al.，2019）。这为更好奇的进一步探索孩子的内心世界、父母自身的心理状态以及他们的亲子关系奠定了基础。正如Lisa的寄养照料者的案例所示，心理教育可以在此发挥作用。因为心理教育旨在促进人们更好地理解创伤对儿童发展、对父母的心智化能力以及对家庭生活的特定影响，所以，我们致力于提供既直接相关又及时有效的心理教育信息。如果过早提供心理教育，可能会阻断父母的思考过程并固化意义，而不是帮助父母开放心智，去尝试理解曾经看似“难以理解的怪异或疯狂行为”。随着父母心智化能力的增强或恢复（“拓展”），他们通常能够以更深思熟虑且更促进成长的方式，来回应孩子的行为和交流（“构建”），这样，他们越来越觉得自己是称职的父母，也会更积极地改善家庭互动，使家庭生活（重新）变得（更加）愉悦。

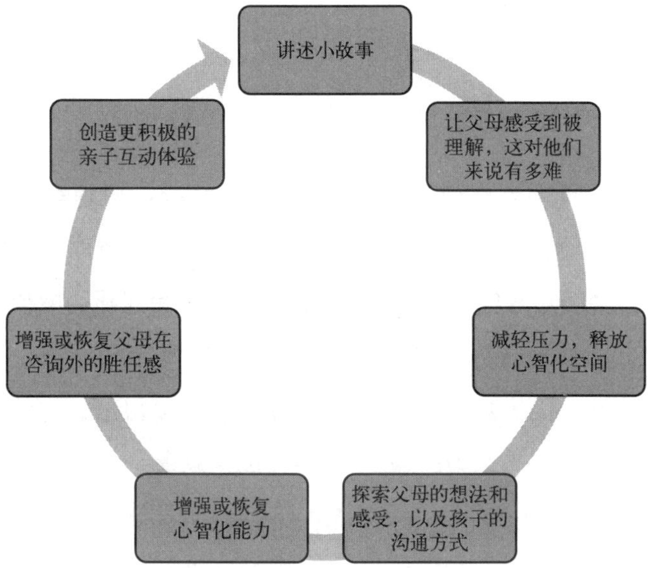

图7.2 父母心智化能力发展与家庭变迁的拓展-构建模型

当治疗师试图推动父母的治疗进程时，会与父母反复经历这种拓展-构建的循环，这绝非平坦顺利的旅程。我们知道，所有父母，尤其是那些受创儿童的父母，他们的心智化能力常常转瞬即逝，会因时因地而波动。例如，某位父母可能在思考孩子的悲伤时能够很好地心智化，但在面对孩子的愤怒或攻击性时，就会相当困难。此外，在特定时刻或特定情境下，父母伴侣双方保持心智化能力“在线”的程度可能大相径庭。例如，当面对孩子的违规行为时，母亲仍能保持同理心，可供亲近，而父亲倾向于明确地设限，如果他们之间的对话能将这两种视角都纳入考量，就可能形成共同应对孩子行为的新方式。然而，处在高压情境下时，这种差异可能会变成更加棘手且更难以协商的“爆破点”，不仅会在父母之间制造出裂痕，还会导致恶性循环，即母亲持续付出，最终会让她精疲力竭，而父亲对孩子越来越生气，甚至拒绝孩子。在这种情况下，父母如果不能很好地利用“正常的差异”作为互补策略，就可能升级为不可调和的极端立场。面对父母身处不同时间点的波动，以及父母之间的分歧，治疗师要持续灵活地调整他们的治疗反应。有时候，稍加努力就可能恢复心智化，使父母能够思考自身的内在动力和/或找出应对孩子行为和动力的恰当方式。而在其他时候，需要更多的努力和时间，来恢复父母的心智化能力和/或解决父母之间的观点分歧。

保持对自我心智化过程的觉知

由于父母心智化能力的崩溃是不可避免的，治疗师会面临强烈的负面情绪：既要照料这个“难以照料”的孩子，又/或要面对父母以未调整或不协调的方式谈论或回应孩子。这可能会唤起两种反移情的感受。一方面，治疗师可能会过度认同父母的挣扎与痛苦，而共谋般地认为孩子是“忘恩负义的”“坏的”或者“疯的”。另一方面，这可能会引发对这些“无法包容的”或“无能的”父母不耐烦或恼怒的情绪，认为“他们真的应该振作起来采取行动”。尽管这些反移情反应都是可以理解的，但应当警示治疗师的是，他们自身的心智化能力可能备受压力。那么这时，治疗师要考虑他们自身内在可能存在什么风险以及相应的对策。在这种背景下，至关重要的是父母工作者要与儿童治疗师保持密切联系（Bevington et al.，2017），以及与心智化治疗团队保持紧密协作。在与儿童的直接工作中，儿童治疗师常常会承受与父母类似的体验（例如，感觉被孩子控制和胁迫，或感到自己能力不足与被拒绝）。儿童治疗师与父母工作者彼此分享这些，并共同思考亲子关系中那些强烈的情感会如何影响父母与父母工作者的关系（例如，父母将自身的不足感投射到父母工作者身上），这可能会对父母工作有所启发。这可能有助于父母工作者对自身反移情感受构建理解的框架，以更觉知的状态决定如何回应最好。推而广之，当两位治疗师都能够依托一个心智化的治疗团队，共同思考与探讨这些问题，这将有助于自身的心智化能力重新“在线”。首先，能够了解自身心智化崩溃的触发因素，这反过来也有助于理解父母的心智化崩溃，并能支持他们以既符合儿童发展阶段、又能促进亲子关系的方式做出合适的回应。

干预的支柱 1：帮助父母重拾心智化能力

如前文所述，当父母的心智化能力“离线”时，帮助他们重拾心智化能力是至关重要的。在治疗的早期阶段，这一点尤为重要，因为此时需要特别关注与父母建立稳固的工作联盟。然而，在与父母进一步的工作中，当家庭生活事件超出了父母的应对能力范畴时，治疗师仍将会面临心智化的崩溃。在这样的情境下，父母工作更侧重于过程而非内容本身，打个比方可以说是“关乎杯子而非酒”。

在后面的章节中，我们将讨论治疗师的干预：(a) 支持父母与孩子建立一种更安全且促进成长的关系，从而带来更积极愉悦的互动；(b) 体现一种好奇的、“不知道”的立场的要素，这种立场能够帮助父母恢复他们的心智化能力（见表 7.2）。

表7.2　帮助父母重拾心智化能力的核心干预

持续关注促进相互关系	● 倾听父母的“小故事”时，确认与探索他们的想法和感受，但避免使用负面的或分裂性的语言 ● 帮助父母处理与孩子相处的困难时刻 ● 帮助父母珍惜与孩子在一起的（更多）积极时刻，维护积极的家庭关系和互动
传递一种好奇的、“不知道”的立场	● 搭建并标记父母对孩子内心世界表现出好奇的时刻 ● 将共同思考呈现为一种明显且积极的观察性体验 ● 采取“众多专家中的一员”的立场 ● 使用试探性与游戏性/隐喻性的语言，发声思考儿童内心世界可能面临的困难

持续关注促进相互关系

当父母开始分享与创伤儿童一起生活的“小故事”，父母工作者就面临着一项艰巨的任务：既要感同身受地倾听并处理父母的痛苦，又要同时考虑到儿童以及亲子关系。

Lisa刚满10岁，每当她对寄养照料者很生气时，她就会跑到屋外，在阳台的椅子上坐很久，哪怕天又黑又冷也不肯回屋。她这么做像是一种示威，唤起了寄养照料者的被排斥的感觉，以及让他们觉得自己是疏忽的、无助无能的父母。这让他们对她既愤怒又疏远。在父母工作中谈到这些时，寄养照料者首先不禁质疑，他们是否应该更严格，锁上门，让Lisa明白她的行为“真的是不可接受”。他们评论道：“我们对Lisa的允许和纵容已经远远超过了自己的亲生子女。”

当倾听这些故事时，治疗师可以提醒自己，大多数的父母都会体验到因为孩子的行为或反应而感到受伤，但相比之下，创伤儿童的父母所承受的要多得多。或者，就像Lisa的寄养照料者那样，他们不得不经受一些特殊的体验，这些体验使他们自我怀疑，质疑自己是否有能力为人父母。而在此之前，在养育自己亲生子女时，他们是相当自信和随和的父母。或者，这些父母会担心自己与其他“正常”发展的孩子之间的关系，既希望平等且公平地对待他们，又害怕被指责“优待”寄养儿童。当然，当父母感到深感受伤，或当他们对自己的养育能力缺乏信心时，他们很难在孩子们当中特别关注到某个孩子。因此，在这种情况下，治疗师需要确认与探索父母的想法和感受，同时，也要自觉避免使用负面或分裂性的语言。

听到Lisa的寄养照料者在一时冲动之下想出的“解决办法”，父母工作者并未立即挑战这种“非心智化”的反应。她回应道：“我真的可以想象，Lisa的行为让你们多震惊，多受伤！我们稍后可以再讨论如何理解她行为背后的可能性，但此刻，我认为你们的感受是第一位的。听起来，你们感觉自己被排斥在外，也很生气；同时可能也担心，照顾好Lisa，会不会影响你们和年长子女的关系。我理解的对吗？如果是这样的话，我们能不能多谈谈这个问题？看看你们需要什么支持，能让你们重拾应对的信心？”寄养照料者开始意识除了感到受伤，他们还对即将成年的亲生子女感到不安。他们是温暖且有爱的父母，由衷热爱照料他们的孩子们，而Lisa的行为既像是在拒绝他们的爱意与关心，也似乎使他们与其他孩子的关系变得紧张。

治疗师给予父母共情和认可的目的在于，充分确认父母的体验，并帮助他们理解事件对他们的影响，同时，为未来构筑孩子及其挑战性行为的意义开放新思路。因此，父母工作者传达了他们在努力，并密切地关注父母和孩子的心理状态以及亲子关系。

接下来，治疗师通常要帮助创伤儿童的父母，当面对可能具有淹没性的人际误解，并陷入不信任、控制，有时甚至暴力的恶性循环时，他们仍然能够保持“足够好”的父母的状态。然后，父母工作重点可以放在，即使当孩子“攻击性”爆发时，如何让父母也能重获安全感，即使在孩子很少表现出互惠或相互性的情况下，仍能让父母感觉到与孩子的联结，并感到自己具有养育这个孩子的胜任力。

谈论他们的感受和观点，可以缓解一些情绪，并使得Lisa的寄养照料者与这种情况拉开一定的距离，从而获得新的视角——他们的心智化能力回到了“在线”状态。这就创造了空间，使他们以更具同理心的立场，更深入地理解他们那愤怒却脆弱的孩子。寄养照料者变得能够探索Lisa的行为：这可能是她感到孤独甚至感觉被遗弃时的一种表达，并且当她沮丧且愤怒时，她难以接受温暖和爱。他们的总结是，更严格也好，锁门也罢，都不能真正解决这些潜在的感受问题。

在接下来的会谈中，养母讲述了最近的一个类似情况，她拿了一条暖和的毯子，放在Lisa椅子旁边的桌上，只说了一句“天越来越冷了，我把它放在这，你想用就可以用”。这样做，养母觉得自己没那么无助了，而是一位更有爱心、更称职的父母，同时，她也觉得自己有能力以Lisa能够承受和接受的方式传递对她的支持和关爱。在后来的会谈中，养母谈到了，她变得不太确定年长子女的态度，于是，她如何把这些想法带回了家，这帮助她与其中一个子女展开了对话。“Mia反应很敏感。她说，她和姐姐聊过这件事，有时她们会对彼此说‘我们真不该和爸爸妈妈尝试这个！’”但她也补充说，“我们都意识到，我们从未像Lisa那样担心过自己的归属。”同样让我感动的是，她还说“不过说实话，妈妈，有时候我们真的很生气Lisa敢说那些话，你不应该被那样对待！”

在这种情况下，治疗师不仅要帮助父母，从与孩子相处的艰难时刻中“存活”下来，还要帮助他们珍惜与孩子相处的（更多）积极时刻，并维护其他的家庭关系，这是至关重要的。在与创伤儿童的父母工作时，这些大多是非常具有挑战性的任务，需要微妙的平衡。在经历过复杂性创伤儿童的家庭生活中，忧虑、烦恼和负面的互动往往占据主导。显而易见，治疗师如果以过于积极的态度否认这一点，那就无法如上文所述那样认可父母的体验。与此同时，治疗师将积极的体验（例如，分享快乐、享受彼此的存在、与孩子进行一次愉快的交谈）带回体验的中心，可以作为一贴急需的“解药”，来对抗负担沉重的困难。

帮助父母珍惜与脆弱儿童相处的积极时刻，这可能涉及引导父母反思：在管教儿童的不良行为时，什么是促进成长的方式。有时候，当父母感到负担过重或资源耗竭时，他们会试图通过剥夺孩子享受（进而延伸到他们自己或整个家庭）家庭生活中的美好事物来规范孩子的行为：“如果你再这样，我们明天就不去游泳池了。”在游泳池里嬉戏是轻松互动和修复家庭关系的好方法，取消这项“特权”反而会加剧负面的家庭动力。面对这种情况，治疗师不妨帮助父母考虑其他的管教策略（例如，孩子为他人做点什么，或者限制孩子的电子屏幕使用时间），同时也仍然保留他们原定的游泳计划，因为这些积极体验有助于打破非心智化的恶性循环（“这周太难熬了，好在我们还能一起找点乐子”）。

帮助父母珍视积极的时刻，也可能意味着主动寻找并更加留意孩子与父母共同分享的任何积极的时刻。谈论享受和愉悦，谈论什么会给家庭带来欢笑、乐趣和光明，谈论共同的兴趣领域，这些都可以帮助父母更充分地体验美好的家庭时光。在Youri的案例中，这些时刻与玩耍或听音乐有关：每个人都能放松下来，乐在其中，并感到彼此之间的连接。对于Jemal的家庭，治疗师了解到这些时刻与家庭度假以及体育活动有关：

在与父母访谈中，治疗师明显发现Jemal的养父母困扰的是如何与孩子接近。不过，治疗师也了解到，当全家去度假时，Jemal会放松下来。他吃得很开心，不像在家里那么紧绷着，这让母亲感觉也更放松，而且他也更开朗、更健谈。虽然治疗师和Jemal的养父母一样，意识到也承认，一旦回家，这种“在一起的”方式就不会持续下去，但治疗师还是有意识地引导父母注意到度假时的这些“美好的家庭时光”，把这些作为一个情感的锚点，帮助Jemal的养父母保持积极和希望。

传达一种好奇的、“不知道”的立场

当面对父母频繁而强烈的无助感与无力感时，治疗师也可能会倾向于采取行动或被“驱使”着做些什么。尽管在激烈的关系冲突或危机时需要采取“立即行动”，但如果这种行动不只是快速或轻率的行动，而是植根于共同思考的过程中，那么这种行动就更有可能促进成长。因此，重要的是，治疗师不仅仅屈从于这种行动的冲动，而是先要尝试积极地体现和传达一种心智化的思考方式，并以此作为示范，这一点至关重要。

最近，在与Lisa的寄养照料者进行的几次会谈中，治疗师感受到他们对Lisa的强烈担忧，因为他们关注到，Lisa最近喜欢“找”不属于她自己的东西：她姐姐的新T恤衫，她朋友心爱的铅笔盒，甚至是她养父的手机。他们谈到试图找Lisa聊聊，但都无济于事；Lisa持续不断的“偷窃行为”显然令她的寄养照料者很不安。他们认为，这暴露了她是一个“小偷”，于是，他们忧心于她未来的发展。养父绝望地大声疾呼：“我们一直在考虑，要不要带她去警察局，让她坦白所有的偷窃行为！”尽管治疗师能理解寄养照料者的心情，他们想用极端手段让Lisa直面现实，但她也意识到，父母可能没有深思熟虑，他们计划的警察局“行动”可能会带来司法后果。此外，她主要担心的是，还没有真正理解Lisa“偷窃”背后的原因，他们当前可能无法恰当地来应对此事。

治疗师传达心智化立场最基本的一个方式是，将反思呈现为一种明显且积极的看待经验的方式。在初始阶段的几次会谈中，当仍然需要建立工作联盟时，可以这样开场：“那么，你觉得有没有什么重要的事情是我们可以共同探讨或思考的吗？”这或许就足以表达一种善意且非评判性和好奇的立场。或者，像上述故事中Lisa的寄养照料者那样，当父母情绪高涨时，治疗师可能会回应说：“我看得出，这件事真的让你们很沮丧，我们能否花点时间一起想想可能发生了什么？”或者“我想试着全面了解事情经过，也许之后我们可以一起找出原因以及解决办法。那么，我们能不能再多谈谈到底发生了什么？”在经历棘手的事件后，这些干预能平衡父母可能陷入的冲动和急功近利的态度。把共同思考作为处理此类事件时明确的第一步，可以缓解冲动式的危机反应，或是无助的自我封闭。于是，共同思考就像河床一样，让父母能在养育行为的洪流中思考与选择，包括恰当的养育反应、培养习惯和仪式感以及设定界限。

若要将这些共同思考的过程呈现出来，其本身可能并不总是直截了当的，在与创伤儿童的父母合作时尤其具有挑战性。正如前文所述，这些父母在寻求外部帮助之前，往往已经尝试了一切可能的办法。这可能会引发一种矛盾心理：既期待从专家那里获得更好、更专业的解决方案，又担心被贴上不称职父母的标签。因此，在父母工作中，我们试图找到一种立场，让父母放心，我们将以一种认可他们能力和“知识”的方式来提供给他们专业的帮助。有时候，“不知道”（not-knowing）（Bateman & Fonagy，2019）的立场被误解为“除了听，你什么都不知道”。在现实中，本质更准确的理解可能是“不采取先入为主的立场”：治疗师并不是“无所不知”的，而是将自身对于儿童发展、创伤和为人父母的知识整合为一种视角，作为父母视角的附加和补充价值。这种态度——作为“众多专家之一”的立场——可以这样表述：

> 您是您孩子和您家庭的专家，我在探索解决途径和（创伤）儿童如何发展方面有一定的专长，如果我们共同合作，就更有可能找到一些好的想法/解决方案。

父母工作者可能会分享一些想法——但这些仅仅是想法——以及探索和研究这些想法的过程，这体现了一个心智努力尝试理解他人心智的过程。从这个意义上说，治疗师不太像是为父母打伞指路、拥有答案并提供建议的导游，而更像是智囊团队的成员，他们的专业领域有望能与团队成员的专业领域相辅相成，共同解决难题。

这也意味着，治疗师提供给父母的想法或理解总是具有“深思熟虑的不确定性”

的特质：治疗师根据自身的知识和专长，把他们认为可能相关且有益的东西分享给父母，但仍然保持开放的态度，愿意与父母共同思考。若要传达这种“深思熟虑的不确定性”的立场，一种方法是，将自己的想法或观点表述为“放声思考”：“现在，我只是把想法说出来，所以请务必要让我知道你们的想法，好吗？可能会是这种情况吗……？”因此，“放声思考”意味着思考孩子以及他们的行为，反思行为背后的可能意义；呈现可能性，允许犯错误并及时修正。从这个意义上说，放声思考是一种“游牧”思维（Olthof，2017）：“本质上是一种邀请，让我们的思维过程离开固定的知识堡垒，尽可能摈弃固定的意义”，为想象和替代意义“创造一个自由的空间”。“这种思维不是把现实简化为单一的，而是呈现其多样性、多重性和差异性。”游牧思维是一种“仿佛”的思考模式，它开启了想象的可能性，并漫步在情感智慧的探寻中。它需要运用播种性的语言，这种语言旨在探求可能性，而不是要传递专家知识。因此，通常治疗师会使用条件式、假设性以及游戏性或隐喻性的语言。

对于Lisa的“偷窃行为”，在倾听并帮助Lisa的照料者梳理他们的感受和想法后，治疗师回应道：“我能想象你们有多担心Lisa的行为会给她染上法律的麻烦！我也听到，当你们和她谈论这些时，她似乎真的真的很懊悔，也保证不再拿不属于她的东西了。所以，总的看来，我在想是不是有可能，当面对渴望之物时，Lisa心里那种‘只管拿走’的冲动太强烈了，让她无法自控？”此刻，Lisa的寄养照料者已略微平复了情绪，他们似乎能够敞开心扉，接受治疗师提出的想法，但他们依然在想，是否可以“就这么算了”。与治疗师一起，他们能够思考其他更温和适中的对策，而不是像“警察局行动”或“就这么算了”那样极端。最终，他们达成共识，他们将陪同Lisa去物归原主，让她直面自己行为的后果，并作出赔偿。

总而言之，传达一个“不知道”的立场，不是表达对某一行为的固定想法或解释，而是示范一种能力，即能够考虑多种可能性，以及在不确定性中持续探索而能逐步接近一个可能的答案。

干预支柱 2：帮助父母理解自身心智化能力的波动

当创伤儿童父母的心智化能力重新“在线”时，治疗师可以帮助他们理解，为什么在与孩子的关系中，他们的心智化能力受到如此严重的挑战，以及具体发生了什么。这有助于父母更充分地应对新出现的困难，尽量避免反复陷入负面互动的恶性循环，并在关系破裂时，保持自我关怀以恢复和修复亲子关系。当父母开始困惑，自己怎么会对这个孩子失去耐心，这在以前养育其他子女时从未有过，这时，父母工作可以着重在父母自身心智化过程的内容上。治疗师需要支持父母接受、认可并管理，在养育一个遭受复杂性创伤儿童的过程中，不可避免且频发的心智化崩溃的确会出现，另外尤其要关注两种情境，一是父母自身脆弱性被触发的情况；二是需要采取多元敏感性的方式的情况（见表7.3）。

表 7.3　帮助父母理解其心智化能力波动的核心干预

帮助父母接纳并识别心智化崩溃的情境	• 正常化父母的体验和反应 • 酌情提供心理教育 • 特别注意“伪心智化”，例如，缺乏情感体验的认知“理解”
支撑父母处理心智化崩溃的能力	• 强调自我照顾的重要性（包括父母双方照顾自己），并积极探索这个/这些父母的自我照顾可能是怎样的 • 正常化父母自我照顾的内疚感 • 促进真正充满希望的观点
需特别留意父母被“戳到痛处”的时刻	• 帮助父母梳理当前的关系动力，将其与未解决的关系动力或个人史引发的议题区分开 • 适当情况下转介至个体心理治疗
积极构建多元敏感性的心智化	• 积极引导父母共同思考和探讨孩子遇到的可能与（亚）文化差异相关的体验，包括那些由于孩子被领养或寄养所带来的问题

接纳始于正常化父母对“异常”情况的反应

在干预支柱的这一端，父母工作通常始于正常化父母的体验和反应，无论它们表现为何种形式。无论是愤怒、暴怒、怨恨，甚至是对孩子表现出的冷嘲热讽或拒绝(在极端情况下，这会增加安置破裂的风险)，父母往往会对这些感受感到惊讶，甚至感到羞愧和内疚。就像Lisa的寄养照料者略微平复情绪后，他们对想要把Lisa关在门外或“吓唬”她的“严厉”反应一样。又或者，就好像Jemal的养父尴尬地谈到他的一个幻想，他幻想全家去埃塞俄比亚（Jemal的出生国）旅行，结果在那里，他们弄丢了Jemal。

当父母反复面对自身的心智化崩溃后，他们主要会产生两种情感反应。一方面，父母可能会深感内疚，因为他们不能当一个“足够好”的、能够“保持冷静”的父母。另一方面，父母可能也开始认为他们的孩子是家里的万恶之源。虽然这些情感反应自然而然可以理解，但对父母自身和亲子关系往往没有帮助，甚至适得其反。治疗师正常化这些体验和感受，可能是用来容纳和对抗这些无益想法和感受的第一步。

在此，“大脑处于压力下会发生什么”的心理教育可以在这方面发挥作用。给心智化过程和心智化崩溃提供相关的图像和隐喻，例如，“池塘中鹅卵石”的隐喻(Vliegen et al.，2023)，有助于父母找到一种全新且更具善意的“语言”，来思考他们自身体验与家庭创伤动力之间的联系。因此，治疗师可以帮助父母更好地理解和重新构建发现自己缺乏能量和内在资源的体验——而这些能量和资源正是养育一个受创儿童的迫切所需。同样地，治疗师也能够帮助父母更好地理解和重构那些被强烈负面情绪压倒的体验，这是任何父母都所料不及且避之不及的。特别是寄养照料者，甚至是一些养父母，他们的脑海中会闪过一个念头，“我们随时可以把他/她送回去”，这并不罕见，因为他们绝望地试图“摆脱”在与孩子互动中产生的那些淹没性的情绪——但反过来，这个念头常常会唤起同样难以忍受的羞耻感。最后，治疗师还能帮助父母更好地理解并重构他们在这个过程中丧失和哀悼的体验，即作为父母，他们所做的“足够好”养育确实是足够了，但即使是“理想的养育”也无法解决所有的儿童问题以及家庭生活议题。

心智化涉及认知过程和情感过程

以前在治疗中“不能玩”的Mei-Lan，开始享受用各种材料进行创作了，治疗师和养父母很高兴看到她找到了自我表达的方式，并且认为这是Mei-Lan的一个重要进步。但是，这一进步也带给了他们新的挑战，因为Mei-Lan开始表达她受创心灵中的难言之隐。在一次父母访谈中，Mei-Lan的养父母非常高兴地谈到她新展露出的创造力：上周三的整个下午，Mei-Lan都在她的房间里忙活着摆弄绳子和钉子。她看起来非常专注，于是，父母给予她自由发挥的空间。当Mei-Lan完成了她的“作品”时，她迫不及待地要向养父母展示。她就像举办了一个展览，以戏剧般的音效推开房门，还展示了如何把她的床变成了棺材，并用一整团绳子在她的床周围编织出蛛网密布。她的养父母只是称赞她有创造力——在那一刻，他们无法真正回应这个展览唤起的更复杂的情感。

当孩子取得了发展进步时，就像Mei-Lan变得能“玩”了，父母感受到欣慰、喜悦或兴奋——我们作为治疗师往往也有同感——这种情绪可能使大家难以对孩子玩耍内容中表达的令人不安的方面保持开放的态度。在这种背景下，重要的是，治疗师要注意认知理解需要如何植根于情感体验。真正的心智化能够联结且平衡体验中的认知层面和情感层面，而认知“理解”若是缺乏与之伴随的情感，则会增加伪心智化的风险。当认知和外显的心智化占据主导地位，而未植根于情绪体验和直觉过程时，就会出现伪心智化现象（Fonagy & Luyten，2009）。例如，当Mei-Lan的养父母与他们的父母工作者谈到，他们觉得Mei-Lan是多么有创造力，她把自己的床变成了棺材，并用绳子在床的四周编织蜘蛛网时，他们似乎没有意识到，他们养女的“创作”背后带有多么可怕和令人不安的本质。这些伪心智化的迹象——往往为了保护父母不去意识到令人不安的意义而被激活，而治疗师需要保持觉察地处理。

与Mei-Lan的养父母工作时，治疗师首先明确认可了，当Mei-Lan开始参与游戏和创造时，父母所感受到的欣慰和幸福，并认可了Mei-Lan能把内心体验以图像化方式表达的重要性。随后，她邀请养父母来分享他们的感受，当他们看到Mei-Lan创作的内容时，这些内容“似乎也有黑暗的一面”。母亲回应道：“既然你提到了，那确实有点……怪异，你知道，棺材和所有的网……记得当她打开门的那一刻，我脊背突然一阵发凉，但她看起来是那么开心和自豪。”这时，话题便转到了，母亲的“怪异”感觉和寒意可能意味着什么。

从认知-情感的角度来理解心智化过程崩溃的原因和方式，可以帮助父母更容易识别这种崩溃，从而帮助他们更能够保持心智化“在线”的状态，并在与孩子的互动中有效运用这种能力（Adkins et al.，2021）。

为父母处理心智化崩溃的能力提供支撑

治疗师既要帮助父母接纳和识别心智化崩溃，还需要支持父母，以建设性的方式来处理这类心智化崩溃。当与创伤儿童的父母工作时，在共同思考“养育策略”之前，治疗师需要格外留意几个特定的议题。首先，父母在努力与孩子的内心世界保持联结时，可能会忽视个人的需求和渴望。当想要进行自我关怀时，比如晚间做运动或与朋友共进晚餐，他们可能会觉得自己能力不足、不是好父母、产生内疚感，并被这些感受所困住。Mei-Lan的养母曾表示：“晚上，我不能和朋友去看电影，因为Mei-Lan会完全崩溃。就好像，对我有好处的事情，对她来说就是忽视或伤害！”治疗师必须处理这些可以理解但却无益的认知观念。在正常化父母的体验后，治疗师可以提供一些心理教育的信息，说明自我照料（包括对父母伴侣关系的维护）是足够好养育的先决条件，这可能会有所帮助。例如，用飞行安全指示作比喻，父母必须先戴好自己的氧气面罩，才能有效帮助孩子，大多数父母都能很容易地理解这个比喻。接下来，治疗师可以邀请父母来探讨这种自我照料对他们个人的意义。例如：“我们讨论过照顾（这个孩子）多么耗费你们的精力，因为她/他需要很多的照顾！同时，你们首先要照顾好自己，这很重要。我在想，我们是否可以来共同思考一下，作为父母，你们需要什么来恢复一些精力。”对于有些父母，治疗师需要这样多努力几次，来明确“授权”他们要在个人活动和伴侣活动上花时间，暂时放下他们孩子的需求，因为他们可能完全被孩子的需求所吞没了。这可能包括与父母共同探讨，如何扩展并调动孩子和家庭的照料支持网络。

治疗方面另一个具体的关注议题涉及一种微妙的“平衡练习”，既要树立真正充满希望的视角，又要识别并接受创伤可能造成的真正伤害。养育一个遭受过复杂性创伤的儿童，照料者会有一种明确的失落感甚至是绝望感，一方面，他们做再多也无法帮孩子从足够好的照料中获益更多。另一方面，当治疗师帮助父母看到，孩子在发展过程中虽微小却重要的积极方面和进步时，又有一种希望感油然而生。当父母几乎总是纠结这些看似矛盾的情感时，父母工作中一项具有挑战性又至关重要的任务是，帮助他们创造并保持一种充满希望的视角，既不盲目乐观又不逃避现实。一般来说，这归根结底是要让父母确信，面对孩子普遍存在的问题，我们会提供充分的帮助，而且会持续提供这种支持。例如，治疗师可以说：“要照顾这样的孩子，很多父母都和您一样，会经历如此强烈愤怒或悲伤的时刻，这也是我们一块坐在这儿的原因之一，我们会携手解决的。”或者说：“我们会共同努力，找到更好的方法来应对这样的困难时刻。虽然我们无法准确预测未来。但我们会继续共同思考如何能最好地支持您孩子的发展。”如前所述，另一项重要的治疗干预是，治疗师帮助父母观察孩子的细微进步。在这方面，治疗师可能会邀请父母来考虑一些理念，这些也许有助于他们保持一种密切关注成长的发展性的视角。成长和发展需要时间，孩子所有的问题也不是一下子就能解决的。一个人可以“选择自己的战斗”，即父母专注于孩子某一个发展领域而容忍其他领域的不足，这样的理念可以使父母有所释然，让他们不必觉得时刻要为出现的每个问题负责。此外，治疗师往往需要帮助父母来接受一个事实，一个人不可能一次性干预就能解决一个问题，孩子需要大量场合来“练习”新行为。治疗师有意识地适时提醒父母这些理念，有助于父母树立一种现实且充满希望的态度。

当父母被“戳中痛处”时

当父母自身的脆弱点在与孩子的互动中被触发时，治疗师在父母工作中需要特别关注。某些儿童的动力和议题可能会触发并重新激活父母个人史的“旧伤”，而父母最初可能无法将孩子的发展轨迹与他们自身经历区分开来。

例如，Mei-Lan的养母经过了一段时间，才能对养女的学业“表现不佳”产生更多同情，并将她对学习成绩的期待更多地与Mei-Lan的脆弱性相协调（见第3章）。当治疗师与她共同思考，为何这个话题会引发她如此强烈的情绪反应时，母亲突然意识到，她自己的父母总是认为学业表现至关重要，也许她早已经内化了这些高标准。毕竟，她曾经是一名成绩优异的学生，如今是一名事业有成的专业人士。

从一开始，治疗师与Lisa的寄养照料者就在一个非常开放的氛围中开展工作，寄养照料者坦诚地分享他们在照顾Lisa时遇到困难时体验的想法与感受，也愿意接受治疗师提出的任何想法。当Lisa的需求似乎超出了寄养照料者的能力所及时，一位支持网络的伙伴提议考虑半寄宿式的特殊儿童照料服务，来分担照料Lisa的责任，这时，养父斩钉截铁地表示“那绝无可能，不用讨论”，这突来的坚决令治疗师感到措手不及。随后，在与寄养照料者的会谈中，治疗师重新回到这个话题，询问了寄养父亲的观点。治疗师了解到，养父在童年期有被送往寄宿学校的负面体验。在确认这些体验的背景下，养父认为，他“难以想象”让养女接受半寄宿式的照料，接着治疗师成功地开启了一些思考，即“分担照料对Lisa而言是否必然与”寄宿学校对他的意义一样。

父母个人史中关系的中断或其他的困难体验可能会被触发，从而干扰到当下亲子互动中他们对特定体验的同理心和心智化的态度。例如，当父母经历了丧亲之痛，他们好像几乎无法耐受孩子冲他们发火，进而产生“他应该庆幸还有双亲照料他！”的想法。

特别是作为寄养者或养父母，这也可能会触发特定的脆弱性。例如，可能是生育议题所产生的悲伤或哀悼情绪（“如果我们能有一个亲生孩子会怎样？生活或许会更轻松一些？”）或者，由于不了解（部分）孩子的（遗传）历史，当面对孩子的疾病或脆弱性时，父母产生的不确定感（“如果我们了解更多可能的遗传负荷，我们就能解释这些（医疗）问题了，那我们就能更好地提供帮助！”）。

在前面所述的所有案例和情境中，父母需要治疗师的帮助，来理清当前亲子关系的动力，以及过往尚未解决的关系动力及事件所带来的议题，从而帮助父母以心智化的方式应对当下状况。

在最极端情况下，当父母的脆弱性和议题长期未得到解决时，他们可能会被“戳到痛处”，以至于似乎有必要进行个体心理治疗，以防止这些问题（进一步）损害他们个人的、为人父母的以及孩子的发展。这时，治疗师需要投入精力与父母工作，直至转介其接受个人心理治疗。

积极构建多元敏感性的心智化

在领养跨种族儿童的家庭中，存在一个既特别微妙又相当重要的主题——通常是白人父母领养了一位“有色人种”的儿童——广义上的文化敏感性问题，尤其是种族主义问题。在这些家庭中，父母与子女之间明显的肤色差异常常会加剧已有的矛盾情绪，即他们（是否）真正属于彼此，他们（是否）是“真正的”一家人。养父母往往高度敏感于他们的孩子会被如何对待，一方面，他们不希望自己的孩子“仅仅”是因为收养而被区别对待，而与此同时，他们又希望他人考虑到他们的孩子是被领养的，这可能意味着孩子具有（部分）其他需求，因此期待其他人在对待他们的家庭时，能具有“领养敏感性”。父母与子女之间的肤色差异，无可辩驳地表明了，这个孩子并非（生物学上）由这对父母所生。通常在这种情况下，养父母（和孩子自身）可能会对一些迹象很敏感，即别人会认为他们不是“真正”的一家人。在现实中经常发生的是，不论是在同龄人之间，还是与成年人的交往中，孩子因肤色差异，会遭受从嘲笑到霸凌等各种言论的影响——养父母可能往往并不能真正理解孩子的这些体验。例如，当父母被问及，他们的孩子是否可能遭遇过种族主义言论时，父母有时会回答说，他们不确定，但他们“猜测没有，因为她/他从未告诉过我们这样的事情”。有时后者的确属实，因为孩子可能会犹豫，要不要分享他们的种族主义遭遇，或者他们可能想少点事儿和/或减少其影响，以此来保护父母。养父母自己可能也难以想象和承认，他们的“有色”子女是因为肤色而受到嘲笑或霸凌。重要的是，治疗师不要合谋回避这个话题，而是要积极地引导养父母思考与讨论，他们的孩子可能遭受的种族主义言论或事件。治疗师开放且同理地探讨这一敏感话题，有助于容纳父母震惊或恐惧的情绪，这反过来也有助于他们在面对种族主义时，能开放和同理地对待孩子。

Mei-Lan回到家时很沮丧，因为她在学校学了一首儿歌，这首歌讲述的是一位“中国老人”锒铛入狱的故事。她的养母先是倾听了她的体验，试着“由内而外”地理解，是什么让Mei-Lan如此困扰。接下来，她与父母工作者讨论了这件事，并决定还是联系老师比较好。Mei-Lan的老师着实吃了一惊，但也颇为尴尬。她与Mei-Lan的养母共同决定，借此机会在班上组织一次围绕“与众不同和对差异保持敏感”的讨论。同时，她也从曲目中删除了这首儿歌。

毫无疑问，养父母与子女的肤色差异是多元敏感性中一个极为明显的方面。然而，实际上，注重多元敏感性的方法也适用于那些不易觉察的方面，在这些方面，人们可能彼此存在不同，或至少感觉彼此不同。养育一个经受过复杂性创伤的儿童，这其实涉及了所有可见与不可见的（发育性）障碍，这些障碍源于儿童早期可能遭受过的不良体验。例如，因过度敏感的应激系统而在学校里不可预测地“表现不佳”。通常，创伤儿童的养父母或寄养照料者未能意识到，“感觉与众不同”可能会对孩子正在发展的自我意识产生深远的不利影响。那么，治疗师的任务之一，就是积极引导父母对那些需要采取对多样性敏感态度的话题和情况进行心智化思考。

干预的支柱 3：帮助父母牢记创伤儿童特殊的心智状态

当父母感到足够安全可靠时，他们能够运用自身的心智化能力，并表现出兴趣去尝试了解孩子看似“不可理喻”和“难以解决”的行为背后的原因，这时，治疗师就可以帮助父母采取（更多）创伤知情与发展性的视角来看。父母工作中干预的第三个支柱同样至关重要，因为，理解和感觉被理解的体验是建立真诚联结与亲密感的重要组成部分：“我们如何解读人们行为方式背后的原因，会对我们的所想所为产生巨大的影响。”（Midgley et al.，2017a，p.18）这部分工作旨在支持父母，使他们真正“由内而外”地理解孩子的行为（例如，一个孩子打架，是因为他真的觉得受到了威胁，或者一个孩子“撒谎”说没人照料她，是因为她真的感到被遗弃与被忽视）。尽管孩子会带来诸多挑战，这部分工作能让我们更容易在理解的基础上，以一种更具觉察力且更促进成长的方式来管理孩子的行为，而且最终还能更容易接纳和爱孩子。这可能有助于父母了解，养育一个有特殊发展需要的孩子有其特殊性，并由此体验到自己是一名称职的父母，有能力帮助和支持到自己的孩子。从儿童的角度来看，当父母致力于理解她/他是谁以及“从哪儿来”，这可能会让他们更容易体会到自己是一个独立的人，值得被理解和支持，不过对于经受过复杂性创伤的儿童来说，这可能是一条漫长而曲折的道路。

在下列小节中，我们将首先阐述创伤儿童的父母在保持对孩子心智化能力所面临的具体挑战。接下来，我们将讨论如何支持父母从“小故事”入手，探索我们想要弄明白的究竟是什么。最后，我们将以四个发展领域为视角，从一个更具创伤知情和发展性的视角，系统阐述如何支持父母对孩子的行为进行心智化理解。

父母在密切关注孩子内心世界时所面临的挑战

这一干预支柱的父母工作虽然十分重要，但也充满了挑战。在思考儿童行为背后的内心世界时，父母不可避免地会面对更深层的问题，即他们必须接受孩子的功能状态和发展情况。首先，愿意持续探究儿童行为可能的意义，这意味着要与创伤儿童，往往是他们“怪异”且扭曲的内在世界保持联系。当父母面对孩子的幻想时，比如小动物被遗弃在沙漠里独自生存，或者正如Mei-Lan的案例所示，躺在布满蜘蛛网棺材里的幻想（见前面的场景）。或者，当一个孩子——再次——离家出走，因为他们觉得自己“无论如何都不属于这里”。作为治疗师，与这类儿童的父母工作时，虽然我们习惯了强烈的情感困扰和混乱的内心世界，却时而会忘记，这些对于父母而言，是多么困难和不安，甚至是如此的创伤。

此外，父母要一次又一次地面对孩子的发育障碍——这些障碍通常普遍存在，有时甚至是终身的——这些障碍的表现往往与典型的发育状况相去甚远。那么，父母接受这点，就意味着要接受自己孩子的发展是——而且通常将一直是——与典型的发展有着本质的不同。而正是这种意识，有时会在父母心中激起强烈的抗拒，以至于阻碍了他们保持对孩子心理状态持续关注的能力，例如，在家长会谈中表现出回避、否认或“抗拒”等态度。

因此，治疗师需要牢记，父母是否记住孩子的心智状态，这种能力不是一种静态的、已完成的“状态”。相反，治疗师帮助父母获得这种能力是一个动态的过程。例如，我们在父母工作中可能会遇到这种情况，一位父母似乎只想尽快制止或根除孩子令人不安的行为，或者相反，有些父母觉得孩子令人不安的行为是固有的，无需被理解或处理。或者，我们可能注意到，面对孩子情绪激烈时，有些父母已经学会了共同调节，但当他们发现孩子偷了他们钱包里的钱时，却变得手足无措。所幸的是，在父母工作的过程中，也会出现这样的时刻，即父母允许治疗师帮助他们“对孩子进行心智化思考”。

当父母能够在父母工作中体验到，他们有机会获得时间、空间和关系，来安全地思考与探讨如何能最好地解决他们与孩子之间的问题时，那么父母工作就真正发挥效用了。亲子关系中的优质时间最好被理解为是“问题解决的时间”（Fonagy，2016，November 19），孩子有机会依靠父母的帮助，来解决他们自己难以独自应对的问题。同样地，与创伤儿童的父母工作的核心是，治疗师为父母提供心智化的思考和框架，以及共同思考问题解决的方式，使父母在共同探讨问题解决的过程中受益。

与父母共同探索我们试图理解的“是什么”

那么，父母究竟想解决什么问题，或者他们至少想弄明白什么呢？在这一干预的支柱上父母工作再次从治疗师倾听“小故事”开始，但这里要特别关注儿童的发展。毕竟，只有尝试从本质上回答以下三个问题（Oestergaard Hagelquist，2018），才有可能形成儿童行为发展视角下的心智化反应：(a) 为什么孩子会在此时此地表现出这种行为？（例如，为什么Lisa总是“偷”不属于她的东西？见“干预的支柱1”部分的小故事）(b) 孩子需要学习什么？（例如，当面对渴望之物时，Lisa需要学会控制自己的冲动，并首先考虑擅自拿取的后果将会如何影响到自身以及人际关系）以及（c）照料者如何最好地支持这种学习？（例如，寄养照料者如何回应，既能承认Lisa很难克制自己不去拿走自己需要或想要的东西，又能传达出拿走他人物品是不对的？）

要回答这三个问题，首先要对具体发生了什么有透彻的理解。透过父母分享的“小故事”，治疗师与他们共同探讨他们孩子难以理解的行为或表现，例如询问：“具体发生了什么？”“你会担心孩子的哪些行为或表现？”（例如，学业表现不稳定）或“你是否觉得，这种令人担忧的行为已经变成孩子的某种行为模式？”（例如，当母亲在身边时，孩子总是要求很多）这些类似的问题有助于开启父母对孩子心智化的理解过程。

支持父母找到发展视角下的心智化应对方式

在了解实际发生了什么情况导致孩子（和父母）处境艰难后，治疗师与父母开启共同反思，讨论“为什么”这个问题可能的答案，即孩子行为背后的可能含义。例如，治疗师可能会说：“听您讲述了这个（孩子的）故事，我在想，是什么原因使得他/她做出这些行为/反应——您怎么看？”这样的干预旨在明确地邀请父母，请他们分享自己对孩子行为的“知识”和想法，并进一步共同思考孩子行为的意义，甚至可能是管理孩子行为的方式（也就是，尝试回答“需要学习什么”和“如何支持”的问题）。

在探索不同观点的同时，治疗师还可以提供关于发展过程中特定方面或领域的心理教育，因为复杂性的创伤体验会影响到这些方面或领域的发展。治疗师可以试探性地分享一些发展心理学与创伤视角的知识，来帮助父母理解那些看似“怪异”的事情（例如，孩子编造不真实的故事，说收到坏掉的食物），或是那些引发了他们复杂情绪反应的现象，这有助于父母再次打开他们的思路（见后文心理教育干预的例子）。

在试图理解儿童行为或功能的内在动力时，四个发展领域（即表征能力、情感调节与关系能力以及自我意识与身份认同）可以作为路标。儿童治疗师会从这四个角度倾听和观察儿童，并在与儿童的工作中相应地调整干预措施（见第6章），与之相类似的是，治疗师在父母工作中也会敏感地倾听这些领域，了解是否有迹象表明，其中一个或几个领域是当前最受影响的。在后文的方框中，我们就四个发展领域中的每个方面都提供了建议，因为在创伤儿童父母的“小故事”中，这些方面都有可能在某个时刻变得突出。因此，治疗师可以通过特定方式倾听并处理这些内容，并支持父母以促进成长的方式来回应。对于每个发展领域，我们还提供了一个案例片段，以说明父母工作在这个干预支柱上的具体样态。

帮助父母对孩子的表征能力进行心智化的主题

- 如何理解孩子在表征体验和内在世界时呈现的优势和困难
- 如何在轻松琐碎的日常生活情境中支持孩子的自我表达
- 如何在情绪高唤起状态下帮助孩子表达自我
- 当面对孩子的故事或游戏中与创伤有关的内容时如何回应

Youri的寄养照料者说他很封闭，不愿意与人交流。最近有一次，他和养父一起，不得不在体育中心的自助餐厅里等他的兄弟姐妹，当时的气氛很尴尬。“和他单独呆在一起，父子俩本来有时间可以聊聊，你努力想找点话题却毫无结果。每次尝试开启对话，感觉更像是在审问一个不情愿的受访者，”养父回想当时的情况说道，“我们似乎找不到任何可聊的。”治疗师对Youri的表征能力产生疑问，因为她不确定Youri是否真的不愿意与养父进行真诚的交谈。她决定对寄养照料者提出这个问题：“听了你们的故事，我一直在想，Youri不与人交谈的原因可能是什么。你们觉得他是真的不想和你们说话，还是他可能难以谈论那些他没有置身其中的事情？寄养母亲对治疗师的问题饶有兴趣，她说他们也有注意到，Youri只会谈论他在学校里有参与其中且仍然记忆犹新的体验。“确实，是的，就像昨天我们问起他们在课堂上制作的鸟箱进展如何了，”寄养父亲补充道，“那时，你就看到他眼睛一亮，他开始讲到他们今天是如何完成木工活的，他们下周可能会选择一种颜色来粉刷它……但他从来不会主动谈起这些。”在接下来的对话中，寄养照料者谈到，他们一直觉得Youri很封闭，凡事都放在自己肚子里。他们从未意识到，Youri可能难以谈论那些对他来说有距离的事情。这种更深入的理解（为什么）带来了新的问题，养母不禁问道：“那么，我们能怎么帮助他？毕竟我们并不总是了解他在学校发生的事。”治疗师留意到会谈快结束了，回应道：“这似乎是一个非常重要的问题，让我们下次见面时再讨论这个问题，好吗？”

在下次会谈开始时，养母自豪地讲述：“在我们去体育中心之前，Youri一直在画画和涂色，我建议他带上速写本和彩色铅笔。事后证明这很有用！他在画跑车，我开始和他聊有关汽车的话题。他几乎变得滔滔不绝！我不知道他对汽车和摩托车这么感兴趣！他问我一些问题，是关于我们自己的车，我答不上来的时候，他还调侃我！”“你当时聊得很愉快，他也很开心，”养父补充道，“我们考虑像这样的场合就带上速写本和铅笔。”

因此，尽管当最初的父母工作结束时，寄养照料者还没有找到一个明确的答案来解决如何与Youri进行真诚的交谈，但治疗师却开启了父母真诚的好奇心，通过少量地利用了有关表征技能的创伤知识，使父母更加开放且更意识到Youri在该领域潜在的发展脆弱性。此外，这也帮助了父母从自身内在发掘出一个更具创造性的对策——事实证明，这是一个“成功的”答案——解决了他们与寄养儿子之间的关系困境。

父母的脑海里可能会浮现出这样的问题，即“我们如何帮助孩子获得新的体验，或者发展出新的技能或想法？”，Youri的寄养照料者就是这种情况，或者治疗师也可以建议：“那么，如果我们认为（你的孩子）当时这样做是因为她/她感到……我们能不能一起进一步思考一下，什么可能帮助到他/她？”

帮助父母对孩子情感调节能力进行心智化的主题

- 如何理解日常生活中的不适、疼痛与焦虑问题，及其对家庭生活的影响
- 如何在与孩子的日常对话和互动中用语言构建情感
- 如何识别并处理孩子的行为失调（包括与创伤相关的失调表现，例如创伤触发与战斗、逃跑和冻结机制）

Mei-Lan的养父母谈到，Mei-Lan严重的分离焦虑让他们心力交瘁，母亲已处于养育倦怠的边缘，而父亲因缺乏高质量的夫妻独处而日益沮丧。治疗师觉察到，父母双方因Mei-Lan的“粘人”都变得越来越消极，所以她先在父母工作中创造出足够的空间，来认可他们养育养女的负担是多么沉重。这样，当父母的负面情绪有所缓解下来后，治疗师就可以引导其思考，为何去睡觉会引发Mei-Lan如此强烈的情绪，以至于每天晚上的入睡过程都变成这般失控的场面？养父母回应道：“她好像就是没法相信，当她闭上眼睛睡觉到她再次醒来时，我们和她所熟悉这个的世界并不会消失！”谈话转向了这种心理状态或许源自Mei-Lan早年被遗弃的艰难经历，这可能成为了一种几乎根深蒂固的生存机制。当治疗师帮助父母把这种行为重新理解为，不是Mei-Lan故意“让母亲远离其他家庭成员”，而是源自Mei-Lan内心深处真切的恐惧，她害怕失去和被遗弃，这就为共同思考如何帮助Mei-Lan更安心入睡开辟了空间。在这些交谈中一个想法出现了，即可以在她的床头放一张全家福，这样，从她醒来的那一刻起，就能让她感到安心，她的家人和世界并没有消失。这帮助Mei-Lan开启了她分离焦虑的主题，这一点在这期间的一系列治疗中逐渐清晰：她开始玩一个婴儿的游戏，这个婴儿因为找不到妈妈而哭个不停。

帮助父母对孩子的人际关系能力进行心智化的主题

- 帮助父母命名并讨论亲子互动中的积极时刻
- 如何在日常活动（用餐、就寝）中创造温馨互动的小瞬间，并识别到哪些互动能促进孩子的成长（例如，在距离调整、肢体接触活动等方面）
- 如何满足孩子的养育需求，即使这些需求看似退行或与年龄不符，例如，帮助孩子度过分离时刻
- 当“旧的”关系表征影响当前关系时（如“魔法时刻”主导孩子的功能或行为），如何区分情感真相与实际真相

前面关于Mei-Lan的案例片段显示了多个领域的主题是如何交织在一起的，以及一个主题是如何转向另一个主题的。一旦Mei-Lan的养父母能够看到，Mei-Lan每晚的失调行为是源于对被抛弃的深切的焦虑，他们就能敞开心扉，开始考虑她的关系需求。他们可以开始反思她对亲密陪伴的需求，能更好地容忍她的黏人，并想办法提醒她养父母就在她身边（例如，在她床边放一张全家福），同时他们继续关照自己的需求和渴望。本章前面提到的另一个例子是，Lisa通过“愤怒发作”有意地与寄养照料者拉开距离（通过呆在屋外），让寄养父母强烈地感到被排斥，以至于他们考虑真的把她锁在屋外。治疗师承认寄养照料者自身受伤的情绪，并且探索Lisa“拒绝”行为背后可能存在的创伤驱动力，这有助于寄养照料者找到更具有发展性，以及滋养关系的回应（寄养母亲想到为丽莎提供一条温暖的毯子）。

帮助父母对孩子的自我意识和身份认同进行心智化的主题

- 如何帮助父母识别、珍惜与培养孩子表现出的重要的活力火花，以及如何帮助他们识别麻木或缺乏活力的心理状态，并帮助孩子摆脱这种状态
- 如何找到支持孩子自我觉察的策略（例如，识别身体体验，或找到能准确捕捉孩子感觉和情感的语汇）

- 如何在特定场合敏感地处理有关孩子自我意识与身份认同（如兴趣爱好方面），以及有关孩子个人史（如早年生活经历、被寄养或被收养经历、多元文化敏感性方面如肤色）的议题保持敏感性
- 接受自己养育着一个有着“多重父母关系”的孩子，并帮助孩子处理相关议题（包括识别与涵容孩子的丧失感和哀伤，理解并处理无意识幻想与掩饰故事的动力）

Youri的寄养母亲讲述了在厨房餐桌上的一幕：她正在切菜，Youri在她身旁安静而专注地画画。他画出了一家人居住的地方：他画了集市周围的房屋。“这看起来像集市吗？”寄养母亲问Youri，想引导他来说一说。尤里回答说：“是的，这是我们的房子，这个是Tina和Neil（邻居）的房子。一个臭鸡蛋掉在市场中间，市场周围房子里的所有人都被这臭鸡蛋味熏得生病了！”Youri的寄养母亲对寄养儿子的表情相当敏锐，她意识到寄养儿子在表达自我意象的一部分，她说自己感到非常震惊，不知道该作何反应。她害怕说出什么伤害Youri的话，所以当时选择保持沉默，但在父母工作中，她强忍着泪水，终于允许自己感受到那些在家中竭力克制的淹没性的悲伤。

治疗师首先肯定了寄养母亲的能力，因为她能够立即意识到，自己可能瞥见了Youri内心最深处的想法和感受：他总是令人困扰，并给别人带来病痛。治疗师还让寄养母亲明白，面对寄养儿子内心如此强烈的负面形象，感到震惊和悲伤是正常的。听完这个故事，当谈到寄养父母与治疗师此刻感受到的深切悲伤时，谈话转向了这可能在一定程度上反映出Youri内心长期承受的悲伤。进一步思考这个问题，他们觉得养母当时的反应可能是最恰当的方式：Youri与她分享有关他自己的幻想，她表现出感兴趣并倾听，既不使其过于意识化或是过于真实，也不试图（过快地）减少或改变它。随后，治疗师与寄养照料者共同思考，如何在家中保持开放的空间，让Youri既能展示和分享这些意象，又不至于让双方都

感到不堪重负。治疗师也分享了她所知道的一些意象，这些是Youri在个人治疗中展露出来的，以此，治疗师让寄养照料者放心，这也是在治疗过程中进行工作的一个领域。

总结性思考

虽然在目前的治疗方法中，与儿童主要照料者工作的频率，通常低于与创伤儿童本人直接工作的频率，但在父母轨道上开展工作的重要性和难度都丝毫不逊于前者(对于父母和父母工作者皆是如此)。这项工作的主要目标是，既要让创伤儿童的父母感受到认可，认可他们为孩子所做的一切，又要帮助他们作为父母的成长，从而促进孩子的发展性恢复。治疗师试图让父母参与进来的过程往往是缓慢的、反复的/循环的，因为心理崩溃是可以理解的并且常见的。矛盾的是，放慢节奏、花时间并创造心智（化）空间是一贴关键的“解药”，可以应对创伤儿童家庭所呈现问题的紧迫性和严重性。因此，治疗师帮助父母重获心智化能力是这项工作的核心——其目标在与父母一起，既能够大胆尝试又能更富有同理心地理解自己的父母身份与养育方式，并以更理解创伤的方式与具有特殊发展需求的儿童建立联系。

参考文献

Adkins，T.，Reisz，S.，Hasdemir，D.，& Fonagy，P.（2021）. Family Minds：A randomized controlled trial of a group intervention to improve foster parents' reflective functioning. *Development and Psychopathology*，1-15. https：//doi.org/10.1017/S095457942000214X

Bateman，A.，& Fonagy，P.（Eds.）.（2019）. *Handbook of mentalizing in mental health practice.* American Psychiatric Publishing.

Bevington，D.，Fuggle，P.，Cracknell，L.，& Fonagy，P.（2017）. *Adaptive mentalization-based integrative treatment：A guide for teams to develop systems of care.* Oxford University Press.

Fonagy，P.（2016，November 19）. *What is mentalization?* Retrieved from www.youtube. com/watch?v=MJ1Y9zw-n7U

Fonagy，P.，& Luyten，P.（2009）. A developmental，mentalization-based approach to the understanding and treatment of borderline personality disorder. *Development and Psycho pathology*，*21*（4），1355-1381.

https：//doi.org/10.1017/S0954579409990198

Fonagy，P.，Luyten，P.，Allison，E.，& Campbell，C.（2019）. Mentalizing，epistemic trust and the phenomenology of psychotherapy. *Psychopathology*，*52*，94-103. https：//doi. org/10.1159/000501526

Lilliengren，P.（2014）. *Exploring therapeutic action in psychoanalytic psychotherapy：At tachment to therapist and change* [Doctoral thesis，Stockholm University].

Midgley，N.，Ensink，K.，Lindqvist，K.，Malberg，N.，& Muller，N.（2017a）. The development of mentalizing. In *Mentalization-based treatment for children. A time-limited approach*（pp. 15-37）. American Psychological Association.

Midgley，N.，Ensink，K.，Lindqvist，K.，Malberg，N.，& Muller，N.（2017b）. Mentalization-based treatment for children. *A time-limited approach.* American Psychological Association.

Novick，K. K.，& Novick，J.（2011）. *Working with parents makes therapy work.* Jason Aronson.

Oestergaard Hagelquist，J.（2018）. *The mentalization guidebook.* Routledge.

Olthof，J.（2017）. *Handbook of narrative psychotherapy for children，adults，and families：Theory and practice.* Karnac Books.

Vliegen，N.，Tang，E.，& Meurs，P.（2023）. *Children recovering from complex trauma：From wound to scar.* Routledge.

8

与支持网络工作

在成长过程中，大多数儿童身边都会围绕着一个由照料者组成的支持网络，这些照料者除了直接的监护人外，还包括亲戚、老师、家庭医生、家庭的朋友和熟人等。对于经历过复杂创伤的儿童来说，这个网络可能还包括社会工作者、心理学家或精神科医生。尽管这些关系能带来诸多积极影响，但围绕创伤儿童及其家庭的照料者和专业人士可能并不总是为应对这一群体儿童所特有的挑战做好了准备，他们常常面临超出其自身能力和资源的情感和关系问题。凭借经验和/或正规培训，他们可能习惯于处理“寻常”生活中的儿童问题。然而，当涉及到创伤儿童时，尝试创造一个“促进性环境”（Winnicott，1971）就成为一个特别具有挑战性的任务。这项工作旨在建立一个能够持续关注儿童心理状态的网络，以便尽可能地促进儿童的成长与发展。通常，围绕这些儿童的专业网络往往不可避免地变得庞大，因此也更难以一种促进心智化的方式进行组织和管理。同时，照料创伤儿童往往会引发更复杂的情感和关系动力，这对心智化能力的要求更高，引发的反应可能对积极的关系或健康的发展并不有利甚至有害。因此，创建并维持一个平台，使儿童日常生活中的不同参与者能够对所遇到的问题进行心智化思考，构成了本书中与支持网络工作的基础。

创造“促进性环境”：在支持网络中建立促进心智化的伙伴关系

本节的目的是阐述心智化原则如何成为这一模式中与支持网络工作的核心（见表8.1）。我们将概述围绕创伤儿童及其家庭的支持网络成员构成，并讨论支持网络成员所面临的特殊挑战。随后，我们将阐述与支持网络进行工作需要心智化的框架，并且这一框架要考虑复杂性创伤动力的特殊性。接着，我们介绍了这项工作的核心是围绕两个“支柱”进行干预，旨在减少围绕这些儿童及其家庭的任何可能造成再次创伤的互动。

表8.1　基于心智化的与支持网络工作的核心内容

稳固而灵活的治疗框架	● 考虑谁可以作为网络中的合作伙伴，如果网络尚未建立，开始围绕家庭构建网络 ● 组织或参加网络会议（每学期一次，一年三到四次） ● 确定会议间隔期间的沟通方式，例如在出现不可预见的挑战或危机情况时
态度和策略	● 认可并确认参与创伤儿童及其家庭工作所面临的特殊挑战 ● 在两个干预“支柱”之间来回切换：一方面帮助网络重新获得心智化能力，另一方面帮助网络保持对儿童的心理关注 ● 对网络合作伙伴与儿童日常相处中的经历（“小故事”）表现出真诚的好奇和兴趣 ● 注意自己的心智化过程

动员合作伙伴：谁应该成为网络中的一员

和所有儿童一样，经历过复杂创伤的儿童也生活在由两种主要关系构成的社会网络中，这些关系主要涉及家庭之外的成年照料者。首先一种是与接受过正规儿童教育培训的人建立的正式关系，例如学校的老师、体育俱乐部或其他休闲场所的教练。对于这些儿童专业网络中的成年人来说，每个儿童都是他们负责照护的儿童群体的一部分。另一种是与那些通常接受过较少或没有接受过正规儿童教育培训的人建立的特殊的、非正式且不太结构化的关系。这可能包括儿童放学后每天都会去拜访的祖父母或邻居，与儿童关系较亲密的叔叔，照料儿童的青少年保姆，或者辅导儿童功课的学生。这些儿童非正式网络中的成年人，大多与儿童进行一对一的互动。对于这两组照料者来说，努力成为一个情感上能够给予支持的成年人，为脆弱且受创伤的儿童提供促进成长的互动，虽然可能会带来极大的满足感和回报，但也可能因多种原因而面临挑战，这些原因在第3章中有详细阐述。

在与家庭开展治疗工作的初期，考虑谁可以成为支持网络中的合作伙伴是一项重要任务（详见第5章）。很多时候，这一选择相对明确。通常，学校会指派一位老师、特殊教育需求协调员或校长来参与，他们参与协助儿童在课堂和操场等场景中提升学业和/或进行行为管理。对于部分儿童而言，儿童精神科医生、寄宿护理人员或儿童保护服务的社会工作者也会参与其中。对于其他儿童来说，体育教练或祖父母在帮助儿童保持积极发展以及维持家庭生活的稳定方面发挥着关键作用。对于寄养家庭，寄养服务机构的社会工作者显然是支持网络的一部分，他们通常负责支持寄养家庭，并且是推动或支持儿童接受治疗的关键人物。从一开始，这位社会工作者就成为了支持网络的重要成员。在这种情况下，寄养家庭通常能够很好地融入社会支持体系，尤其是当与关键社会工作者建立了良好关系时。此时，治疗师的主要任务是尝试以建设性的方式整合已有的网络关系，从而为儿童和家庭现有的关系提供进一步的支持（Bevington et al.，2017；详见后文讨论）。

由于各地的领养后政策和服务机构不同，领养家庭的情况也千差万别。有时，领养父母几乎得不到领养后的支持，这使得他们在寻求专业帮助时面临更多困难。因此，帮助领养父母为家庭构建支持网络就显得尤为重要。这可能包括积极寻找并邀请那些对“更难养育”的儿童持有积极和善意态度的人加入网络，比如在Jemal的案例中提到的足球教练Michael（见第3章）。或者，如之前讨论的，邀请那些与儿童和家庭有非正式联系的重要成年人参与，例如居住在附近的亲属，当家里情况紧张时，他们可以成为儿童的避风港。在有些情况下，可能一直缺乏一个善意和支持性的网络，或者尚未动员到合适的合作伙伴。这时，治疗师需要先和父母探讨他们的网络需求是什么，以及可以寻求哪些人来提供帮助。对于一些父母来说，这项工作可能首先需要帮助他们接受并思考支持性网络对他们在家庭中长期抚养儿童的重要性。当家庭试图独自应对儿童的困难时，可能会变得孤立。他们需要支持来接受这样一个事实：他们能为儿童提供的可能还不够，与他人共同照料儿童并不意味着他们是无能的父母。通常，问题不在于家庭周围没有可以依靠的人，而在于帮助父母思考他们希望谁真正作为这个支持网络中的一员参与进来。邀请像家庭重要成员这样的人加入网络的想法，通常是在与父母工作的过程中逐渐产生的。或者，在其他情况下，如果父母自己成长过程中没有需要额外支持的经历，他们可能没有意识到积极寻找那些对非典型发展的儿童有爱心的人可能会很有帮助。

超越“善意”：围绕创伤儿童开展合作所面临的挑战

决定将哪些人纳入创伤儿童及其家庭的治疗支持网络是一回事。随后，对于经历过复杂创伤的儿童来说，为这个团队奠定建设性和有效工作的基础则面临诸多挑战。这是因为，儿童的发展需求越复杂，涉及的网络合作伙伴就越多，他们之间的关系动力也就越复杂。这些工作者可能对儿童的看法大不相同，对儿童需要何种支持也持有截然不同的概念化模型。例如，祖父母或其他家庭成员可能主要致力于支持儿童的父母，为儿童提供尽可能好的家庭生活；老师则旨在作为班级群体的一部分，教授儿童这个年龄段所需的知识和技能；教育心理学家可能因儿童明显的学业困难而参与其中，医疗团队可能因儿童的身体健康状况而介入，儿童精神科医生可能因儿童患有注意力缺陷多动障碍而参与。他们参与该特定儿童的目标各不相同，这可能会使关于是否需要一个“网络”难以达成一致意见，而如果需要的话，关于这个网络该如何运作（谁应该加入、各自担任什么角色、何时何地开会、会议的目标应该是什么）也可能会众说纷纭。

因此，除了支持创伤儿童及其家庭的共同愿望外，大多数参与创伤儿童照料的成年人的主要目标是让儿童停止那些“难以应对”或“令人不安”的行为。养父母或寄养照护者通常可以得到支持，去重新激发对创伤儿童行为背后真正原因的好奇心，因为这种好奇心是基于深切的父母承诺，即出于对儿童作为自己子女的关爱，想要理解和帮助儿童。而其他成年照料者则不同，他们对儿童的承诺和责任则可能存在于其他方面。

当Lisa的老师Maïté正在给全班同学讲解新的拼写规则时，她感到自己快要失去耐心了，因为Lisa一直在反复谈论操场上发生的冲突。Maïté已经和涉事的孩子们谈过话，并试图安慰和开导Lisa。但当Lisa不停愤怒地打断课堂时，Maïté发现自己在想：“够了！我受够了！”

当儿童的破坏性和令人不安的行为干扰了手头的工作，使自己的工作变得更加困难时，人们通常首先想到的不是去探究这种行为背后的原因。成年照料者往往只是希望看到儿童“更快乐”“表现得更符合年龄特点”或“功能更好”。最初，这并不一定意味着他们想要深入了解特定行为或行为方式的根源。换句话说，围绕创伤儿童的网络成员通常不会主动寻求帮助以“更好地理解儿童”。在某些情况下，儿童在不同情境中的不同表现，可能会使特定网络成员更难理解参与心智化网络的意义。例如，一个儿童在学校表现得合乎社会期望且过度顺从，但在家里却“毫无顾忌”，这使得老师或学校很难认真对待父母的担忧，因为“在学校没有问题”。又如Youri，他在家里很难接近且难以与之建立联系，但却能轻松适应课堂情境，他的老师觉得参加支持网络会议毫无意义。相比之下，Jemal 经常在课堂情境中难以调节自己的行为，而他的养父母已经学会了如何提供一个安全且几乎具有治疗性的家庭环境，从而防止在家出现问题。这有时会导致在支持网络对话中，学校试图说服父母问题的严重性，而父母则回应说“如果你花时间去理解他，就能避免很多问题”，这使得学校更加强烈地认为父母正在否认问题的严重程度。从这些角度来看，花时间和精力与其他成年照料者会面以“试图更好地理解儿童”，可能会被认为是对已经紧张的资源的一种浪费，甚至可能在父母与网络合作伙伴之间的关系中引发紧张或怀疑。换句话说，支持网络成员有时不会明显地看出这样的会议对他们（或对儿童而言）有任何用处。这使得治疗师试图在网络中建立心智化伙伴关系的任务变得尤为艰巨。

矛盾的是，参与一个共同致力于以不同方式促进儿童发展的群体，可以在多个方面提供帮助。首先，听到其他成年照料者在与儿童的艰难互动中也体验到类似的焦虑、无力感、愤怒、暴怒、尴尬、羞愧和内疚，有助于对自己和其他照料者更加富有同情心。这有助于承认和确认这些艰难的情感，并且通过这种方式，也能够从这些情感中走出来，进入到一种更具建设性的心理状态（即让心智化重新“上线”）。接着，从更具创伤知情的视角来看，发现儿童的行为中可能存在特定的模式，有助于对儿童及其家庭产生更多的怜悯和共情，这也许能够抵消自己也感受到的“更严苛”的情绪。例如，在网络会议中，老师可以了解到父母和其他照料者为儿童提供“过得去的生活”以及为维持相对平衡的家庭生活所付出的巨大努力。目睹为支持儿童发展所做的努力，以及听到他人谈论儿童“困难”行为背后的痛苦，也可以帮助老师将儿童的一些行为重新定义为与创伤相关的行为。这可能会对儿童的挣扎产生更多怜悯的态度，并激发更多的好奇心去“了解更多”（也见“认知信任”; Fonagy et al.，2019）。它还有助于突显网络中每个成员在儿童发展恢复过程中的累积——并且希望是积极的——贡献中所真正发挥的重要作用。这是一个特别重要的方面，因为大多数遭受创伤的儿童对照料者的负面或严厉反应极为敏感，这会使原本就困难的时刻变得更糟，正如教练Michael从与Jemal的经历中学到的那样（见第3章）。当网络成员更多地从创伤知情的理解来回应时，会切实感受到问题变得更容易管理或更快得到解决——以及这对儿童的成长和发展具有深远影响——这会进而使双方将共同的“解决问题时间”（Fonagy，2016.11.19）视为“值得花费的时间”，从而继续共同参与这项工作。

可以停留并反思挑战性情境的时间和空间

为了在支持网络的成员之间建立良好的合作关系，并防止“良好的意图”和“坚定的承诺”导致行动支离破碎甚至相互对立的行动，与支持网络工作需要一个坚实的框架来保障共同反思的时间和空间。如果一个支持网络或多或少已经形成，并且会议由支持网络的另一位成员组织（并主持），治疗师（在当前治疗方法中也是父母工作者：见第4章）会以尊重先前的（有时是隐含的）协议的方式，与现有的合作关系保持一致，同时寻求在支持网络中促进心智化。如果需要新建立一个心智化的支持网络，治疗师将发起——并且通常也会主持——支持网络会议。

无论是谁发起或主持会议，基于心智化的网络工作都需要就网络会议的频率以及如何在会议间歇保持沟通渠道的畅通达成共识。一个可行的节奏是每学期举行一次会议，一年三到四次，无论当时是否有紧急的问题。相互见面，了解每位合作伙伴的职责和观点，并在相对平静的时候讨论应对棘手情况的方法，这对于在危机情况出现时能够团结一致行动至关重要。基于类似的原因，我们力求建立一个相对固定的参加网络会议的人员群体，这本身可能就是一个挑战，因为创伤儿童通常需要长期跟踪，而教育、社会关怀和儿童心理健康服务领域又存在人员流动的现实情况。

如同在家长工作中一样，支持网络成员需要清楚，在会议间歇若遭遇意外挑战，他们能够联系到谁，以及在何时何地联系到他们。正如第4章所介绍的，除了与整个团队定期举行的会议以及在危机时刻进行的临时性沟通之外，还可能需要考虑与支持网络中与儿童关系特别密切、重要——或者相反，关系较为紧张的一位或几位成员进行更频繁的会面，无论是面对面、电话还是视频会议。例如，Lisa的社会工作者以及Jemal学校的特殊教育需求协调员，由于他们更深入地参与其中，所以在更大的网络会议间歇，治疗师与他们进行了更频繁的沟通，以确保工作足够的连续性。

最终，这种协作式反思支持网络的目标是围绕儿童和家庭构建起一个具备心智化和创伤知情能力的团队。在这个团队中，成员可以交流儿童在不同情境下的表现信息，并且能够协调对儿童的一致、连贯且持续的关怀。这是理想状态，旨在促进儿童的成长与发展，同时助力儿童与家庭之外的同龄人和成年人建立（更）积极的关系。然而，现实情况往往难以与之相符。在本章的后续部分，我们将阐述与支持网络工作所面临的特定挑战，以及概述治疗师应对这些挑战的原则。

因此，就像父母工作旨在为父母提供一个时间和空间，让他们共同思考和讨论家庭互动和情境中发生的事情一样，围绕创伤儿童的专业和非专业参与者都可以从一个论坛中受益，这个论坛为他们提供了停下来尝试理解与儿童接触时发生的事情的机会。这意味着，与父母工作类似，与支持网络的工作需要分享那些“微小的”日常经历，这些经历让参与者困惑或以其他方式让他们“印象深刻”（例如，令他们感到惊讶、烦恼、担忧、恐惧或愤怒），以此作为对话和反思的起点。

与支持网络工作中的过程与内容：在干预的两个支柱之间来回切换

与儿童支持网络的成员会面，旨在为照料者提供一个框架，帮助他们重新获得心智化能力，并获取有关儿童发展和发育问题的创伤知情知识。这两种干预焦点构成了当前治疗方法中基于心智化和创伤知情的网络工作模式的核心。与前一章家长工作中引入的“支柱”概念一致，我们将这两种干预焦点称为干预的“支柱”（见图8.1）。

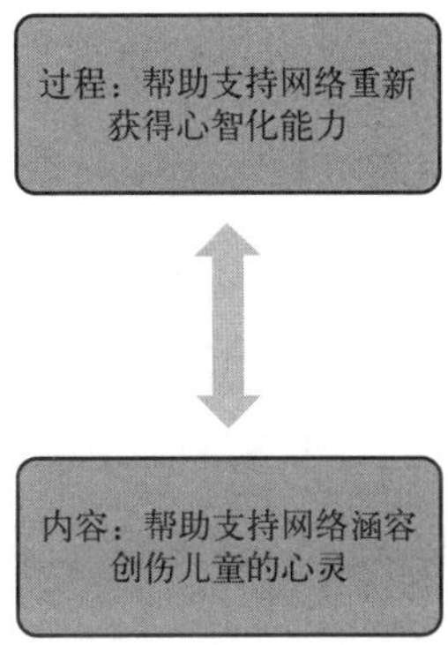

图8.1　以心智化和创伤知情为基础的与支持网络工作的两个干预支柱

与父母工作类似，图8.1顶部所描述的干预支柱的工作比另一支柱更为优先。事实上，只要教师和其他网络成员还没有达到能和你一起思考的状态，去讨论某个具体问题或情境（比如儿童在课堂上突然发脾气）就毫无意义。在创伤儿童及其家庭周围的支持网络中，心智化能力的崩溃是很常见的。所以，帮助他们从这些崩溃中恢复过来，应该是干预工作的持续重点。另一方面，即使能够思考，也不一定会产生有助于儿童发展恢复的行为反应，除非这些思考过程得到了关于复杂创伤如何影响儿童发展（在情感模式、人际关系和行为方面）的知识指导。因此，这种基于心智化和创伤知情的网络工作模式，要求治疗师不断地、灵活地在两个干预支柱之间来回切换。

干预支柱1：帮助支持网络重新获得心智化能力

如前文所述，将一群来自不同背景（有时非常不同）的人聚集在一起，围绕共同目标“共同思考”某个受创伤的儿童及其家庭，这本身就是一项极具挑战性的工作。当涉及创伤时，由于创伤相关的动力所带来的情感强度，不仅是父母，家庭周围的其他照料伙伴也可能陷入其中，这会极大地考验成年照料者的心智化能力。

当被邀请“分享一些关于Lisa在学校的情况，以便共同思考”时，Lisa的老师Maïté第一次参加支持网络会议，带着明显的尴尬讲述了Lisa在学校第一周发生的“发霉面包事件”（见第3章和第7章）。孩子们离开教室去吃午饭后，Lisa回来了，告诉Maïté她没有三明治吃，因为她的养母用了过期的、发霉的面包，所以她把三明治扔进了垃圾桶。“她看起来很伤心，我为她感到难过。我想帮助她，所以我分享了我的三明治。我记得校长提到过学校有一个基金，用于那些买不起学习用品或三餐的贫困家庭。”Maïté转向Lisa的养父母，回忆起她向他们提起这件事时他们脸上难以置信和震惊的表情，说道：“我真的不是故意要让你们难堪！我只是从未想过，事情可能不是真的，一个孩子会编出这样的故事。”养父已经在与治疗师的父母访谈中处理了这件事（见第7章），他把大部分的愤怒和不满都放下了。他同情地回应道：“不要太担心这件事了。”同时向老师眨了眨眼，他补充说：“难道你不知道吗？我们忽视了所有的孩子。”治疗师试图肯定并正常化Maïté的尴尬，回应说：“我完全理解——我想如果我处于同样的情况，我也会这么做！我希望我能像你一样勇敢和诚实，在这样的支持网络会议中谈论这件事！”在更加轻松的氛围中，会议中的其他人分享了Lisa也向他们索要食物或钱（买食物或“东西”）的情况。然后，治疗师邀请在座的人明确地对这些事件进行心智化思考：“大家对Lisa为何会这么做有什么想法吗？”

在几位网络成员分享了他们对Lisa行为背后潜在动机的看法后，治疗师分享了一些关于儿童“撒谎”作为自我保护方式的创伤知识，即使当前的照料环境已经不再忽视他们。Maïté坦率地回应说，她不知道这种关系动力是由创伤驱动的。这进而又引发了在座众人的讨论：其他人也未曾意识到，Lisa的“撒谎”行为属于某种模式，若考虑到她早年遭受的不良经历，这种行为模式可以得到更充分的理解。

面对网络中持续存在的心智化能力崩溃（风险），治疗师在发起和/或参与支持网络伙伴工作时，可以依靠若干相互关联的方法来促进心智化的重新浮现（见表8.2）。

表8.2　帮助支持网络重新获得心智化能力的核心干预措施

● 对其他支持网络伙伴的想法表现出善意的、积极的好奇心
● 利用支持网络伙伴的“小故事”作为共同反思正在发生的事情的“机会窗口”
● 在倾听支持网络伙伴的“小故事”时，肯定他们在情感动荡中保持稳定的努力
●“固执地”示范一种对儿童行为原因保持友善且积极好奇的态度
● 在尝试从不同视角共同构建儿童形象时，传达“作为众多专家之一”的立场，并通过肯定每个网络伙伴的视角（例如，学校/班级与家庭，一对一与群体情境）来支持儿童与重要他人的关系，从而促进对儿童功能与动力的更全面理解
● 注意并寻找方法来处理支持网络中强烈的与创伤相关的情感动力（例如，强调压力的“传染性”，并酌情提供心理教育）

关注支持网络中与创伤有关的强烈情感动力

围绕因复杂创伤而面临挑战的儿童及其家庭构建心智化网络，这不仅仅涉及创伤对儿童发展影响的知识（参见“干预支柱2”）。它同样关乎在人与人之间以及个体内部被激起的强烈情感动力。首先，与创伤儿童有接触的人，面对的是严重创伤带来的情感和关系后果。他们目睹儿童和父母深重的痛苦，卷入充满各种正负情感交织的情境，陷入激烈的冲突和危机之中（例如，学校停学或开除）。在这种情况下，不难想象儿童的需求和困难可能会超出照料者的资源所能应对的范围。当成年照料者觉得自己的努力收效甚微，或卷入了太多负面的激烈互动时，可能会倾向于采取控制和惩罚的方式，或选择退缩和疏离，从而损害了以深思熟虑的方式对待儿童的能力。重要的是要意识到，这不仅影响儿童/家庭与支持网络中的照料者之间的关系，也影响支持网络伙伴之间的关系。当情绪唤起水平很高时，心智模式很容易变得非黑即白，解决方案被视为快速的行动-反应序列，不同的视角被体验为一种观点正确而另一种错误，这会成为争论、冲突甚至解体（disintegration）的源头（Bevington et al., 2017）。换句话说，支持网络面临着双重挑战，不仅要在网络中保持对儿童和家庭的心智化，还要保持对支持网络自身的心智化。

当这些情感动力能够成为共同反思和对话的主题时，正如前文案例所示，支持网络内基于心智化的工作便可以展开。然而，审视那些令人感到尴尬、焦虑、无力、愤怒或被操纵的情境，通常并不是支持网络成员在会议初期所预期从会议中得到的。例如，一位教师可能期望报告课堂上发生的事情，而不期望它成为思考的素材；或者，一位特殊教育需求协调员被委托提供对儿童的诊断评估，以说服网络成员该儿童更适合在特殊教育需求学校或寄宿治疗中接受教育。要“承认”自己对某种情境的评估是错误的，并意识到自己帮助儿童的好的意图却导致了与儿童养父母关系中的尴尬局面，如Maïté的案例所示，这需要勇气、开放的心态以及对他人一定程度的信任。治疗师需要投入时间和努力在支持网络中营造一种安全和反思的氛围，使其成员能够以如此开放和诚实的方式分享。实现这一目标的有益方法将在以下小节中描述。

围绕创伤儿童支持网络的强烈的情感动力部分源于这些儿童在其亲密关系中引发的深刻而矛盾的正负情感的混合。一方面，照料者常常会体验到强烈的温暖、怜悯，甚至产生将儿童从糟糕或伤害性的他人中拯救出来的幻想。当儿童遭受忽视或虐待时，周围每个人都希望避免这种情况再次发生，这是非常自然的。这种心理可能使照料者对儿童遭受到不良照料的任何迹象保持高度警惕，甚至对他人产生怀疑。在某些情况下，这些怀疑可能是合理的，但更多时候，它们表达了一种深层的恐惧，即已经脆弱的儿童可能再次受到创伤（正如Maïté在听到Lisa只有发霉面包可吃的故事时，潜意识中的焦虑可能部分源于此）。另一方面，照料者对儿童也可能产生焦虑、痛苦、不信任甚至强烈愤怒的情感，这部分是由这些儿童为维持其脆弱的情感平衡而依赖的主要防御机制所引发的。为了应对对爱和支持的强烈需求以及焦虑、不信任和愤怒的情感，创伤儿童有时会将环境中的一名成员视为完全善良和关怀的，而将另一名成员视为糟糕和不称职的。在Lisa的例子中，养父母被描绘为疏忽的（没有为她提供健康食物），而Maïté可能被视为善良的照料者，因为她与Lisa分享了自己的午餐。虽然必须始终认真对待照料不足的可能性，但同样重要的是要理解儿童对（某些）照料者的不信任倾向容易渗透到支持网络伙伴之间的关系中。儿童在不同情境/背景下的不同表现，可能引发关于儿童在家、学校或“那个运动队”中是否安全、被理解和得到良好支持的疑问，有时这反映了儿童内心真相的某些方面，而非实际提供照料的质量。在Lisa的例子中，不难想象Maïté可能（当时确实）认为养父母是糟糕的照料者，而养父母可能因为Maïté轻信了Lisa的故事而认为老师能力不足。因此，与围绕创伤儿童的网络合作需要持续警惕分裂机制或其他破坏性动力无意中“感染”网络成员之间关系的早期迹象，治疗师需具备尽早且建设性处理这些问题的特定能力。如何对抗“解体力量接管的风险”（Bevington et al., 2017）将在接下来的小节中详细阐述。

在支持网络中促进心智化：一个“抓住机会窗口”与“固执坚持”的案例

鉴于（关系性）压力的“传染性”，以及受创儿童周围社会系统中的心智化崩溃，治疗师从一开始就必须具备抓住任何机会窗口的能力，以促进支持网络中成员心智化（重新）浮现。示范心智化态度可以从治疗师表达对他人想法的基本善意和好奇开始。会议的开场白可以是：“那么，我们今天心里都在想什么？有哪些事情需要我们共同思考？”或者，正如Lisa的案例所示：“关于Lisa在学校的表现，您（Maïté）有什么想分享的吗？”教师随后以开诚布公的态度回应，敢于将自己置于脆弱的位置，这可以被视为一个重要的机会窗口。这种（关系）“错配”的“小故事”是了解Lisa、（更多）理解她功能的不同方面，并最终以促进发展和关系恢复的方式接近她的关键机会。在案例中，治疗师与寄养父母在之前的协同工作中处理了这个“小故事”，帮助寄养父亲重新获得了以幽默感的方式处理这个话题的能力，而不会对听信了Lisa一面之词的老师过多指责。这是重要的第一步。在与支持网络本身的工作中，治疗师明确地正常化教师的自发反应帮助Maïté减少了尴尬感。此外，治疗师明确肯定了老师的勇气并赞赏她的开放性，这对Maïté和其他支持网络成员变得更加心智化也至关重要，而这也体现在他们愿意分享类似故事的意愿上。

治疗师持续把握这些机会窗口，既能深度促进成员间的反思性对话，又能强化协作关系。当团队中出现“奇怪的事情”时，这种做法还能降低彼此沟通的心理门槛。事实上，这种协作模式建立的伙伴关系，在成员心智化濒临崩溃的关键时刻尤为重要。在这种情况下，可通过重申会议目标凝聚共识：

> “我们聚集于此，是因为每位成员都致力于为Lisa营造既安全又能促进发展的环境。因此，我们不妨持续分享那些引发困惑或强烈情绪（如焦虑、愤怒）

的互动片段，通过系统性反思这些互动片段，我们就能一起想出如何与Lisa一起处理这些时刻。”

心智化本质上是人际过程——一种高度互动的活动（Bateman & Fonagy, 2016）——它不仅可能受到所处的社会群体的阻碍，还可能受到其促进。就像在当前治疗方法中与支持网络工作所追求的协作式伙伴关系，可以作为一种社会环境，在其中心智化能够“传染性”地传播开来。

近乎“固执地”坚持积极好奇的立场（Borenstein，2002），表达出理解的意愿并肯定不同的观点（例如，“这听起来很重要，你有什么体验？”），是心智化立场的核心，但这绝非易事。在这方面，我们怎么强调都不为过，当创伤儿童周围的照料者们感受到：他们的体验被倾听与确认；他们在照料儿童时付出的巨大努力被看见；他们在激烈情感动荡中保持稳定的努力被认可——这些都具有重要价值。即便受过专业训练的治疗师能识别出成员在引发棘手互动中所起的作用，这些议题也需在该成员获得充分的倾听、看见与确认后，在会谈的后续阶段进行处理。正如Lisa支持网络的案例所展示的，当成员感到安全放松时，方能以更客观的视角，甚至带着些许幽默感反思这件事。理解并认可Maïté所感受到的因Lisa“午餐没有三明治吃”而产生的强烈共情，她分享自己三明治的关怀意图，以及她向寄养父母提出学校援助可能性的善意举动——这种涵容过程能消解尴尬感，防止伴随而来的情感唤起干扰到心智化进程。

基于心智化的支持网络协作干预绝非易事。在早期阶段，反复询问一个人对事件的体验、它可能意味着什么以及这对我们理解儿童的功能有何启示，甚至会显得近乎荒谬。正如Lisa的寄养父亲在支持网络会议上听闻不同支持网络伙伴分享关于Lisa四处“说谎”、恳求他人给予食物或金钱（购买食物）的故事时，他叹息道：“您真的打算让我们尝试理解这些行为的意义吗？”（目光投向治疗师）在此类情境中，我们需要谨慎而周到地平衡两种核心要素：一方面需勇敢且坚定地保持外显化思考（thinking aloud）过程，另一方面需充分确认照料者对儿童令人不安的行为的合理关切：“我完全认同您对她行为的担忧。建议尝试理解Lisa的心理活动，绝不是为她的行为开脱，而是帮助我们决定更恰当的回应方式。”这种干预能开启新的思维路径——基于大家多元（有时甚至相左）的视角，由内而外地理解Lisa的行为模式，并探索如何以“统一立场”做出“最优”回应。

在搭建儿童关系脚手架的同时，重新整合蛋头先生*（Humpty Dumpty）

正如本章开头所述，围绕创伤儿童开展工作的支持网络伙伴所面临的特殊挑战，往往在于整合对儿童功能的不同（有时看似截然相反的）视角。有些儿童在一对一接触中表现最佳，能以成熟的方式反思和谈论经历，而在集体环境中却容易失调。例如，在教师给予充分个别关注时，Mei-Lan在课堂上表现得较为从容，但在操场上似乎无法与同学玩耍并频繁逃离。其他儿童如Jemal，在同伴中更自在，却对成人封闭、焦虑、充满不信任甚至敌意。还有像Youri这样的儿童，在家庭关系及师生互动中始终表现地沉默顺从却难以触及。有些儿童如Lisa，会极度依恋某个成人，同时讲述被另一成人虐待的故事。像Maïté这样缺乏经验的照料者，常会表面化接受儿童关于父母忽视甚至虐待的叙述——不仅将其视为儿童内在体验与感知的表达，更当作对外部现实事件的客观描述。尽管核查这些故事的真实性总是很重要，但保持对儿童陈述动机的好奇同样关键。

在围绕创伤儿童支持网络工作的情境中，治疗师承认自己只是众多专家中的一员并采取“不知道”的立场（not-knowing stance），这具有特殊的意义与功能。在不同合作伙伴中，指导/参与支持网络的治疗师仅持有一个对儿童的特定视角（即治疗情境中的儿童）。因此，相比与父母工作，治疗师更需要像“智力竞赛”团队成员般行动：一方面基于对心智化过程、儿童发展及创伤的知识引导反思并提供潜在方向，另一方面明确传递对不同视角的开放性。这种立场可表述为：“我们都在不同情境中以不同视角了解Lisa。如果整合这些视角，就能理解她功能与发展中的不同维度。如果一同思考如何理解她，我们就有更好的机会找到支持她发展的方法。”

因此，治疗师努力将支持网络伙伴产生的各种问题和感受视为有价值的且有助于理解儿童及其特定状况的重要信息。Lisa的治疗师邀请支持网络中的各位成员分享他们对Lisa为何需要编造关于被寄养父母“虐待”的“谎言”的可能原因的看法，这是一次尝试，旨在拼凑出Lisa的各个侧面，从而更全面地理解她作为一个整体的人的

* 蛋头先生是英国童谣中的一个角色，其形象为一个蛋形角色，从墙上摔下来后就无法复原。——译者注

真实样子。这反过来也有助于找到足够的共识，以便大家就共同的照料计划达成一致，并避免采取仓促行动或欠考虑的决定（例如，仅仅依靠惩罚或威胁来遏制Lisa的“说谎”行为）。

在与儿童支持网络中的不同参与者合作将“蛋头先生”复原的过程中，支持这些现有的关系构成了工作的重要部分，这使得支持网络得以在儿童生活的多个领域进行干预（Bevington et al.，2017）。如本节开篇所述，这需要具备识别与承认能力——即觉察自己如何（无意中）被卷入到特定创伤相关的关系动力中。这种觉察有助于实现从尴尬或羞耻（“我落入了陷阱”）亦或是责备儿童（视其为蓄意设置陷阱者）的立场，向接纳理解这些现象作为创伤相关动力组成部分的转变，从而奠定未来改变的基础。当支持网络成员共享的经验能成为反思的起点——思考儿童需要照料者作出何种回应以发展更成熟的关系功能、实现人格成长——此时支持网络工作便实现了其核心使命：利用儿童的重要关系来促进其发展。

在与创伤儿童支持网络的工作中，诸如“她此刻的状况确实触动了你和我们中的许多人，不是吗?”的表述，有时能帮助确认这些儿童如何“牵动我们的心绪”。或是通过“在座各位都深受触动，大家都希望他尽可能健康成长”的评论，有助于支持网络的伙伴保持对儿童脆弱性的关注及同自身关怀意图的联结。有时作为治疗师，我们可能会目睹创伤动力在更个人的层面上引发网络成员的动力性反应并使他们的脆弱性受到考验——例如某位寄宿护理员因自身亲疏关系议题而更强烈地陷入到儿童的关系动力中。此时治疗师可通过“她确实牵动着你的心绪”等话语开启个别对话，但通常无法像父母工作中那样深入指导个人议题的处理。多数情况下，我们只能期待支持网络成员可以通过其他关系来讨论和解决在照顾受创伤儿童时引发的个人问题。尽管支持网络会议并非处理此类问题的场域，但这些会议带来的心智化立场可能成为有益的工具。

在与创伤儿童支持网络的工作中，关系性焦点的另一要素在于：尽管充满误解与冲突（这些往往是创伤儿童关系的特征），但仍需努力将积极因素置于关系体验的核心。关系是那些经历复杂性创伤的儿童开始体验其他更具适应性的相处方式的绝佳场所。我们希望这最终能帮助他们尝试更具适应性的交往方式，而这些积极关系将促进其进一步的发展性恢复与成长。从这个视角看，搭建关系性连结（scaffolding relatedness）既是治疗目标，也是治疗过程——通过这种改变机制，创伤儿童能够获得更具适应性的发展成果。

干预支柱 2：帮助支持网络涵容创伤儿童的心灵

与家长工作所涉及的内容类似，支持网络成员也可以从更好地理解创伤儿童“难以理解”和“顽固不化”的行为背后的原因中获益。第二个干预支柱旨在支持网络伙伴在特定情境中（他们需对儿童负责的场合）“由内而外”地理解儿童行为，并运用该理解思考如何进一步处理。例如：足球教练可能对儿童热衷于参与体育社团却在更衣室“崩溃”的矛盾行为感到困惑甚至愤怒，后来经细致观察发现该情境会触发其早期负性体验；艺术教师起初对儿童抱怨“同学要害我”感到不耐，却在听到儿童被同伴叫做是“肮脏的中国人”后意识到种族攻击的存在，从而采取干预措施；教师质疑儿童“能力不足或缺乏动机”，但开始考虑其学业波动可能源于过度敏感的压力系统。理解创伤动力有助于以更建设性的方式预测和管理儿童行为。

与同父母工作中发生的情况类似，治疗师在与支持网络工作时需敏锐捕捉四个发展领域（表征能力、情感调节能力、关系能力、自我意识和身份认同）中最受影响的维度。将这些领域作为路标或透镜，治疗师可引导共同反思与讨论，以更符合创伤知情的方式心智化儿童的行为，最终找到具有建设性与促进成长的新的应对方式。在此背景下，父母工作中的三个指导性问题（Oestergaard Hagelquist，2018）同样适用于同支持网络的工作：(a) 为何孩子会在此时此地表现出这种行为？（如Lisa为何编造寄养父母只给发霉面包的虚假故事？）；(b) 孩子需要学习什么？（如Lisa需要学习信任寄养父母能妥善照料她，并面对既往照料关系中未被妥善照顾的焦虑与愤怒）；(c) 教师/支持网络伙伴如何支持这种学习？（例如，如何既传达编造故事不可接受，又承认Lisa对照料的深度恐惧与不信任）。在此过程中，探索不同的视角与情感反应可以与提供关于特定发展领域如何受到复杂创伤经历影响的心理教育相结合。例如，Lisa案例中的治疗师可分享关于某些创伤儿童将“说谎”作为一种创伤相关的原始战斗机制被触发的知识。当支持网络成员的思维陷入一个快速解决“方案”时，提供心理教育可能是有帮助的，因为这种快速方案似乎不太了解创伤，因而有可能加剧而非缓解问题。这种情况可能发生在学校开始认为“她快成不良少女了，我们学校不能容忍这种事，她得受罚，我们得让她停学”的情况。

在后文中，我们针对创伤儿童支持网络的“小故事"中可能凸显的四个发展领域，提供了相关建议。治疗师可倾听并处理这些方面，帮助支持网络作出促进成长的回应。每个领域均附有案例片段，说明该干预支柱下的支持网络工作实践可能呈现的面貌。

帮助支持网络伙伴对孩子的表征能力进行心智化的主题

- 如何理解孩子在表征体验和内在世界时呈现的优势与困难
- 如何在轻松琐碎的日常生活情境中支持孩子的自我表达
- 如何在情绪高唤起状态下帮助孩子表达自我
- 当面对孩子的故事或游戏中与创伤相关的内容时如何回应

老师谈到Lisa上周一早晨极度痛苦地进入教室的情景：“她抽泣着，一些同学围着她，试图安慰她。当我询问发生了什么时，一位同学说Lisa的（亲生）母亲即将去世。Lisa哭喊着说她多么痛苦，非常想念妈妈。我很震惊，试图了解情况。孩子们告诉我Lisa的生母患有癌症即将去世，Lisa当天早晨在操场上告诉了他们这些。Maïté描述了她当天如何以额外的耐心与深切的体谅对待Lisa，然而却在放学时（寄养母亲来接她时）得知这一切都是假的。

在支持网络会议中，Maïté进一步分享了她感到被操纵、背叛与愤怒，甚至一度想完全远离“如此操纵性的孩子”。Lisa的寄养父母也加入讨论，分享了Lisa以如此确信的态度编造并坚持其他虚假故事的类似经历。治疗师好奇地说是什么导致了这种“难以理解”的行为，这让Lisa的寄养母亲回忆起：Lisa本应在周末探望生母，但生母因有医院的预约而完全忘记了这次探访。一同思考被母亲遗忘可能对Lisa造成的影响，使支持网络的会议氛围变得柔和起来。治疗师决定分享她对创伤儿童转向“掩饰故事”（cover stories）的理解——这是同时表达与忍受难以承受的遗弃与拒绝感的一种方式。她解释道，对创伤儿童而言，这种“谎言”既可表达他们不知如何表达的深刻悲伤、愤怒与困惑，也可确保获得他们极度需要的支持与安慰。在考虑会议讨论内容后，Maïté（不再那么愤慨）回应道：“我能想象，对Lisa来说，母亲死于癌症比不得不面对被遗弃与拒绝的感觉更容易承受。”

这一案例片段可置于多个发展领域的交叉点。在表征能力领域，将“谎言”或“掩饰故事”视为一种尝试可能有所帮助：这种尝试在试图表达无法以更具建设性方式呈现的内心世界元素。Lisa缺乏细腻的语言或其他表征能力来表达被母亲遗忘的痛苦经历。可以想象，“妈妈只有在病重到几乎要死时才会忘记我”的幻想比“我对妈妈如此不重要，以至于她直接忘记了我”的想法更容易承受。同时，这也涉及人际关系与身份认同领域（见后文），因为它不可避免地与Lisa和生母的关系相关，也涉及她的故事在其他关系（与同伴、老师、寄养父母）中引发的反应。

帮助支持网络伙伴对孩子的情感调节能力进行心智化的主题

- 如何理解日常情境中的不适、痛苦和焦虑问题，及其对与儿童互动的影响
- 如何在与孩子的日常对话和互动中用语言构建情感
- 如何识别并处理儿童的行为失调（包括与创伤相关的失调表现，如创伤触发与战斗、逃跑和冻结机制）

Oliver是Mei-Lan的一年级老师。得益于他温暖的投入，Mei-Lan在课堂情境中能够感到更平静、调节得更好，这使她能够在学业上取得更多进步。在支持网络会议中，Oliver分享道，最近调节问题似乎再次占据主导，Mei-Lan因“最小”的问题感到不安，跑出教室，有时甚至摔门。Oliver继续说：“最令人不安的是，我们取得的所有进展似乎又都消

失了！”谈论Mei-Lan在学校遇到的困难显然令Oliver感到沮丧。“我只是想知道我们为什么要继续做这一切！我们如此努力地帮助Mei-Lan达到一个能够安心学习的状态，但现在什么都没了！我真的认为我们无法再帮助她了；也许有更适合Mei-Lan这样的孩子的学校。”治疗师试图在一定程度上涵容Oliver的情感，说道：“看到已经建立的东西再次被摧毁，一定非常难受。”Oliver情绪激动地回应，声音明显哽咽了：“你听起来太‘专业’了！好像这并没有真正触动你。当一个孩子经历这些时，你怎么能如此冷静？难道我们不能找到更好的方法来帮助她吗？一定有更适合她需求的地方。”治疗师回应：“如果我显得冷漠或疏远，我很抱歉，这不是我的本意。这确实触动了我，我想也触动了我们所有人。我也可以想象，这尤其触动你，因为你投入了如此多，现在却目睹这一切似乎都消失了。”Oliver确认道：“看着这一切太难受了！”治疗师说：“你和我们所有人都被Mei-Lan的痛苦所触动，这也证明了我们对她的投入与奉献。同时，我认为重要的是要记住，创伤儿童在经历一段进展后，可能经常在某些发展领域再次落后，有时我们并不知道是什么触发了这种情况。我们当然可以一起进一步思考这个问题。但像你和我们一直做的那样，继续支持她，可能是我们现在能提供的最重要的帮助。我认为Mei-Lan通过她的行为向我们展示，无论出于什么原因，她在课堂上保持情绪稳定是多么困难。帮助她克服困难的情绪并重新获得某种情感平衡，似乎是我们能采取的最紧迫措施，以帮助她度过这段困难时期。”听到这里，Oliver稍微平静下来，感到他的担忧得到了团队的共鸣，他真诚地问道：“当然，我并不是说Mei-Lan需要被送到其他学校！但我们在学校能做些什么来帮助她？”治疗师回答：“好的，让我们一起思考一下，可以做些什么来防止Mei-Lan在课堂上如此严重地失调，以及我们能做些什么帮助她重回学习与成长的正轨。我可不想让Oliver今天离开这里时觉得两手空空！”

由于不可预测的失调具有“传染性”，突然出现的行为或行为变化常常成为在同创伤儿童的支持网络谈话中讨论的主题。正如“池塘中的石子”隐喻（Vliegen et al.，2023）所表达的，父母、兄弟姐妹、成年支持网络伙伴和同伴往往在能够思考和心智化问题之前就“感受”到并被儿童的痛苦所吸引或“感染”。在案例片段中，Mei-Lan的老师显然因目睹她的学业进展似乎无缘无故地消失而感到沮丧。提出将Mei-Lan转到另一所学校的建议，可能是无力感甚至挫败感的表达，以及想要摆脱这些痛苦感觉的本能反应。或者在Jemal的案例中，足球教练Michael观察到Jemal在训练中动力减退，并与他的养父母分享这些观察，这足以让父母感到不安并寻求咨询。在与支持网络的工作中，治疗师可以提供时间和空间，让成员与“当下的热度”（石子击中水面并激起最大水花的地方）保持一定距离，从而使心智化能力重新“上线”（见“干预支柱1”）。这可以通过明确肯定网络成员的体验和痛苦来实现，如治疗师在案例片段中对Oliver所做的那样。在第二步“行动”中，治疗师可以帮助支持网络伙伴考虑儿童行为可能的含义。有时，这涉及对儿童行为进行重构，尤其是在创伤相关动力可能起作用的情况下，如Mei-Lan在学校突然表现不佳的情况。同样，治疗师分享一些创伤知情的知识可能会有所帮助，正如案例片段中治疗师所做的那样。这反过来可能会激发关于如何“最佳”行动的进一步思考和讨论。

帮助支持网络伙伴对孩子的人际关系能力进行心智化的主题

- 与支持网络伙伴一起命名并谈论互动中的积极时刻
- 如何在日常活动（如课堂或其他群体活动、操场上）中创造温馨互动的小瞬间，并识别哪些互动能促进孩子的成长（例如在亲近与距离方面）
- 如何满足孩子的养育需求，即使这些需求看似退行或与年龄不符，例如，帮助孩子度过分离时刻
- 当“旧的”关系表征影响当前关系时（如“魔法时刻”主导儿童的功能或行为），如何区分情感真相与实际真相

在支持网络会议中被邀请从自己的角度分享“你想一起思考或讨论的事情”时，与Youri寄养家庭合作的社工Dave转向寄养父母说道：“实际上，我在想我们是否可以将未来的家访安排在上课时间？这样可能会让事情更容易……对每个人来说。”Dave随意地补充道：“我觉得Youri不在家时我去拜访，对他来说没什么关系。”寄养母亲显然感到惊讶，回应道：“当然，如果你认为那样更好的话。”然而，治疗师察觉到Dave的问题背后可能还有更多含义，便邀请他分享一些关于他印象中家访对Youri“无关紧要”的想法。Dave回应道：“嗯，首先，当我进门后Youri不会跟我打招呼，对吧？当我试图通过问他过得怎么样来与他互动时，他只说‘还行’，然后继续玩他的汽车，或者涂色、画画。他只是继续做我进来时他正在做的事情。他不会问我任何事情……我不想强迫他，或者让他因为我在场而感到不舒服……我可以想象他有其他更容易相处的人，如果他想要谈论事情，他可以去找他们。”寄养母亲加入对话说道：“哦，Dave，你真的是这样想的吗？你无法想象你的来访对Youri有多重要！在他知道你要来家访的前一晚的临睡觉时，他会问一大堆问题。有时是关于他是否会永远留在我们家里，或者关于他爸爸的近况。而在你来访后的晚上，他会谈论他从你那里听到的内容。有一次，他问‘我爸爸真的希望我和你们在一起，对吗？’他记得你谈到他爸爸的病情，以及他开始接受儿子在我们家成长的事实。”听到这些，Dave最初的问题很快消失了，对话转向了Youri在Dave来访期间和之外表现不一致的背后可能的原因。

Youri疏离且冷淡的互动风格——以及他在表达自我方面的困难——很容易被体验和解读为人际关系对他并不重要。社工看似直截了当地请求在Youri不在家时安排家访，似乎源于他对这些家访对Youri到底意味着什么以及是否有助于Youri的福祉感到不确定。治疗师捕捉到Dave请求背后潜在的更深层次体验，并邀请探索这一体验的内容，这有助于开始理解其意义。寄养母亲分享她在Dave来访前后的观察和经历，有助于获得更广阔的视角。这反过来帮助Dave不再进一步疏远Youri，而是促使他和其他支持网络成员对Youri的经历产生真正的好奇心。

帮助支持网络伙伴对孩子的自我意识与身份认同进行心智化的主题

- 如何识别、珍视并支持孩子表现出的重要的活力火花，以及识别孩子麻木或缺乏活力的心理状态，并帮助孩子摆脱这种状态
- 如何找到支持孩子自我觉察的策略（例如，识别身体体验，或找到能准确捕捉孩子感觉和情感的词汇）
- 如何在特定场合敏感地处理有关孩子自我意识和身份认同的问题（如兴趣爱好方面），以及有关孩子个人史的问题（如早年生活经历、被寄养或收养经历、多样性方面如整合其原生文化元素）
- 如何帮助孩子成为“多父母”的孩子（包括识别与涵容儿童的丧失感和哀伤，理解并处理无意识幻想与掩饰故事的动力）

Lisa在面对压力性关系动力（例如生母忘记她的探访）及相伴随的困难情感（例如被遗弃与孤独感；见前文）时，倾向于诉诸“谎言”与“掩饰故事”，这使她的成年照料者对她在探访生母时的体验格外敏感。Sophie，Lisa寄养家庭的社工，在这些探访期间在场，以便仔细观察探访并防止互动变得过于负面。在一次支持网络会议中，Sophie分享了她对Lisa如何对待生母的一些观察，因为这些观察让她感到困惑：“有时，她对母亲极其积极，甜美而忠诚；下一刻，她又显得焦虑且不信任。然后，我看到她母亲变得焦虑，并从Lisa身边退缩，这只会加剧Lisa的痛苦与不信任。真的很难目睹而不被卷入，尤其因为我觉得自己有责任‘修复’她们之间的关系！上次，我甚至不得不缩短探访时间，因为事情失控了！在返回寄养家庭的车上，Lisa低声问我：‘妈妈真的病了，对吧？我是说，她脑子有病？’”治疗师试图肯定Sophie的体验，回应道：“我可以想象这有多难，你夹在孩子和妈妈中间，两边都想要支持！我也非常感谢你分享Lisa对母亲看似矛盾的态度中让你困惑的部分。”治疗师随

后邀请支持网络伙伴分享他们的观点：“我们可以花些时间分享对此的看法吗？”团队达成共识，认为Lisa似乎在测试母亲对她的承诺的坚定性，而妈妈几乎没有或根本没有“应对”Lisa测试的技能。由于团队一致认为在母亲那里取得进展的余地很小，讨论转向如何帮助Lisa开始理解妈妈的一些脆弱性，以及如何在Lisa感到自己对妈妈的困难负有责任以及担心自己最终会变得像妈妈一样的情况下做到这一点。

对于像Lisa这样长期寄养的儿童来说，与亲生父母的纽带往往是一个引发情感波动且困难的话题。这使他们不得不面对失去“理想化”亲生父母的现实，并随后努力平衡与整合其“生物学自我”与“寄养自我”的不同方面。后者要求他们接受——有时是淹没性的责任感，甚至因为自己是亲生父母困难的“罪魁祸首”而感到内疚（“我一定是个非常坏的孩子”），以及/或深刻的焦虑，担心自己注定会有同样的下场（“我也疯了”）。尽管寄养家庭的安置旨在为儿童提供更好的成长环境，但它也使寄养儿童不得不面对“如果当初”本可以有、可能有或应该有的一切。要想成功应对这种关乎存在本质的哀悼过程，需要像Lisa的支持网络中那样，由围绕创伤儿童的成年照料者提供积极且用心的支持。

正如本书所讨论的，在（跨国）领养或寄养安置中，对（亚）文化多样性各个方面的积极意识与敏感态度在与受创儿童的工作中尤为重要。这不仅适用于直接与儿童的工作（见第6章）或与父母的工作（见第7章），在与支持网络的工作中也同样重要。提高对（亚）文化错误归因、误解甚至系统性种族主义的意识，并希望能够减轻这些现象，是所有与儿童接触的成年照料者的一项任务。这些情况可能包括：对儿童的外国名字发音不够准确这件事未给予足够的注意和努力，或叹息道“他是埃塞俄比亚人，他不能接受权威”，或“鉴于她的背景（指儿童患有精神疾病的父母），我们不能指望她成为一个稳定的人”。

总结性思考

本章与支持网络工作的内容是阐述儿童复杂心理创伤治疗方法的三轨道的最后一章。这一顺序或许部分反映了我们作为儿童心理治疗师的“自然”倾向，即首先与儿童及其痛苦产生认同。此外，支持网络会议的频率通常低于直接与儿童的工作和与父母的工作，这可能被误解为这一轨道不那么重要。然而，正如我们希望本书及本章特别强调的那样，实际情况并非如此。在许多情况下，支持网络工作需要在其他两个轨道的工作之前或至少同时进行。换句话说，建立并维持一个心智化的支持网络是使创伤儿童及其父母/照料者能够充分利用其他两个轨道工作的先决条件。

因此，为支持网络的伙伴团体设定定期会议的框架，并辅以一对一的“按需”联系或在困难情况发生时接触，对于防止陷入消极的、破坏性的甚至再次创伤性的互动至关重要。将心智化置于核心位置，要求始终将支持网络的伙伴牢记于心，以帮助他们保持开放的态度，在回应创伤儿童的行为和需求时纳入与创伤和发展相关的信息。

参考文献

Asen, E., & Fonagy, P.（2021）. *Mentalization-based treatment with families*. Routledge.

Bateman, A., & Fonagy, P.（2016）. *Mentalization-based treatment for personality disorders：A practical guide.* Oxford University Press.

Bevington, D., Fuggle, P., Cracknell, L., & Fonagy, P.（2017）. *Adaptive mentalization-based integrative treatment：A guide for teams to develop systems of care.* Oxford University Press.

Borenstein, L.（2002）. The impact of the therapist's curiosity on the treatment process of children and adolescents. *Child and Adolescent Social Work Journal*, *19*（5）, 337-355. https：//doi.org/10.1023/a：1020218413598

Fonagy, P.（2016, November 19）. *What is mentalization?* Retrieved from www.youtube. com/watch?v=MJ1Y9zw-n7U

Fonagy, P., Campbell, C., Constantinou, M., Higgitt, A., Allison, E., & Luyten, P.（2021）. Culture and psychopathology：An attempt at reconsidering the role of social learning. *Development and*

Psychopathology，1-16. https：//doi.org/10.1017/S0954579421000092

Fonagy，P.，Luyten，P.，Allison，E.，& Campbell，C.（2019）. Mentalizing，epistemic trust and the phenomenology of psychotherapy. *Psychopathology*，*52*，94-103. https：//doi.org/10.1159/000501526

Oestergaard Hagelquist，J.（2018）. *The mentalization guidebook.* Routledge.

Vliegen，N.，Tang，E.，& Meurs，P.（2023）. *Children recovering from complex trauma：From wound to scar.* Routledge.

Winnicott，D. W.（1971）. *Therapeutic consultations in child psychiatry.* The Hogarth Press and the Institute of Psychoanalysis.

9
迈向结束

对任何一位儿童而言，结束治疗的过程都会涉及到其他重要关系的分离与结束。例如，一个孩子第一次上幼儿园，需要在早晨与父母分离，下午结束时再团聚；或者一个孩子失去了一位祖父母。儿童如何能（或不能）应对并接受这些经历，将影响他们应对治疗结束过程的能力。对于经历过复杂性创伤的儿童来说，结束治疗可能充满强烈的情感，因此具有挑战性。对这些儿童来说，不得不告别可能会触发他们在面对早期生活中（有时是多重的）关系破裂时所积累的情感与记忆。因此，在当前的治疗方法中，迈向结束的工作被视为在更好的条件下应对结束的新机会，或者如Lanyado（1999）所恰当地表述的那样，"使得（当到达某个节点时）结束治疗具有'翻过人生一页'的品质"（p.375）。结束阶段在促进儿童及其照料者的进一步成长中也扮演着重要角色，因为复杂性创伤儿童的发展追赶可能需要相当长的时间，常常远远超出治疗的结束的时间（Fonagy et al.，2021）。尽管大多数儿童在治疗结束时已经发展出基本的认知信任能力，但一般的信任问题，尤其是认知信任问题，可能会继续在儿童的进一步发展中发挥作用，特别是在触发认知警惕的情境中。因此，成功的治疗也意味着儿童及其照料者在治疗结束后已经充分发展出应对这些新挑战的能力。

在本章中，我们首先讨论了作为限时治疗的一个核心要素，结束治疗的工作实际上从治疗一开始就已经启动了，并且需要在整个治疗过程中持续地关注。随后，我们描述了治疗师如何与儿童身边的其他成年照料者一起在决定和准备结束治疗时进行考量。接着，我们概述了治疗师如何与父母、支持网络和儿童共同设计结束阶段的访谈。最后，我们就治疗结束后的支持方案提出了一些思考。

限时疗法：结束阶段作为治疗的核心要素

结束从一开始就是框架的一部分

正如第4章所述，目前这一疗法是一种中长期的限时疗法，与儿童的直接工作大约持续40至60次访谈。要改变根深蒂固的关系和情绪运作模式，并修通遭受创伤的儿童的困难经历需要时间。例如，当一个儿童学会封闭自己的思想和不信任他人是应对困难（关系）经历的“好”策略时，只有通过微小谨慎的小步伐，他才有可能敞开心扉与治疗师建立关系，能够将新关系视为“抱持性”和（足够）安全的，并分享他们的想法。在这方面，40至60次访谈的持续时间似乎是一个必要的时间框架。此外，对于大多数小学年龄的儿童来说，跨越从一个学年到下一个学年的过渡（40次访谈）或接近两个学年（60次访谈）类似于他们的成年照料者进入他们的生活的经历（例如学校的老师或兴趣爱好的教练），然后在一两年后与“旧”照料者告别并过渡到新的照料者。

限时疗法的本质有助于所有参与者牢记治疗的有限性。从一开始就将结束作为框架的一部分，可以让每个人在设定的时间反思结束的主题。例如，治疗师需要在治疗开始时或在接近40或60次访谈时明确讨论这一主题。但在整个过程中（例如在中期评估时），明确谈论并提及“结束”主题是很重要的，因为它与已观察到的（或未观察到的）治疗进展相关。在整个治疗过程中明确提出“结束”的主题，可以让我们有机会观察创伤儿童，同时让他们在生活中最脆弱的领域之一进行练习，因为对于早年生活充满分离和丧失的儿童来说，这是很重要的。在这方面，我们的目标是以一种避免再次造成创伤的方式帮助处理这些分离经历。此外，在与儿童的主要照料者及其家庭周围的成年照料者支持网络的工作中，明确提出“结束”的主题有助于在整个治疗轨迹中保持对成长和发展的关注。

将治疗作为实验课，以非创伤性的方式练习分离和丧失

结束阶段被视为治疗的一个新阶段，尽管它与之前的治疗阶段有着内在联系。虽然结束阶段可以被视为一种更明确的分离与丧失体验，但像本书描述的这样一种长期治疗提供了无数机会来练习应对“较小”的分离体验。首先，每次访谈中从等候室到游戏室的过渡以及反之（从游戏室到等候室的过渡），可以被视为儿童和照料者处理进入和离开重要关系能力的小而持续的窗口。此外，40至60次访谈的轨迹很少一帆风顺，期间总会有计划内（例如假期）或计划外（例如疾病或其他不可预见的情况）的中断。正如第6章所述，治疗连续性的中断往往会唤起经历过复杂性创伤儿童的依恋与分离议题，因此需要治疗师的细心关注。同样，支持父母（见第7章）和其他成年照料者（见第8章）帮助儿童“应对”和管理日常生活中在家、学校或其他情境中发生的分离时刻的能力也是必要的。因此，仔细观察儿童、父母和支持网络伙伴如何应对治疗过程自然提供的所有小的分离与丧失的时刻，可以让治疗师了解如何在儿童及其周围人与家庭的关系中构建关系能力。此外，这也为考虑结束治疗提供了信息（见后文）。从这个意义上说，与创伤儿童一起迈向结束的工作是关于促成一种自然的且促进成长的分离体验（Wittenberg，1999），即为儿童提供一种全新而深刻生活体验，让他们能够接受结束亲密关系的痛苦，而这种亲密关系又不是与他们的主要照料者之间最亲密的关系。

在与创伤儿童的工作中，由于儿童、他们的父母以及支持网络中的其他成年照料者，包括治疗师在内，都特别担心新的创伤事件的发生，因此主动避免再次创伤是一个特别值得关注的问题。如前所述，限时疗法的内置时间框架旨在保障儿童能够展开并参与治疗过程。因此，它增加了结束阶段作为对儿童和父母都具有关键性促进成长作用的机会，有助于巩固治疗中取得的成果（见后文）。特别是对于创伤儿童来说，它还旨在降低这一结束成为他们生活中又一次创伤性中断的风险。

将结束作为治疗过程中的一个重要主题嵌入，可以降低治疗提前终止的风险（Ogrodniczuk et al.，2005）——这种结束并非因为治疗目标已经达到，而是由其他情况所决定。与成人治疗相比，在儿童心理治疗中受到其他因素影响的风险要大得多。这并不奇怪，儿童是家庭的一部分，而父母在任何重要的家庭问题上都有很大的发言权，包括治疗的开始和结束。父母对家庭问题和如何最好地“解决”这些问题的看法，以及在财务或时间限制方面的不同家庭压力，都会在决定何时停止治疗方面发挥重要作用（Lanyado，1999）。此外，父母可能对治疗持有或多或少有意识的信念、期望、情感和观点，这些都可能导致治疗意外地提前终止。其他情况可能涉及儿童因难以应对计划内或计划外的中断而想要结束治疗，或者父母可能认为治疗缺乏进展而感到失望想要结束治疗。当然，治疗师对于治疗是否有帮助以及是否是儿童当下的正确选择持开放态度是很重要的。但对于经历过复杂性创伤的儿童，治疗师还需要特别留意防止提前或计划外的结束，因为这可能会对儿童造成巨大的二次创伤影响。

帮助父母和其他照料者观察并理解成长与变化

本书所介绍的有计划结束的限时疗法基于这样的假设：变化与成长在这一设定框架内是可能且可行的。这绝不意味着治疗师可以推卸责任——他们必须持续评估儿童与父母的成长和变化是否已达到结束治疗的标准，若未达到，则需要考虑其他措施。因此，再次强调，适时结束的工作并非始于结束阶段，而是在治疗过程中就需要在治疗师的脑海中扎根，并且治疗师要能够为父母和其他照料者提供支持，帮助他们成为儿童发展变化的良好观察者（见第5章）。如果与父母和支持网络的工作开展得足够好，就会提供无数的机会来共同反思儿童的存在与行为方式以及其中的所有成长或变化。对成长与变化可能呈现的样子有良好的理解，可以帮助父母和支持网络成员思考治疗过程，从而对是否继续或结束治疗的决定至关重要。例如，对于一些儿童来说，在分离发生时表现出不安的能力可能被理解为情感成长的重要标志，即使这种不安可能对成年人来说也难以应对。那么，治疗师如何帮助父母和其他照料者思考并决定何时治疗已经足够了呢?

什么时候治疗已经足够？从进一步发展的角度考虑成长和变化

一般来说，“改变的意愿和能力增强，在人际关系中成长，对生活更加开放”（Lanyado，1999，p.365），以及在面对新挑战时保持心智化“在线”的能力（Midgley et al.，2017），是考虑结束治疗的重要指标。可以说，“当孩子和父母能够以平常的方式继续生活时”（Ryz & Wilson，1999，p.401），或者儿童现在能够在日常生活中利用可获得的帮助时，治疗的主要目标就已达成。但对于经历过复杂创伤的儿童，这在具体工作中意味着什么，我们又如何支持父母、支持网络成员和儿童进行相关的考虑呢？

Mei-Lan似乎在治疗中进展良好：她不再那么受内心动荡的影响，能更好地控制自己的冲动；因此，她与养父母的关系也不再那么动荡。然而，Mei-Lan有时仍然情绪多变、喜怒无常——“Mei-Lan依然是Mei-Lan，”她的养父带着既温暖又无奈的语气说。在这个阶段，结束治疗已经成为与Mei-Lan及其养父母工作中的一个主题。在共同讨论或许不久后让治疗画上句号时，治疗师与Mei-Lan及其养父母达成一致，认为举行一次联合访谈以进一步探讨这一问题是个不错的主意。为了准备这次访谈，儿童治疗师邀请Mei-Lan谈谈她觉得哪些方面已经有所改善。她还与Mei-Lan讨论了仍然困扰她的事情——包括与养父母的关系——以及她希望他人如何在这些事情上给予她支持。在与治疗师初步探讨了这些问题后，Mei-Lan决定向养父母分享她作为“两个国家的孩子”的感受。在治疗师的协助下，她绘制了一幅包含两个国家（一个在欧洲，一个在亚洲）的画作。在联合访谈中，利用画作并在治疗师的支持下，Mei-Lan得以向养父母表达她那种“没有真正的归属”的感受。Mei-Lan的养父母认真倾听并回应说，他们真心希望给她足够的空间，让她成为她自己，成为她想要成为的人，并且在可能的情况下给予她帮助。Mei-Lan说：“我知道，但你们没必要总是问那么多问题；有时候，我更想自己琢磨琢磨。”她的养母热情地回应道：“Mei-Lan，我在这里学到的是，当我想知道你过得怎么样时，要多看看你，而不是总是问你过得怎么样。”

回到重点阐述：思考相关发展领域的变化

治疗师与家长和照料者的首要考虑是，治疗是否在焦点阐述（最好在整个治疗过程中持续进行了调整；见第5章）中商定的几个发展领域给儿童带来了变化和进展。除了儿童在治疗方面的成长外，还必须考虑父母和支持网络在支持儿童克服困难和在这些领域促进儿童发展方面是否有所成长。在表9.1中，我们总结了四个发展领域中每个领域的一些一般性成长迹象，并同时考虑了过程和内容两个方面。

表9.1　儿童和照料者在四个发展领域的治疗性成长迹象

儿童的治疗性成长	照料者的治疗性成长
儿童已经发展或重新获得了以更成熟的方式玩耍、表达和表征内心世界的能力（过程）。儿童能够与那些契合其对自身、他人以及生活经历的感受和想法的主题、图像或故事产生共鸣，这有助于其与他人分享并产生联系（内容）。	父母和其他照料者已经发展出对儿童在表达和表征内心世界方面所面临困难的创伤知情性理解，并具备在这一领域支持儿童的能力（过程）。他们能够理解儿童的内心体验，能够与儿童交流思想和感受，并能够镜映对儿童的理解（内容）。
儿童已经发展或重新获得了以更符合年龄的方式调节唤醒、情感和情绪的能力，或者能够借助成熟的成年人来实现这一点。儿童能够识别和管理与创伤相关的失调（例如，战斗、逃跑和冻结机制；过程）。特定的温暖和爱的感受，以及焦虑、愤怒、悲伤或哀悼（内容）可以被涵容并得到处理。	父母和其他照料者已经发展出对儿童在调节唤醒以及以适当方式表达情感和情绪方面所面临困难的创伤知情性理解，并具备在需要时共同调节儿童情绪的技能（过程）。他们能够理解并涵容儿童情感和思维世界的特定动力（内容），并且能够成为促进儿童成长的伙伴。
儿童已经发展出更广泛的能力，能够以新的、更成熟/灵活/积极/互惠的方式与成年照料者和同龄人建立关系（过程）。儿童能够承受并享受与他人的关系，并开始理解他们在关系中的感受及思考关系的体验（内容）。	父母和其他照料者已经发展出对儿童在与他人建立关系方面所面临困难的创伤知情性理解，并具备支持儿童人际功能的技能（过程）。他们能够理解儿童特定的关系动力，并支持儿童感受和思考他们如何体验关系（内容）。
儿童已经发展出更好的方式来识别内在（例如，身体上的）体验，形成了更好（更积极、更连贯）的自我意识和身份认同，并能更好地应对关于他们个人经历的问题（过程）。儿童在生活中与让他们感到充满活力和满足的事物保持联系，并发现和探索这些重要的生活领域（尤其是爱好和兴趣；内容）。儿童能够参与到探索自己是谁、在生活中有什么梦想以及拥有他们特定的个人经历意味着什么的活动中。	父母和其他照料者已经发展出对儿童在自我意识和身份认同方面所面临困难的创伤知情性理解，并具备在这一领域的不同方面支持儿童的能力（过程）。他们理解儿童的特定兴趣和梦想，对儿童的渴望和梦想表现出好奇和关注的态度，并支持儿童的选择（内容）。

在前面提到的会话中，Mei-Lan展现了她表达内心世界重要方面的能力。她能够描绘出“作为Mei-Lan”的一个核心方面，即她是两个国家的孩子，并且她能够表达出她渴望拥有空间去“独自”探索“她是谁”。她的养父母和治疗师回想起治疗开始时Mei-Lan的情况——非常“粘人”且控制欲很强——现在的变化是一个巨大的飞跃。

治疗师必须牢记，治疗性成长并不等同于“一劳永逸地治愈儿童”。在与经历过复杂创伤的儿童工作时，治疗成效应从动力发展的角度来定义，而不是在每个发展领域都取得绝对且既定的进展。进步意味着儿童能够在没有治疗师在场的情况下继续成长前行，而不是到达某个早期创伤的影响被完全抹去的“最终目的地”。如果治疗帮助儿童在一个或多个之前发展受阻的领域取得了实质性的进步，并且儿童能够在面对新的挑战时——通常是在父母或其他照料者的支持下——运用这些新能力，那么治疗就可以被认为是“有效的”。以Mei-Lan为例，我们在她表达内心世界方面的能力上看到了最大的提升。我们还看到，她在调节唤起和情绪以及与他人建立关系方面的能力也有所提高。然而，Mei-Lan的调节能力和人际关系能力的“成就”在压力下仍然脆弱，尽管失调的时候变得不那么频繁，持续的时间也更短，正如她的养父母在家中所体验到的。至于Mei-Lan的自我意识和身份认同，所有参与其中的成年人都意识到还有很长的路要走。

这也意味着，不仅要看是否出现了积极的变化，还要评估这些变化在多大程度上得到了巩固。这些变化是新近获得且不稳定的，还是儿童已经在多个场合练习过这些新技能？这些变化是否被儿童“拥有”；是否已经感觉像是“他们自己的”了？有时，变化会先在游戏治疗室中出现，然后才能在家庭中观察到。那么，我们可以推断，儿童仍在治疗关系和环境中尝试新的体验、关系和行为方式（例如，寻求帮助，思考作为寄养或领养儿童的身份），然后才准备在治疗室外尝试这些技能。在这种情况下，儿童治疗师的评估和与父母工作的治疗师的合作将尤为重要。另外一些情况下，儿童会首先在家庭环境或治疗室外的日常生活的其他情境中（例如，在学校表现更好）显示出变化的迹象。那么，父母工作治疗师与父母和支持网络进行的工作将特别有助于考虑结束或继续治疗。在任何情况下，两位治疗师之间密切合作的重要性，贯穿于所有三轨道的治疗工作（见第4章），延伸到了结束工作的阶段（甚至可能超出，见后文）。

> 上述访谈还表明，Mei-Lan的养母已经能够更好地尊重Mei-Lan的意愿，让她按照自己的节奏做事，而不是过度干涉她的愿望，以确保她“没事”。从父母工作者的角度来看，想起最初母亲曾焦虑地想知道女儿心中的一切想法，并想帮她解决每一个小问题，如今的变化被认为是她对养女及其脆弱性的态度的巨大转变。

在基于心智化的创伤知情工作中，与父母及支持网络工作的目标是促进和支持儿童照料者的成长，使他们能够更好地满足儿童的发展需求。换句话说，我们希望看到成年人的成长，使他们具备必要的技能和资源，以便在儿童成长的过程中与他们并肩前行（见表9.1）。

在这种情况下，父母的成长与他们日益增强的涵容和应对育儿担忧及焦虑的能力密切相关，例如，在面对儿童“非典型”发育的行为时。随着人们逐渐意识到儿童接受治疗和父母接受咨询并不意味着能带来无忧无虑的家庭生活，这种认知往往会推动一个过程——父母更深刻地接受养育一个发育更为脆弱的儿童的现实，并更恰当地涵容儿童的特殊性。这种改变的视角和态度是实现“在心中深爱并抱持孩子”与“放手”之间新的、更恰当平衡的先决条件（Lanyado，1999，p. 358），儿童需要学会何时寻求父母的陪伴和帮助，何时依靠自己，正如Mei-Lan的情况那样。

展望未来：评估治疗后进一步成长和变化的能力

除了评估儿童和家庭功能的预期变化是否已经足够巩固外，治疗师还需要考虑父母和其他重要照料者是否已经发展出足够的能力来支持儿童的进一步成长（在一开始被转介时他们可能无法做到）。这一点很重要，因为这能增加治疗效果得以持续和巩固的可能性，即便治疗支持已经结束。这可能涉及照料者观察儿童（例如，察觉到压力过高，困难可能会出现）、思考儿童的需要，以及能够观察自己的内心活动（可能是对儿童行为的反应，也可能是源于他们自身的问题）的能力。对于父母而言，这还包括即使在与儿童关系紧张的情况下，也能保持心智化“在线”，并能够自主应对心智化崩溃的能力。他们能否处理误解并在关系破裂后修复关系？当出现新事件或挑战时，父母是否仍然需要治疗师的心智化支持，或者他们是否对新挑战有信心，并能够找到自己的创造性的解决方案？

对于遭遇过创伤的儿童而言，能从积极且建设性的照料关系中获益的能力尤为重要。因此，治疗师需要考虑儿童是否更能利用父母和其他照料者提供的支持，以促进进一步的恢复和成长。以Mei-Lan为例，她养父母的接纳和温暖的态度是重要的基础，但他们对Mei-Lan自己的想法和感受不断增长的好奇心和开放性，证明了他们能够持续涵容Mei-Lan的心灵。同样，Mei-Lan愿意与养父母分享她内心世界中脆弱的一面，也证明了她对与他们关系的信任感在不断增长。

当生活事件发生时：将意外的结束转化为或多或少有计划的结束

除了治疗过程中发生的变化与成长外，有时儿童、家庭或治疗师生活中的外部因素也会在思考和规划结束阶段时发挥作用。儿童的发展并不总是如预期般展开，生活也很少是完全可预测和可计划的。这意味着，有时我们不得不协商一个从儿童角度来看“并非最佳时机”的结束阶段，然而考虑到整个家庭的情况，结束治疗可能仍然是一个明智的决定。例如，父母可能对儿童已经取得的进展感到满意，并对继续治疗感到负担沉重，而治疗师则认为儿童仍然深度参与治疗过程。这种情况可能发生在家庭中最棘手的行为调节问题已经缓解，家庭生活变得更加顺畅和愉快，但在治疗中，儿童最近才开始谨慎地表达关于被照顾的复杂感受。在权衡了利弊之后，父母决定结束治疗，因为繁忙的家庭和工作让他们感到压力巨大。在某些情况下，尊重父母的决定并同意结束，以保持已经取得的成果，可能比坚持继续治疗更为妥当，否则可能会失去父母的积极参与以及已经取得的发展成果。尽管如此，儿童治疗师或许能在理智上认同这一决定，但在情感上可能会感到悲伤或失望，同时还需要容纳儿童对于这种结束方式的复杂情绪。其他未预料到的不得不结束治疗的情况可能与治疗师自身有关，例如治疗师搬家或换工作。

无论意外结束的源头是什么，这都“可能会强烈地提醒治疗师儿童患者在决定自己的生活时是多么的脆弱和无助”（Lanyado，1999，p. 363）。此外，当治疗不得不在一个对儿童来说感觉“太早”的时间结束时，他们也可能试图通过将这些无力感和无助感投射到治疗师身上来应对（Lanyado，1999）。在与创伤儿童工作时，这些过程可能会格外强烈，因为治疗师可能会对儿童反复经历的对生活中发生的事情缺乏控制感产生强烈的共情。反过来，这可能会进一步削弱治疗师在协商治疗过程结束时支持儿童和家庭的能力，使他们难以以一种“足够好”的方式体验结束。矛盾的是，在这种情况下，治疗师将有一个特别重要的任务，即在某种程度上，将一个计划外的结束转变为一个更有计划的结束（Lanyado，1999）。在实践中，这通常落脚在治疗师（们）试图向父母传达多几次会谈（即使只有一次）的重要性，这些会谈是为了更好地结束与儿童以及父母的工作。这将有助于在一定程度上缓解突然结束带来的冲击，通过谈及构成“正常”结束阶段一部分的重要主题（见后文），在必然加速的时间框架内，使人们能够感受到一些结束的意味。

迈向告别

当结束的自然进程变得切实可想象时

正如前面提到的，思考和讨论结束这一主题通常在与父母的工作中比在与儿童的直接工作中要早得多。在与父母以及支持网络的工作中，随着治疗的推进，照料者能够观察和体验到儿童发生的变化和成长，这些常常成为谈话的主题。因此，关于结束的问题，或者说关于是否继续进行以及从进一步工作中可以期待什么的问题，通常会自然地出现在这些对话中。这和与儿童的直接工作非常不同。当儿童对治疗师产生依恋，并开始感受到生活中的事情变得更好时，他们并不总会立即意识到“不再需要治疗”或“想要结束”。在儿童治疗师向儿童介绍这个话题之前，关于结束的考虑和决定通常是在照料儿童的成年人（父母和支持网络，包括治疗师）之间的对话中做出的。在与经历过复杂创伤的儿童工作时，与照顾儿童的成年人达成关于结束的共识尤为重要，以避免任何分歧对儿童结束治疗的体验产生负面影响。

这种共识主要涉及“考虑结束治疗是否是一个合适的时机”，基于前一节中描述的考虑因素。结束阶段的具体方式（需要多少时间、多少次会谈等）仍然可以思考和讨论，同时也会考虑到儿童的观点。在我们的经验中，当思考具体何时结束治疗时，父母和其他照料者通常会利用儿童或家庭生活中相对“自然”的过渡时期。有时，有人会建议在“即将到来的暑假（复活节/圣诞节）假期”或“9月底，孩子适应了新学校/老师之后”结束治疗。治疗结束的时机没有硬性规定——既不必刻意与其他结束重合，也不必为了帮助孩子过渡而刻意延长，但提供这些可能性作为“思考的素材”可能有助于成人和儿童感受并思考什么最适合他们的需求。例如，一个儿童可能想奋力一跃，“我想重新开始，我想独自一次性做到这一点”，而成人照料者也相当有信心，认为这在儿童的能力范围之内；而另一个儿童可能对同时进行多个过渡感到相当焦虑，并且觉得在新情况变得足够熟悉之前，有治疗师可以依靠是个不错的主意。通常只有当结束治疗这一主题在成人照料者的脑海中变得“真实”时，反思才会转向更具体的方面，比如结束治疗的时机和所需的会谈次数。

帮助父母对亲子关系充满信心，相信自己作为父母的能力，并依靠支持网络

对于父母而言，一旦结束治疗成为切实可行的选项，多种复杂的情绪很可能会显现出来。例如，他们可能会感到宽慰，因为儿童“已达到足够好的状态”可以结束治疗，且每周的治疗访谈不再占用家庭的时间和（如有相关）财务资源。另一方面，通常也会出现担忧甚至焦虑，即当治疗师不再在身边时，儿童和家庭是否能够维持已观察到的成长和变化。在与父母的最后几次治疗访谈中，为父母创造空间并支持他们处理这些情绪是治疗师的重要任务。回顾父母“更好地了解孩子”或“感觉与孩子更亲近并拥有更好的亲子关系”的经历可能会有所帮助。

随着治疗的深入，Youri和他的寄养母亲找到了更有效的互动方式。Youri的寄养母亲感到尤为欣慰的是，她观察到Youri逐渐能够清晰地表达自己的想法和困扰。她提到Youri有能力谈论自己与其他家庭成员“不同”的感受，尽管大家都希望他“完全融入家庭”。Youri的寄养母亲补

充道，她认为Youri更好地表达自己的想法帮助他减少了愤怒情绪和发脾气的情况。

尽管母亲感到安心，但Youri与寄养父亲的关系仍旧比较困难。Youri对寄养父亲抱有极高的期望，当寄养父亲无法从学校接他时，他会感到极度失望。幸运的是，他们对汽车有着共同的热情，这为寄养父亲提供了与Youri建立积极互动的机会。通过找到与Youri建立联结的独特方式，两位寄养父母可以审慎地开始考虑结束治疗。

随着治疗接近尾声，提醒家长他们作为父母是如何成长的可能会有所帮助，例如，父母已经能在儿童情绪失调时帮助他们重新平静下来，或在面对高压情境时仍能保持冷静并以一种谨慎的方式做出回应。这些在没有家长工作者的情况下仍能独立解决问题的经历可以极大地增强创伤儿童父母的力量感。当家长工作者明确肯定这一点时会更有帮助。在这方面，让父母放心也很重要，他们并不会真正“失去”治疗师的支持，因为他们可以依靠从与治疗师的会面中学到的资源。同样重要的是，治疗师与父母明确地讨论在需要时仍然可以依靠家庭周围的支持网络，或者与他们一起思考如果支持网络没有提供他们理想中想要的支持，他们将如何应对。

在与父母的最后几次治疗会谈中，回顾与展望常常交替出现。回顾可能包括重新审视家长工作中的积极时刻以及困难或消极时刻，作为对这些时刻的标记。从父母的角度来看，哪些方面是有帮助的？他们觉得哪些方面不足？他们曾经期望或双方同意的目标中，有哪些他们觉得未能实现？重要的是，治疗师能够以一种非防御性的方式探索这些失望，以帮助治疗走向一个更现实的结束。展望未来，可能涉及思考和谈论结束治疗将获得什么以及父母觉得将失去什么。此外，与创伤儿童的父母一起展望未来，还应包括一起思考和讨论“旧”问题在生活的后期阶段被重新激活或出现新困难的可能性。家庭可以寻求哪些人或服务机构的帮助？他们会如何回应？在治疗结束后，创伤儿童家庭可以获得什么样的治疗支持将在后面的部分进行讨论。

在短期内，可能也很重要的是，需要提醒父母和支持网络，儿童可能会因为听到照料者“正在考虑是否结束治疗”的消息而暂时再次表现出更多症状性或问题行为。这有望帮助父母或其他照顾者在遇到这种情况时保持冷静，并且鼓励他们将此问题带到谈话中来。

与儿童协商结束的具体时间

如前文所述，当结束治疗的主题成为成人对话的一部分，并就一个可能“好”的时机达成共识时，这一主题也会被引入与儿童的工作中，以便让儿童能够积极参与思考从他们角度来看什么是“好”的时机。一旦所有人就一个具体的时刻或时间段来结束治疗达成一致，治疗师会邀请儿童就如何组织和规划最后几次治疗会谈表达他们的观点。

儿童对结束治疗的想法可能会表现出不同的反应方式（见后文），但根据经验，当前的治疗模式在治疗的结束阶段平均会与儿童进行三到五次治疗访谈。这样做的理由是，再次为儿童提供足够的时间来处理与一个在他们的生活中变得重要的人道别的感受和任务，以一种能让这些进程得以稳固推进的速度，而非徒劳地过度拉长这个过程。话虽如此，治疗师可以与儿童一起思考和讨论，三次治疗访谈是否是他们一起度过的“好”的时间，或者五次治疗访谈是否会更好以及为什么。治疗师也会尝试了解儿童对最后几次治疗访谈间隔的看法。有些儿童可能更倾向于保持每周一次的频率，以便保持熟悉的节奏，并且也许不想“不必要地”延长不可避免的结束过程的痛苦。其他儿童可能表示希望与之前的治疗阶段相比，降低最后几次访谈的频率，以便更逐渐地“淡出”治疗。治疗师可能还需要触及儿童是否觉得“强化会谈”（见后文）会有帮助的话题。

与父母一样，思考和谈论结束治疗可能会在儿童身上引发许多复杂的情绪反应，这些情绪反应将影响他们表达对结束治疗看法的方式和内容。在邀请儿童分享这一观点时，治疗师不会盲目跟随，而是会尝试考虑儿童偏爱一种“结束形式”而非另一种或想要一种方式而放弃另一种的潜在动机。通常，这种考虑会要求儿童治疗师与家长工作者和支持网络进行协商，以增加在促进成长的方面采纳儿童提议的机会，并降低风险（例如，与儿童的回避行为合谋）。

当治疗师邀请Youri分享他对结束治疗的看法时，他表现出明显的焦虑。他“真的想要五次治疗访谈，而不仅仅是三次！”并要求每两周来一次，而不是每周一次，“以获得更多时间”。在治疗师向他保证这可以是一个选项后，Youri的思绪飘到了他来治疗的经历：他谈到了“来这里的感觉”。他犹豫着告诉治疗师他第一次走进治疗中心时的情景：“那是一个如此奇怪和巨大的建筑；我以为它是一种‘机构’或孤儿院，我必须住在这里睡觉。”治疗师对此感到惊讶，并被Youri将这些想法和焦虑深藏于心、独自应对这么长时间的方式所触动。尽管如此，她很高兴他现在能够与她分享这些。

回顾他的治疗，Youri称之为“我学会说话的地方”，他的“艺术作品”（见后文）画的是游戏室里他经常坐下来谈论事情的小桌子。“你知道当我在操场上感到害怕时，我去找Mary（学校心理学家）吗？这是我自己的想法，我完全自己做的！”Youri说，强调了他获得的谈论体验的能力。

在这些最后的治疗访谈中，Youri似乎在品味“在这里”的感觉，并尝试“不再在这里”的感觉。不出所料，Youri明确接受了在未来两年每六个月进行一次“强化会谈”（见后文）的想法。

在请求并获得“更多时间”的过程中，Youri被赋予了对治疗结束的一定掌控感。这有助于缓解他在面对治疗关系即将结束时的焦虑。他能够展示内心正在发生的事情，甚至处理一些当他被带到这个新地方（治疗中心）和面对生活中新成年人（治疗师）时的最初的焦虑。通过利用强化会谈保持与治疗师的联系，似乎有助于他将从她那里学到的东西转移到其他关系中，例如与学校心理学家的关系。他“学会了说话”并能够将这种能力转移到其他情境中，这被视为一项重要的成就，治疗师希望通过同意Youri结束治疗的“条件”来见证并确认这一点。

与儿童一起规划结束治疗访谈

当治疗师与儿童就最后几次治疗会谈的时间（次数和间隔）达成共识后，治疗师会邀请儿童思考和讨论他们希望如何共同度过这些最后的治疗会谈。儿童的反应再次提供了一个窗口，让治疗师了解“说再见”对儿童的意义。例如，儿童可能希望与治疗师“举办一个派对”，这表明他们可能倾向于将积极情感置于核心位置，或许是为了避免更消极的情感（如悲伤、愤怒）的涌现。同一个儿童可能会非常坚持认为治疗师应该是组织派对并带来所有好东西的人。或者相反，儿童可能在思考如何组织派对时表现得非常合作。治疗师需要以敏锐的耳朵倾听这些表达如何揭示儿童试图理解即将到来的分离，从而为治疗性回应提供依据。

在考虑儿童的视角时，治疗师会在努力平衡儿童视角的同时，充分强调结束一段重要关系的意义。治疗师可以通过邀请儿童思考接受治疗对他们意味着什么（回顾过去）以及不再来治疗对他们意味着什么（展望未来）来做到这一点，正如Youri的治疗师所做的那样（见前文）。一个有效的方法是邀请儿童创作一些东西，来表达他们在治疗经历中最重要的感受。

当治疗师邀请Jemal创作一些关于治疗的内容时，他最初以夸张的方式翻了个白眼。不过治疗师已经了解到这是Jemal表达情感困难以及参与情感活动的方式。她温和但坚定地坚持让他完成任务：“我知道并且可以看出这不是你最喜欢的活动，但我认为在我们告别之前，思考一下治疗的意义真的很重要。”Jemal决定以“治疗游戏”为主题进行创作，灵感来源于治疗过程中他常玩的桌游“人生游戏”。在这个游戏中，玩家落脚的每个方格都需要他们做出关于人生的决定（例如，上大学或开始工作、结婚、生孩子）。Jemal模仿了这个桌游，并将他的治疗游戏中的方格命名为他与治疗师关系的各个阶段：“在一起不说话”“一起玩”“敢于提问”“一起开心”等。这对他来说是一项艰巨的工作。治疗师对Jemal表达他们之间关系动力的演变的准确性感到惊讶。Jemal花了两节治疗会谈来制作桌游；当工作完成后，他似乎决定治疗已经结束。在最后三次治疗会谈中，Jemal想玩他的桌游，但对治疗师却相当冷淡。考虑到Jemal处理困难情绪的方式，他不想利用任何“强化会谈”（见后文）也就不足为奇了。

Jemal以其典型的回避性风格，通过图像表达了他如何逐渐开始信任并依恋治疗师，将治疗师视为生活中新的成人照料者。在他个性化的桌游“人生游戏”中，Jemal表达了他如何体验这段关系的发展，从疏远和沉默，到感到更安全并敢于向治疗师提问，再到他们可以一起享受温暖和积极的关系。治疗师在这些治疗会谈的记录里写道：“Jemal在这项任务中仍有困难，但在我们制作他的游戏的两个治疗会谈中，我们之间有了真实而积极的接触。”对Jemal来说，与成人照料者建立依恋似乎已经成为一种更自然和积极的体验。另一方面，Jemal的告别方式也显示了他仍然在体验亲密感方面存在困难，因为随着结束的临近，他感到有必要再次与困难的情感保持距离。

同样，最后的治疗访谈也是治疗师邀请儿童一起思考和讨论他们希望如何处理儿童个人抽屉或盒子中的物品的好时机。儿童想带走什么？他们希望治疗师保留和照料什么？儿童想丢弃什么？再次，通过以敏锐的耳朵倾听儿童的表达，治疗师可以尝试辨别儿童在不得不告别时的感受和体验。

在最后几次治疗中，Lisa对结束治疗表达了强烈而复杂的感受。她开始“谈判”：“不，不，我们不是只剩下三次治疗了，我们还有五次”“不，我不想在复活节假期结束，我想在暑假时结束”，似乎试图控制即将到来的丧失。与此同时，Lisa也会自豪地谈论对即将就读的新学校的期待，并兴奋地表达她正在制定的新计划和即将举行的活动。她有时会退行，躺在地板上不知所措，有时则会翻看她那装满东西的盒子，选择她想带回家的东西和她想留下的东西。

当被邀请创作一些关于她的治疗经历的东西时，Lisa立刻知道了她想做什么：一个拼图，每一块拼图都代表她自己的一部分。还有一些时候，她会翻阅自己的“生命之书”，这是她在治疗过程中与治疗师一起拼凑起来的。治疗师事后写道：“在这些治疗中，我们彷佛一起在拼凑Lisa本人。”

似乎对Lisa来说，结束的临近引发了她在起初被转介时强烈而复杂的淹没性感受；仿佛所有激烈的感受在这最后的五次治疗访谈中再次将她淹没。

对Lisa来说，结束治疗的阶段以回顾各种经历并“理清头绪”为特征。对丧失的“想念”和悲伤之情与深深的困惑交织在一起，既有对独自做事和进入人生新阶段的骄傲感，也有被看见、被倾听和被理解所带来的持久的温暖和亲密感。

在同样的范畴，治疗师应考虑给予儿童一些与治疗相关的有形物品，作为“过渡性客体”（Winnicott，1958）。这可能是游戏室中的某样东西，象征着在治疗过程中对儿童非常重要的事物，或者它的图片。也可能是治疗师写给儿童的带有个人寄语的卡片，或者提醒儿童约定的“强化会谈”的卡片（见后文）。如前所述，有时儿童会想为治疗师留下一些有形的东西。例如，他们个人抽屉或盒子中的作品，或者他们在最后几次治疗访谈中制作的东西。在所有这些情况下，治疗师不仅要感谢儿童的“礼物”，还要尝试与儿童探讨这对他们意味着什么，并承认与儿童的工作对治疗师意味着什么。关于后者，治疗师可以分享一些关于她如何认识儿童或她如何体验一起工作的经历。分享的内容涉及积极的经验（例如，“我很高兴我们能一起工作”）或对儿童未来的祝愿（例如，“我真的希望并相信你在家里和学校都会做得很好”）。治疗师也可以提到已经克服的困难（例如，“还记得每次你妈妈离开时你有多焦虑吗？我很高兴看到你现在如此自信”）或儿童在面对新挑战时可获得的帮助（例如，“我相信你的爸爸妈妈会知道你什么时候需要帮助”）。最后，治疗师明确表达关于告别的复杂感受可能也很重要（例如，“我会想念我们一起的会面，但我很高兴你和你的家人做得很好，不需要再来了”），特别是对于那些难以承认这种感受的任何一端或两端的儿童。

治疗结束后的治疗支持

在最理想的情况下，治疗不仅帮助儿童及其家庭克服了他们转介时的困难，还帮助他们发展或重新获得了必要的技能以面对新挑战以及利用日常生活中可获得的帮助。对一些儿童来说，情况确实如此。然而，对于那些经历过复杂创伤的儿童，治疗成果和成就往往更为脆弱，尤其是考虑到新挑战可能作为创伤触发因素并激活非心智化模式（见第2章）。因此，通常需要考虑治疗结束后的治疗支持，因为它“可能在‘巩固工作成果’方面发挥关键作用——提供一个安全基地，在需要时返回，并简单地确认他们之间所发生事情的重要性”（Lanyado，1999，p.366）。一般来说，按照本书提出的治疗模型，治疗结束后的治疗支持可以通过三种可能的方式提供：在结束与儿童的直接工作后，与父母和/或支持网络进行“延长”的工作；作为结束阶段的一部分安排一段时间的“强化会谈”；或稍后某个时间重新开始治疗阶段。对于某些创伤儿童来说，可能需要采用三轨疗法之外的其他方法或更多一步的干预方案。

与父母和/或支持网络的“延长”工作

有时，与儿童的直接工作结束了，但与父母和/或支持网络的工作还会持续一段时间。这可能发生在父母仍然对自己的能力感到不确定，担心在没有治疗师心智化支持的情况下无法维持治疗成果时。治疗师可能会为父母提供额外的会谈，以跟进儿童在治疗结束后的发展情况，支持父母应对儿童可能因治疗结束而出现的退行行为或其他症状恶化，并跟进事情是否进展顺利。对于儿童即将面临生活事件（例如转学）或进入中学/青春期的家庭，继续与父母工作一段时间也是一个不错的选择，因为可以预期儿童和成年人都会面临新的（情感）挑战。如果父母对自己的能力感到怀疑，担心无法应对新阶段以及儿童和家庭生活中这一新时期的挑战，那么在一段时期内保持联系可能会有所帮助。

作为安全网的强化会谈

在讨论结束治疗时，治疗师会考虑将强化会谈作为“安全网”的选项。特别是当儿童或家庭表示结束（尽管已经达成共识）似乎意味着事情“进展太快”或“失控”时。强化会谈可以帮助使“告别”更加渐进，从而显得更加“可控”。对于治疗师评估认为可能从这种安全网中受益的家庭，可以将强化会谈作为结束阶段的一部分。与儿童的强化会谈可以采取每三个月或六个月一次共三到四次访谈的形式，或者“五次通行证”，让儿童在觉得需要时可以随时请求进行强化会谈。在Youri的案例中（见前文的小故事），能够每年来见治疗师两次，带上他的素描本并谈论“事情进展如何”和“他的生活如何”对他来说似乎很重要。同样，父母的强化会谈可以安排为每学期一次，持续一年左右，或者采取“按需”的五次会谈形式。

面对新的发展挑战，开启新的治疗阶段

考虑到一些创伤儿童所面临的严重发展问题，新的发展挑战或生活事件可能会再次使儿童和/或家庭暂时或更持久地陷入不稳定状态。向父母保证，当“旧”的或新的问题出现时，未来仍能获得专业支持，这对于那些发展仍然脆弱的儿童的父母来说，尤其能减轻他们的压力。此外，当父母和/或儿童感到问题超出了他们的能力和资源时，可能就需要进入一个新的治疗阶段。

这种情况可能发生在儿童的发展水平仅允许他们修通创伤和发展问题的某些方面，而进一步修通其他方面和/或在更高级别的问题将需要儿童获得更高级的发展能力后进行进一步的心理治疗工作。创伤经历和发展问题的处理程度取决于儿童当时的年龄和发育水平所能达到的能力。例如，像Mei-Lan（见前文案例）这样的七岁儿童，可能已经在心理治疗中努力处理调节和依恋问题，达到了她七岁的认知和情感能力所允许的程度。儿童在治疗过程中常常会达到一个平台期，可能需要时间来整合已经取得的成就。在之后的生活阶段中，可能会出现与儿童早期创伤经历相关的问题，导致不恰当的行为或症状（再次）显现，这时需要根据他们当前的发展水平和需求（例如，身份认同问题）进行进一步的治疗。

另一个（有时交织在一起的）重新进入治疗阶段的指征可能是，当儿童持续发展的脆弱性可能会严重妨碍他们成功应对新的发展任务时。这种情况可能出现在青春期，其发展挑战对具有复杂创伤史的年轻人及其家庭尤其具有压力。例如，在中学阶段，对自我调节和自主性的高要求可能会促使（家庭）再次寻求治疗支持。

在治疗结束大约两年后的青春期早期，Jemal的养父母因为他在中学遇到的困难而再次寻求咨询。Jemal反抗权威，导致他与老师的关系很紧张，他拒绝做作业，结果被多次留校。在小学时，Jemal的老师非常了解他，似乎总能找到方法一次又一次地重新与他建立联系，并克服任何困难。然而，在他的新中学，Jemal的行为使他失去了所有老师的信任，老

师们期望他能表现出更多的自主性，但很快对他失去了耐心。他陷入了一个恶性循环：行为不良、受到惩罚、再次行为不良，并以“每个人都在生他的气”为理由为自己辩解。这种对创伤经历的重演使他的父母感到对Jemal的行为失去了控制，并在试图“协调”养子和学校之间的关系时感到无助。此时，Jemal似乎几乎无法被触及，这源于他深刻的认知不信任的重新激活。

于是父母与学校的会议被提上日程，以便重新审视Jemal的学业轨迹。学校的心理学家成功获得了Jemal的信任，他告诉她，当前的安排对他来说过于苛刻和困难，并且他觉得去参与学校活动和做作业“毫无意义”，因为他“反正会失败”。大家一致认为，转向一个更注重技能的培训可能是从这个危机中打破僵局并向前迈进的最佳途径。Jemal感觉好像被给予了“一个新的机会”，并且他体验到新老师对他的态度是“严格但公正的”。尽管有人讨论Jemal是否应该回到治疗中，但最终决定“等等看”，治疗师为他的养父母提供一些强化会谈，以支持他们度过这个充满挑战的时期。

超越三轨道的疗法：当需要更多或其他干预时

对于一些遭受创伤的儿童来说，在治疗过程中可能会发现，三轨道疗法所提供的治疗并不充分或并非“最佳”治疗选择。这种情况可能发生在儿童因生活中的重大变化或压力源而表现出严重的（症状性）恶化时，或当儿童因新的发展挑战而暴露出严重的脆弱性时。在这些情况下，重要的是及时捕捉这些信号，并能够依靠围绕儿童和家庭形成的心智化支持网络进行深入思考。当共同做出决定后，治疗师的重要任务将是支持儿童和家庭从当前治疗过渡到新的“计划”，在某些情况下，这可能涉及（半）住院治疗或长程/开放式治疗。

总结性思考

在当前针对创伤儿童及其照料者的治疗模型中，结束阶段的工作被认为是重要且复杂的，正如整个治疗过程中的工作一样。我们的目标是实现这样一个结束阶段：治疗过程可以以一种最佳的方式结束，使儿童及其成年照料者所进行的治疗工作和取得的治疗成果能够得到最大程度的巩固。对于经历过复杂创伤的儿童来说，合作迈向达成一致的结束方式尤为重要。这种方式可以最大限度地使结束过程被体验为一种自然且本质上积极的成长经历，从而抵消二次创伤的风险。即使实际的结束过程并不总是如此清晰，牢记这些目标可以为有时需要做出的关于“最佳做法”的艰难决策提供依据。这实际上要求所有参与的成年人——包括父母以及支持网络成员和治疗师——从一开始就承担起治疗工作，直到告别的那一刻（对于一些儿童来说，甚至还要更久）。

由于与创伤儿童及其成年照料者进行治疗的复杂性和伴随的强烈的情感唤起，我们有时可能会“忘记”这种工作的巨大价值和回报。参与一个儿童的原始“伤口”愈合成“疤痕”的过程（Vliegen et al，2023）——无论这些疤痕可能多么敏感——以及支持父母和其他成年照料者重新获得与创伤儿童生活和工作的掌控感和乐趣，正是“将绝望转化为希望”的核心（Lanyado，2017）。即使治疗未能解决所有问题，这些儿童和家庭中的许多人也不会过上“无忧无虑”的生活，但他们会获得一个更现实且充满希望的视角，过上更宜居、更愉快的生活，并且由此对心理健康服务产生一种本质上积极的体验，这可能会在未来需要时降低寻求专业帮助的门槛。鉴于这一群体中的儿童和家庭至今仍处于服务不足的状态，后者本身就可以被视为一项“成就”。

参考文献

Fonagy，P.，Campbell，C.，Constantinou，M.，Higgitt，A.，Allison，E.，& Luyten，P.（2021）. Culture and psychopathology：An attempt at reconsidering the role of social learning. *Development and Psychopathology*，1-16. https：//doi.org/10.1017/S0954579421000092

Lanyado，M.（1999）. Holding and letting go：Some thoughts about the process of ending therapy. *Journal of Child Psychotherapy*，*25*（3），357-378.

Lanyado，M.（2017）. *Transforming despair to hope. Refections on psychotherapeutic process with severely neglected and traumatised children.* Routledge.

Midgley，N.，Ensink，K.，Lindqvist，K.，Malberg，N.，& Muller，N.（2017）. Moving toward goodbye：Endings in time-limited MBT-C. In *Mentalization-based treatment for children. A time-limited approach*（pp. 185-200）. American Psychological Association.

Ogrodniczuk，J. S.，Joyce，A. S.，& Piper，W. E.（2005）. Strategies for reducing patientinitiated premature termination of psychotherapy. *Harvard Review of Psychiatry*，*13*（2），57-70.

Ryz，P.，& Wilson，J.（1999）. Endings as gain：The capacity to end and its role in creating space for growth. *Journal of Child Psychotherapy*，*25*（3），397-403.

Vliegen，N.，Tang，E.，& Meurs，P.（2023）. *Children recovering from complex trauma：From wound to scar.* Routledge.

Winnicott，D. W.（1958）. *Collected papers：Through pediatrics to psychoanalysis.* Tavistock.

Wittenberg，I.（1999）. Ending therapy. *Journal of Child Psychotherapy*，*25*（3），339-356.

英中文名词对照表

anxious-ambivalent attachment	焦虑-矛盾型依恋性
attachment disorder	依恋障碍
attachment trauma	依恋创伤
Attention Deficit Hyperactivity Disorder, ADHD	注意力缺陷与多动障碍
avoidant attachment	回避型依恋
biopsychosocial trap	生理-心理-社会陷阱
booster sessions	强化会谈
broaden-and-build cycle	拓展-构建循环
case formulation	案例阐述
comorbidity	共病
conduct disorder	品行障碍
coping and defence mechanisms	防御机制
developmental trauma	发展性创伤
disintegration	解体
disorganised attachment	混乱型依恋
displacement	置换
diversity-sensitive approach	多元敏感性方法
double deprivation	双重剥夺
draw-and-tell technique	绘画和讲述技术
early adversity	早期逆境
emotion regulation	情绪调节

ending phase of treatment	治疗结束阶段
epistemic (mis)trust	认知（不）信任
family as animals drawing	家庭动物绘画
fight/ flight/ freeze mode	战斗、逃跑和冻结模式
focus formulation	重点阐述
foster carers	寄养照料者
four affect drawings	四种情绪绘画
four domains of intervention	四个干预领域
free play observation	观察自由玩耍
grounding	着陆技术
hypervigilance	过度警觉
identity development	认同发展
life story/narrative	人生故事/叙述
loss and mourning	丧失与哀悼
mental agent	心理主体
mental health needs	心理健康需求
mentalizing breakdowns	心智化崩溃
mentalizing stance	心智化立场
non-mentalizing modes	非心智化模式
not-knowing stance	“不知道”立场
object	客体
out-of-home	离家在外
play and playfulness	游戏与游戏性
post-treatment support	治疗结束后的支持
pretend play	假扮游戏
pre-therapeutie	心理治疗前
psycho-education	心理教育
re-enactment	重新活现

regulatory capacity	调节能力
relatedness	关系需求
relational capacities	关系能力
relational difficulties	关系困难
representational capacities	表征能力
retraumatisation	再创伤
secure attachment	安全型依恋
separation anxiety	分离焦虑
stop-and-rewind technique	暂停并倒带的技术
therapeutic frame	治疗框架
thinking aloud	外显化思考
three-track treatment approach	三轨道治疗方法
transracial adoption	跨种族领养
trauma informed	创伤知情
trauma-sensitive parenting programme	创伤敏感型育儿项目
traumatic play	创伤性游戏
trauma triggers	创伤触发
triple deprivation	三重剥夺
vulnerability profile	脆弱性特征
working towards ending	迈向结束

译后记

从精神分析动力学的理论视角来看创伤，这个概念一直以来都不陌生。弗洛伊德在理论建构之时经历的两次世界大战，更加使得创伤理论从一开始便是精神分析理论不可或缺的一部分。然而创伤，尤其是复杂创伤，无论从理解的复杂度还是临床工作的干预难度上来说，对于临床工作者们而言都是巨大的挑战。

在与儿童进行工作时，创伤几乎是我们绕不过去的主题。面对一个遭遇过创伤性经历的个体，我们怀着惴惴不安的悲悯，试着从发展的维度、精神分析视角、无意识幻想的世界不断摸索与探寻创伤的发生、发展以及遗留的痕迹，试图了解这一切背后的机制，试图寻找一条治愈之道，然而整个旅程充满了挫败与无奈。离开临床工作者的视角，遭遇复杂创伤的个体和家庭往往承受着更为痛苦的挣扎历程，而复杂创伤所带来的影响如同龙卷风一般，在所到之处掀起巨大沙石，妄图摧毁一切，而风暴过后，只留下一地狼藉，以及那些幸存者长久的错愕、恐惧、无助与无力。

在精神分析动力学理论主导下，儿童青少年心理咨询与治疗往往比成人工作需要更多的谨慎与敏锐，因为一个孩子的背后往往牵涉一个家庭、一个亚文化环境。当孩子因为复杂创伤而出现功能失调性反应时，这一功能失调往往如同多米诺骨牌一般，让缺乏复杂创伤信息储备的成年人甚至是最初想要帮助这些孩子的人们陷入手足无措的慌乱中。无助、挫败、被激发的愤怒……往往让这些孩子遭受又一轮的重创。由于儿童对家庭及亚文化环境具有更强的依附性，复杂的动力交织使得仅仅关注儿童本身的个体治疗工作往往事倍功半。因此，本书提到的三轨道精神动力治疗模型既明确回应了这一临床困境，又鼓励了动力学取向临床治疗师——我们可以跳出咨询室，在更广的场域建构更强有力且不再孤独的助人体系。

本书由一个具有精神分析动力学受训背景的研究团队撰写，研究者们将精神分析的理论通过质性与量化的分析和研究，将Peter Fonagy提出的心智化理论拓展应用于遭受过复杂创伤的儿童、其养育者及其支持环境。尽管本书的研究基于限时治疗（time-limited）框架，主要针对的群体是领养/收养儿童，然而这一研究带来的启发以及临床的可操作性却具有更广泛的延伸价值。

心智化理论被普遍应用于儿童与成人的精神分析动力学取向的治疗，但过往这一理论主要应用于个体治疗。而三轨道干预模型将这一理论延伸至家庭、儿童个体以及与儿童成长密切相关的支持网络，形成三方互相支持、彼此促进的合力。这种合作让儿童及其生活中的重要他者深入了解复杂创伤究竟给当事人带来了什么；这些孩子的应激反应并非针对养育者或满怀爱意的重要他者，而是一种特殊的求救信号。因此，恢复心智化的能力，不仅仅是个体思考功能与能力恢复的过程，更是这个孩子的内在世界以及同他们的生活息息相关的重要他者之间情感关系的修复、重塑与丰盈的过程。在一个更具有涵容性的“大容器”中，创伤性的强迫性重复反应模式得以终止。

西方谚语提到“养育孩子需要一个村庄”，而在中国，我们熟知的是“众人拾柴火焰高”这句话。在教育领域中，我们耳熟能详的是“家校合作”。但具体如何拾柴？如何“合作”？对于一些身处困境的孩子而言，如何帮助他们在矫正性的互动关系中获得修复性的成长，心智化理论无疑提供了更为明确的道路，三轨道干预模型更给出了清晰的合作框架、干预路径以及协同方式。

参与本书翻译的译者们都是在一线从事儿童青少年心理咨询工作的同行。正如本书核心论述的三轨道干预方式，我们也在这次合作中获得了更多元的思路与视野，并期待与更多儿童治疗师同行分享这一切。

高侠丽